Tempoperformance und Expressivität

Schriften zur Musikpsychologie und Musikästhetik

Herausgegeben von Helga de la Motte-Haber

Band 16

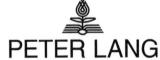

PETER LANG

Frankfurt am Main · Berlin · Bern · Bruxelles · New York · Oxford · Wien

Veronika Busch

Tempoperformance und Expressivität

Eine Studie zwischen Musikpsychologie und Musiktherapie

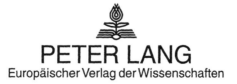

PETER LANG

Europäischer Verlag der Wissenschaften

Bibliografische Information Der Deutschen Bibliothek
Die Deutsche Bibliothek verzeichnet diese Publikation in der
Deutschen Nationalbibliografie; detaillierte bibliografische
Daten sind im Internet über <http://dnb.ddb.de> abrufbar.

Zugl.: Halle-Wittenberg, Univ., Diss., 2004

Gedruckt auf alterungsbeständigem,
säurefreiem Papier.

3
ISSN 0930-3820
ISSBN 3-631-54067-1

© Peter Lang GmbH
Europäischer Verlag der Wissenschaften
Frankfurt am Main 2005
Alle Rechte vorbehalten.

Printed in Germany 1 2 4 5 6 7

www.peterlang.de

Inhaltsverzeichnis

III. Darstellung der Ergebnisse   113

Abbildungsverzeichnis

Tabellenverzeichnis

Vorwort

Vor elf Jahren hatte ich das Glück, zur richtigen Zeit am richtigen Ort zu sein. Ich hatte wenige Monate zuvor von der Universität Heidelberg an die Humboldt-Universität Berlin (HUB) gewechselt, als Professor Dr. Wolfgang Auhagen im Frühjahr 1994 dem Ruf auf die Professur für Systematische Musikwissenschaft / Vergleichende Musikwissenschaft an der HUB folgte. Für mich selbst war das Wirken von Wolfgang Auhagen von wegweisender Bedeutung, da er meine Begeisterung für musikpsychologische Fragestellungen weckte und sich im Besonderen sein wissenschaftliches Interesse am musikalischen Tempoerleben auf mich übertragen hat. Als Doktorvater ist er meinem wissenschaftlichen Vorhaben von den ersten vagen Ideen bis zur konkreten Umsetzung mit großer Offenheit bei gleichzeitig kritischem Blick begegnet, so dass ich mir keine gewinnbringendere Betreuung hätte wünschen können. An dieser Stelle möchte ich Wolfgang Auhagen für seine unermüdliche Unterstützung, Förderung und Ermutigung sehr herzlich danken.

Dieses Buch ist die geringfügig veränderte Fassung meiner Dissertation im Fachgebiet Musikwissenschaft, die im Wintersemester 2004/2005 von dem Fachbereich Musik-, Sport- und Sprechwissenschaft der Martin-Luther-Universität Halle-Wittenberg angenommen wurde.

Wichtige wissenschaftliche Impulse für das Forschungsvorhaben habe ich außer von meinem Doktorvater von verschiedenen Vertretern der Systematischen Musikwissenschaft erhalten, auf deren Arbeitstagungen mir mehrfach die Gelegenheit zur ausführlichen Diskussion meiner Studie gegeben wurde. Aus diesem Expertenkreis möchte im Besonderen Professor Dr. Reinhard Kopiez (Hochschule für Musik und Theater Hannover) für seine konstruktive Kritik und wertvollen Anmerkungen danken sowie für seine Bereitschaft, die Studie als Zweitgutachter zu beurteilen. Mein Dank gilt auch Professor Dr. Andreas Lehmann (Musikhochschule Würzburg), Dr. Jörg Langner (damals HUB) und Dr. Gunter Kreutz (Universität Frankfurt/Main) für ihre hilfreichen Hinweise.

Die Idee zu dem Forschungsvorhaben habe ich während eines Forschungspraktikums am Deutschen Zentrum für Musiktherapieforschung (Viktor Dulger Institut) DZM e.V. entwickelt. Professor Dr. Hans Volker Bolay (DZM und Fachbereich Musiktherapie, Fachhochschule Heidelberg) gilt mein besonderer Dank für die Unterstützung bei der Umsetzung der Studie. So konnte ich von April bis September 2000 durch ein Forschungsstipendium des DZM das experimentelle Studiendesign entwickeln und von November 2000 bis August 2002 die empirische Datenerhebung am DZM durchführen. Professor Dr. Thomas Hillecke (Fachbereich Musiktherapie, Fachhochschule Heidelberg) danke ich für seine Bereitschaft zur Anbindung meiner Studie an sein Forschungsprojekt zur Effektivität von Musiktherapie bei Patienten mit chronischen Schmerzen. Thomas Hillecke hat wesentlich zu meinem Verständnis der psychologischen Komponenten dieser Erkrankung beigetragen und mir bei methodischen Fragen stets großzügig Hilfe angeboten.

Danken möchte ich auch Professor Dr. med. Hubert Bardenheuer (Schmerzzentrum der Klinik für Anaesthesiologie, Universität Heidelberg) für die Möglichkeit zur Rekrutierung der klinischen Probanden sowie zur Datenerhebung im Schmerzzentrum. Stellvertretend für die Mitarbeiter und Mitarbeiterinnen des Schmerzzentrums danke ich Dr. med. Michael Hatzenbühler und Dr. med. Phoebe Washington-Dorando für ihre Unterstützung. An dieser Stelle sei auch allen Probanden für ihre Bereitschaft zur unentgeltlichen Teilnahme an der experimentellen Studie herzlich gedankt.

Für die die Einblicke in die musiktherapeutische Praxis und die Bereitschaft zur Kooperation bin ich den Diplom-Musiktherapeuten Alexander Wormit (DZM), Thomas Buchhaupt und Joachim Nolden (Musiktherapeutischen Ambulanz am Fachbereich Musiktherapie, Fachhochschule Heidelberg) sehr dankbar. Zudem danke ich all jenen Forschungspraktikanten am DZM, die sich während der Zeit der empirischen Datenerhebung für meine Studie engagierten.

Zu meinem persönlichen Wohl während der Höhen und Tiefen des Forschungsvorhabens hat in besonderer Weise Dr. Anne Kathrin Leins (Musiktherapeutischen Ambulanz am Fachbereich Musiktherapie, Fachhochschule Heidelberg) beigetragen. Für die aus der kollegialen Verbundenheit erwachsene Freundschaft bin ich ihr sehr dankbar.

Für die hilfreiche Beratung bezüglich statistischer Fragestellungen danke ich Professor Dr. Claus Weihs und im Besonderen Dr. Uwe Ligges (Fachbereich Statistik, Universität Dortmund) sowie Professor Dr. Burton Rosner (Phonetics Laboratory, University of Oxford). Zudem gilt mein Dank Professor Dr. Niels Galley (Universität Köln) für die nützlichen Hinweise zur Durchführung der Tapping-Aufgabe sowie Professor Dr. Harald Traue (Universität Ulm) für die Möglichkeit zur Verwendung seiner deutschen Version des Fragebogens zum expressiven Verhalten. Ich bedanke mich auch bei der Firma Roland, Elektronische Musikinstrumente GmbH, Norderstedt für die Bereitstellung des elektronischen Handperkussionsinstrumentes HPD-15 zum Zwecke der musikalischen Datenerhebung.

Ein Forschungsvorhaben bedarf zur Realisierung neben dem wissenschaftlichen Austausch auch einer finanziellen Grundlage. Im Anschluss an die Förderung durch das DZM wurde die Studie von Oktober 2000 bis September 2003 durch ein Promotionsstipendium der Friedrich-Naumann-Stiftung (FNSt) mit Mitteln des Bundesministeriums für Bildung und Forschung (BMBF) gefördert. Für die freundliche Betreuung als Stipendiatin danke ich den Mitarbeitern und Mitarbeiterinnen der FNSt sehr herzlich und möchte im Besonderen Frau Marie-Luise Simon und Frau Marie-Luise Wohlleben für ihre interessierte Anteilnahme an meiner Studie hervorheben. Mein persönlicher Gewinn aus der Stipendiatenzeit reicht weit über die Finanzierung des Forschungsvorhabens hinaus, da ich vielfältige Impulse auf unterschiedlichen Seminaren der Stiftung erhalten habe und sich aus dem stets anregenden Zusammentreffen im Stipendiatenkreis vielfach gute Freundschaften entwickelt haben.

Im Jahr 2003 bin ich Wolfgang Auhagen von der HUB an die Martin-Luther-Universität Halle-Wittenberg gefolgt und danke Professor Dr. Wolfgang Ruf sowie seinen Kolleginnen und Kollegen sehr für die freundliche Aufnahme am dortigen Institut für Musikwissenschaft.

Last but not least bin ich meiner Familie, vor allem meinen Eltern und Schwestern sehr dankbar für ihre herzliche Anteilnahme durch zahlreiche aufmunternde Anrufe und stark kakaohaltige Care-Pakete sowie die fürsorgliche Aufnahme bei meinen „Dissertations-Reisen" nach Deutschland. Meinen Eltern danke ich zudem für die finanzielle Unterstützung bei der Drucklegung der Studie. Stete Ermutigung habe ich durch meinen Mann Andreas erfahren. Durch seine vielfältigen Erfahrungen im Verfassen und Betreuen wissenschaftlicher Arbeiten hat Andreas mir hilfreich beiseite stehen können, er hat mir die (fast) sorgenfreie Welt von Linux und LyX eröffnet und bereitwillig die Rolle meines persönlichen EDV-Beraters übernommen. Andreas hat verschiedene „kleine Prögrammle" mit großer Wirkung verfasst, ohne die ich die Datenflut kaum hätte bewältigen können. Zudem hat er das Korrekturlesen der Studie übernommen, was ihm vermutlich nur durch den Oxforder Sonnenschein erhellt und durch Scharen an Gummibärchen versüßt wurde. Für seine umfassende und liebevolle Hilfe danke ich Andreas von ganzem Herzen. Ihm ist dieses Buch gewidmet.

Oxford, im August 2005 Veronika Busch

Teil I.

Theoretische Betrachtung

1. Einleitung

Die vorliegende Studie ist dem Zusammenhang von emotionaler Expressivität und musikalischem Verhalten gewidmet. Es wird ein experimentelles und kontrolliertes Testdesign zum flexiblen Umgang mit musikalischen Tempoänderungen entworfen und mit Patienten durchgeführt, die sich wegen chronischer Schmerzen in musiktherapeutischer Behandlung befinden. Ausgangspunkt für die Überlegungen zu einem psychologisch-musikalischen Zusammenhang stellen Ergebnisse der musikpsychologischen Performanceforschung dar, die sich auf eine Analogie zwischen expressiver musikalischer und körperlicher Bewegung und Gestik beziehen und die Bedeutung des musikalischen Tempos für den musikalischen Ausdruck betonen. Des Weiteren basiert der therapeutische Umgang mit Musik vielfach auf der Annahme bzw. therapeutischen Erfahrung, dass sich psychologische Aspekte eines Menschen in seinen musikalischen Ausdrucksweisen widerspiegeln und durch Änderung der musikalischen Aktivität modifiziert werden können. Hemmungen im expressiven Verhalten, wie sie bei chronischer Schmerzerkrankung zu beobachten sind, sollten entsprechend im Umgang mit Musik nicht nur manifest werden, sondern auch therapierbar sein.

In der folgenden theoretischen Betrachtung werden musikpsychologische Forschungsergebnisse dargestellt, die zum einen die Bedeutung zeitlicher Komponenten der Musik für die musikalische Kommunikation von Emotionen hervorheben. Zum anderen wird erläutert, dass die zeitliche Mikrostruktur von musikalischen Tonfolgen (expressives Timing) von hoher Relevanz für die Produktion und Rezeption von musikalischen Gesten ist, da die Tempogestaltung von Bewegungen in der Musik Analogien zum Ablauf körperlicher Bewegungen aufweist. Des Weiteren werden Studien zum musikalischen Tempoerleben sowie zur Zeitwahrnehmung in der Musik zusammengefasst.

Auf diese musikpsychologischen Zugänge zum Thema der Studie folgen zwei Exkurse zu jenen Aspekten von chronischer Schmerzerkrankung und von Musiktherapie, die für den vorliegenden Kontext von Bedeutung sind. Bei dem Exkurs zu chronischen Schmerzen erfolgt zunächst eine Beschreibung der Erkrankung sowie verschiedener Therapieansätze. Des Weiteren wird das Konzept der „gehemmten Expressivität" vorgestellt, das einen Zusammenhang von Hemmungen im emotional-expressiven Verhalten und chronischer Schmerzerkrankung postuliert.

Der Exkurs zur Musiktherapie liefert zunächst eine kurze Beschreibung dieser psychotherapeutischen Behandlungsmethode anhand verschiedener musiktherapeutischer Konzepte, bevor auf den Einsatz von Musiktherapie zur Schmerzbehandlung eingegangen wird. Eine ausführliche Darstellung erfährt das „Heidelberger Modell" zur Musiktherapie bei chronischen Schmerzen, das auf dem Konzept der „gehemmten Expressivität" aufbaut. Näher eingegangen wird ebenfalls auf eine Effektivitätsstudie zu diesem musiktherapeutischen Behandlungsmodell, da die vorliegende Studie in enger Kooperation mit dieser Effektivitätsstudie durchgeführt wurde.

Aufbauend auf diese Ausführungen erfolgt die theoretische Herleitung der Fragestellungen und Hypothesen der Studie, deren experimentelle Überprüfung Gegenstand der anschließenden Kapitel ist.

Grundlegend für die folgenden Abschnitte ist die Bedeutung von Flexibilität im Umgang mit Emotionen und Musik für das Gelingen interpersonaler Kommunikation sowie emotionaler Regulation im musikalischen und nicht-musikalischen Kontext. Die Fokussierung auf den musikalischen Parameter Tempo erschließt sich theoretisch aus den darzustellenden Forschungsergebnissen, doch stellt die isolierte Untersuchung von Teilaspekten musikalischen Verhaltens und Erlebens zugleich eine forschungspraktische Notwendigkeit musikpsychologischer Forschung dar. Durch die Isolation von musikalischen Parametern wird eine kontrollierte Variation der experimentellen Bedingungen ermöglicht, was für die Interpretation des empirischen Datenmaterials relevant ist. Konkrete Aussagen können entsprechend nur für den jeweiligen experimentellen Kontext getroffen werden, doch lassen sich zudem begründete Annahmen bezüglich realer musikalischer Kontexte sowie Hinweise für weiterführende Studien formulieren, mit dem Ziel des allmählichen Zusammenführens von Teilaspekten für ein zusehends umfassenderes Verständnis musikpsychologischer Prozesse.

2. Musikpsychologische Zugänge

2.1. Musik und Emotionen

Musikalisches Verhalten steht nicht nur erfahrungsgemäß in einem engen Zusammenhang mit emotionalem Erleben (Krumhansl 1997, Sloboda 1992), expressivem Verhalten und körperlichen Reaktionen (Gabrielsson und Lindström 1993, Gabrielsson 1991, Sloboda 1991, Panksepp 1995) – und dies sowohl in produktiver als auch in rezeptiver Hinsicht. Generelle Probleme bei der wissenschaftlichen Erforschung von Emotionen ergeben sich zum einen aus der Vielschichtigkeit des Emotionsbegriffs. So wird Emotion „als ein komplexes Muster von Veränderungen angesehen, das physiologische Erregung, Gefühle, kognitive Prozesse und Verhaltensweisen umfaßt" (Zimbardo und Gerrig 1999: 399) und als Reaktion auf Situationen auftritt, die als persönlich bedeutsam wahrgenommen werden (ebd.). Neben dieser umfassenden Definition werden unter Emotionen beispielsweise flüchtige, aktuelle Gefühlsregungen bezogen auf Personen oder Ereignisse verstanden werden oder aber diffuse, länger anhaltende Stimmungen mit Einfluss auf das Erleben (Ewert 1983). Zum anderen spielen beim emotionalen Verhalten in der Musik neben den musikimmanenten Faktoren vermutlich weitere Faktoren bezogen auf Persönlichkeit, musikalische Erfahrung und Gewohnheit sowie den sozialen Kontext eine Rolle. Eine anzunehmende Wechselwirkung zwischen diesen Faktoren erschwert somit die Kontrolle der zu untersuchenden Aspekte von musikalischer Emotion. Des Weiteren wirft die Frage nach der Erfassung von Emotionen Probleme auf, da sich die Introspektion der objektivierbaren Analyse entzieht, Verhaltensbeobachtungen eine direkte Analogie zwischen emotionalem Erleben und Verhalten voraussetzen und physiologische Messungen wohl über das Ausmaß (die Quantität), nicht aber die Qualität der emotionalen Erregung etwas aussagen.

Aus philosophischer Sicht erscheint die emotionale Expressivität von Musik an sich in vielerlei Hinsicht ungeklärt. Davies (1994: 201ff.) verdeutlicht die Problematik einer Zuschreibung emotionaler Eigenschaften an Musik in vielfacher Hinsicht: Musik selbst sei zum einen „nonsentient", könne also weder fühlen noch denken; Musik sei des Weiteren zu Verhalten unfähig, wodurch ansonsten Emotionen ausgedrückt werden können; musikalisch wahrgenommene Emotionen müssen zudem nicht zwingend mit der emotionalen

Verfassung bzw. Absicht des Komponisten oder Interpreten deckungsgleich sein; und schließlich sei musikalische Expressivität nicht identisch mit der Fähigkeit zur emotionalen Bewegung des Hörers, selbst wenn dieser von Musik angerührt werde. Diese Problematik kann zu der Schlussfolgerung führen, dass Musik nicht zum Ausdruck von Emotionen in der Lage sei. Musikästhetisch bedeutsame Kritik in diesem Sinne formulierte Hanslick (1854) bereits Mitte des 19. Jahrhunderts. Er argumentierte in Bezug auf Instrumentalmusik, dass es nicht Aufgabe von Musik sei, auf außermusikalische Aspekte (wie Emotionen) zu verweisen. Alleiniger Inhalt von Musik seien vielmehr „tönend bewegte Formen" (ebd. 32), die von sich aus verständlich sind und nicht erst etwaiger Gefühlsbewegungen des Hörers bedürfen. Diese Gefühlsbewegungen bezeichnete Hanslick in polemischer Abgrenzung zur Ausdrucksästhetik als „pathologisch" (ebd. 5) und bewirkte, dass sich „die Betrachtung von Bewegung durch Musik zur Betrachtung von Bewegung in Musik" verlagerte (Auhagen 2004: 63). Die barocke Affektenlehre ging hingegen von der Möglichkeit zur stilistischen Darstellung spezifischer Gefühlsqualitäten aus und war zugleich eine „Effektenlehre" (Motte-Haber 2004: 408), da Musik nicht nur den Ausdruck, sondern auch die Erregung von Affekten zur Aufgabe hatte. Im Verlauf des 18. Jahrhunderts wurde die reine Nachahmung von Emotionen jedoch kritisiert und eine Ausdrucksechtheit gefordert, da der Hörer nur durch ein emotionales Mitempfinden der musikalisch auszudrückenden Gefühle vonseiten des Komponisten und Musikers emotional bewegt werden könne (Motte-Haber 1996: 134f.).

Kivy (1990: 146) charakterisiert diesen *ancient quarrel* bezüglich der Beziehung von musikalischem Emotionsausdruck und -eindruck als einen Disput zwischen „musical 'cognitivists' and musical 'emotivists'" (ebd.). Während aus der Perspektive des *musical emotivist* Musik reale Emotionen im Hörer hervorrufe, werde aus der Perspektive des *musical cognitivist* der emotionale Gehalt von Musik als expressive Eigenschaft der Musik vom Hörer erkannt, ohne dass dabei eine analoge Gefühlsinduktion stattfinde. Kivy selbst verteidigt zwar letztere Perspektive, lehnt aber entschieden ab, dass Musik nicht emotional bewegen könne, und hält stattdessen musikalische Kognition und Emotion für kompatibel. Eine emotionale Bewegung durch Musik werde erreicht „by the beautiful way in which the composer embodies the expressive properties" von emotionalen Zuständen (ebd. 161), wobei Musik häufig den leidenschaftlichen Ausdruck der Sprechstimme nachahme (Kivy 1980: 20f.).

Langer (1963) bestreitet hingegen, dass Musik den sprachlichen Ausdruck von Emotionen imitieren könne, und argumentiert, dass Musik die charakteristischen Eigenschaften einer Sprache fehlen (ebd. 232).

> „Music is not the cause or the cure of feelings, but their *logical expression*; though even in this way it has its special ways of functioning, that make it incommensurable with langugage, and even with presentational symbols like images, gestures, and rites." (Langer 1963: 218)

Aufgrund der Ähnlichkeit emotionaler und musikalischer Formen ermögliche Musik Einblicke in die Morphologie von Gefühlen (ebd. 238), könne jedoch nicht spezifische Emotionen kommunizieren.

Vielfältige musikpsychologische Studien scheinen diese Position in Frage zu stellen und auf die Möglichkeit zur Kommunikation von spezifischen Emotionen in der Musik sowie auf Analogien zur Gestik zu verweisen. Im Folgenden werden einige dieser Studien zusammengefasst, die sich verallgemeinernd nach der Erforschung des musikalischen Ausdrucks von Emotionen einerseits und der Dekodierung musikalisch kommunizierter Gefühle andererseits differenzieren lassen.

2.1.1. Wahrnehmung von Emotionen

Sloboda und Juslin (2001) unterscheiden bezüglich der Quellen von Emotionen in Musik zwischen intrinsischen und extrinsischen Aspekten. Instrinsische Aspekte (ebd. 91ff.) beziehen sich auf musikalische Merkmale, die ihre Wirkung innerhalb des musikalischen Kontextes entwickeln. Durch bestimmte musikalische Entwicklungen und Wendungen kann eine Erwartungshaltung beim Hörer bezüglich kommender Ereignisse erzeugt werden, die im weiteren musikalischen Verlauf erfüllt oder aber beispielsweise durch enharmonische Verwechslungen, plötzliche Pausen oder Synkopierungen verletzt werden kann. Der spielerische Umgang mit Erwartungshaltungen in der Musik gilt hierbei als gefühlsauslösendes Moment. Extrinsische Apekte (ebd. 93ff.) hingegen erhalten ihre Wirksamkeit aufgrund ihres Bezugs auf außermusikalische Ereignisse. So kann mit musikalischen Mitteln beispielsweise der psychophysische Zustand der Erregung durch hohes Tempo und starke Dynamik dargestellt werden. Diese ikonische Funktion von Musik ist auch Hörern ohne musikalische Erfahrung intuitiv erschließbar (Juslin 1997a). Des Weiteren kann Musik durch assoziative Verknüpfungen an früher Erlebtes und den damit verbundenen Gefühlszustand erinnern.

Für Musik als Kommunikation von Emotionen ist es notwendig, dass die in einer Komposition bzw. Interpretation enkodierten Emotionen von Hörern korrekt dekodiert werden können. Bei der Erforschung des Erkennens von musikalisch ausgedrückten Emotionen wird zumeist ein kategorialer Zugang gewählt, indem von einer begrenzten Anzahl an grundlegenden emotionalen Kategorien ausgegangen wird, wenngleich Kreutz (2002) auf eine eingeschränkte Übertragbarkeit allgemeiner Basisemotionen auf musikalische Basisemotionen hinweist. Basisemotionen umfassen ganzheitliche Gefühlszustände (wie Freude, Trauer, Angst und Wut), aus deren Kombination komplexere Gefühlsqualitäten abgeleitet werden können (Ekman 1992). Basisemotionen dienen der Mobilisierung zum raschen Handeln im interpersonalen Bereich und sind somit für die Bewältigung alltäglicher Probleme bedeutsam. Die Kommunikation von Basisemotionen im mimischen Bereich wird als angeborene, genetisch determinierte Fähigkeit angesehen und lässt sich kulturübergreifend nachweisen (Ekman 1993, Izard 1994). Für die musikalische Kommunikation von Emotionen zeigt sich eine ählich gute Erkennungsrate wie bei mimischen oder stimmlichen Emotionsäußerungen. Entsprechend werden bei einem *forced-choice*-Testdesign nach Juslin (1997b) etwa 75% der musikalisch dargestellten Emotionen korrekt von Hörern dekodiert, doch zeigen sich bei der Dekodierungsleistung inter-individuelle Unterschiede. Zudem belegen verschiedene Studien, dass die Basisemotionen Freude und Trauer besser als andere Gefühle musikalisch kommunizierbar sind (Gabrielsson und Juslin 1996, Krumhansl 1997, Kratus 1993) und sehr schnell erkannt werden (Peretz et al. 1998a). Bereits im Alter von drei Jahren können Kinder den emotionalen Gehalt von Musik ihres kulturellen Umfeldes identifizieren und ab einem Alter von sechs Jahren ist diese Fähigkeit analog zu Erwachsenen ausgebildet. Während Kinder sich bei ihrem Urteil zunächst vor allem am musikalischen Tempo orientieren, tritt ab einem Alter von etwa sechs Jahren die Tonalität als Entscheidungskriterium hinzu (Cunningham und Sterlin 1988, Kratus 1993, Kastner und Crowder 1990). Eine Kulturunabhängigkeit beim musikalischen En- und Dekodieren von Emotionen wird unter anderem von Balkwill und Thompson (1999) unterstützt. Westlich kulturalisierte Hörer zeigen in dieser Studie keine Schwierigkeiten bei der Differenzierung vor allem der Grundemotionen Freude und Trauer, die durch verschiedene Hindustani Ragas ausgedrückt werden. Dem musikalischen Tempo als psychophysiologisches Merkmal komme hierbei größere Bedeutung zu als den ebenfalls wichtigen Merkmalen der rhythmischen und melodischen Komplexität. Die Forschungslage bezüglich der interkulturellen Ähnlichkeit zur Kommunikation von Emotionen in Musik ist jedoch nicht eindeutig. Gregory und Varney (1996: 47) weisen beispielsweise kulturellen Traditionen eine größere Rolle bei der affektiven Wirkung von Musik zu als musikspezifischen Qualitäten.

Inwieweit der Prozess der Emotionserkennung lediglich auf kognitiven Prozessen beruht oder aber unter der Annahme, dass Kognitionen stets emotional getönt sind (Damasio 1997), eigenes emotionales Erleben beim Hörer einschließt, ist umstritten. Eine Reihe von Untersuchungen unterstützt die Position, dass Musik unbewusste emotionale Reaktionen auszulösen vermag. Scherer und Zentner (2001: 376) berichten von Studien, in denen mittels elektromyographischer Messungen der Gesichtsmuskulatur sublimaler mimischer Ausdruck in Korrespondez zum gehörten musikalischen Ausdruck gemessen wurde (Witvliet und Vrana 1996, Lundqvist et al. 2000). Krumhansl (1997) verdeutlicht zudem, dass bei Hörern von Musikexzerpten physiologische Reaktionen entsprechend dem musikalischen Affekt gemessen werden können, wenngleich der Nachweis von emotionsspezifischen Veränderungen der physiologischen Parameter analog zu physiologischen Parametermustern von Basisemotionen nicht gelingt.

Einen weiteren, neurophysiologischen Hinweis auf eine implizite Wahrnehmung von Emotionen, also auf eine nicht zwingend bewusste Wahrnehmung, liefert möglicherweise der von LeDoux (1998) beschriebene *thalamo-amygdala-pathway* (ebd. 156, 163ff.). In Bezug auf das Gefühl Angst weist LeDoux an Experimenten mit Ratten nach, dass für auditive Reize die emotionale Relevanz ohne Einbezug des Kortex bereit gestellt wird und entsprechende emotionale Reaktionen ausgelöst werden. Diese vorbewusste Verarbeitung auditiver Reize werde durch eine direkte neuronale Verbindung zwischen Thalamus und Amygdala ermöglicht. Ließe sich dieser Befund auf menschliche Gefühle und komplexe musikalische Stimuli ausweiten, so wäre die implizite emotionale Wahrnehmung von Musik eine Erklärung für die Beobachtung, dass selbst bekannte Musikstücke noch emotional anrühren können (Sloboda und Juslin 2001).

Nach Peretz (2001) gilt für die Verarbeitung von musikalisch kodierten Emotionen generell, dass neben dem limbischen System auch kortikale Bereiche (Frontallappen) beteiligt sind, wobei die zerebrale Verarbeitung unter anderem nach musikalischer Vorbildung und Geschlecht differenziert, was sich beispielsweise in Studien mittels Elektroenzephalographie (EEG) in einer höheren interhemisphärischen Kohärenz für Musiker und Frauen zeigt (Johnson et al. 1996, Petsche et al. 1988). Blood und Zatorre (2001) untersuchen mittels Positronen-Emission-Tomographie (PET) neuronale Mechanismen bei intensiven positiven Gefühlsreaktionen beim Musikhören. Die Ergebnisse deuten darauf hin, dass es durch Musik zu einer Aktivierung des körpereigenen Belohnungssystems kommen kann, das üblicherweise durch spezifisch biologische Reize (wie Nahrungsaufnahme und Sexualverhalten) aktiviert wird. Obgleich Musik keinen biologisch notwendigen Reiz darstellt, solle sie dennoch den Körper beispielsweise zur Ausschüttung von Dopamin und endogenen Opioiden stimulieren können, was infolge zu Wohlbefinden führe (vgl. Spitzer 2002, Petsche 1987).

2.1.2. Kommunikation von Emotionen

In einem musikalischen Kommunikationssystem kann angenommen werden, dass der Komponist eine musikalische Idee in einem Notentext kodiert, der von einem Interpreten interpretiert und in akustische Signale transformiert wird, denen wiederum vom Hörer eine Bedeutung zugeteilt wird (Kendall und Carterette 1990). Verschiedene Studien zeigen, dass Interpreten nicht exakt dem Notentext folgen, sondern z.b. in Bezug auf Tempo (Rubato), Tonhöhe (Vibrato) oder Tondauer (Artikulation) von ihm abweichen. Die Begründung der empirischen Interpretationsforschung führt Kopiez (1996: 509ff.) im Wesentlichen auf Seashore (1936) zurück, dessen Arbeit von Bengtsson (1974) und Gabrielsson (1974) fortgesetzt werde. Bengtsson analysiert rhythmisches Musizieren auf systematische Variationen hin, wie sie beispielsweise in der verkürzten ersten und gedehnten zweiten Zählzeit beim Wiener-Walzer-Rhythmus beobachtet werden, und Gabrielsson (1987) findet aufgrund von prozentualen Abweichungen der gespielten Tondauern gegenüber den notierten Werten weitere Hinweise auf die Regelhaftigkeit musikalisch expressiver Gestaltung, die von einem Interpreten oft sehr genau reproduziert werden kann (Shaffer und Todd 1987). Sundberg et al. (1991) stellen dieser Methode einer *analysis-by-measurement* (ebd. 72) die Methode einer *analysis-by-synthesis* (ebd. 71) entgegen. Hierbei werden Interpretationen am Computer aufgrund intuitiv gefundener Differenzierungs- und Gruppierungsregeln simuliert und durch Expertenrating sowie Hörexperimente zunehmend verfeinert, um Rückschlüsse auf Repräsentations- und Verarbeitungsprozesse des Musikers und die Regelhaftigkeit musikalischen Ausdrucks ziehen zu können. Für das Verhältnis des Musikers zum Zuhörer erlangen diese quasi-grammatikalischen Regeln eine bedeutende Vermittlungsfunktion (Kopiez 1996: 563), und das gemeinsame Verfügen über einen Regelkatalog des musikalischen Ausdrucks erscheint als Bedingung der Möglichkeit einer musikalischen Kommunikation.

Auhagen (2005a: 136) verweist darauf, dass bereits Seashore (1938: 9) die musikalischen Abweichungen vom Regulären als Mittel zur Emotionsvermittlung ansah. Etliche Studien gehen von diesem Paradigma aus, analysieren den musikalischen Ausdruck von Musikern zu verschiedenen Emotionen nach Regelhaftigkeiten und lassen diese durch Hörer-Ratings evaluieren. Insgesamt zeigt sich, dass Musiker erfolgreich spezifische Emotionen an Hörer vermitteln können (Behrens und Green 1993, Gabrielsson und Juslin 1996, Gabrielsson und Lindström 1995). Hierbei ergeben sich jedoch sowohl beim musikalischen Ausdruck als auch bei der Dekodierung von musikalisch kommunizierten Emotionen individuelle Eigenheiten, wie sie auch in anderen nonverbalen Kommunikationsmedien beobachtet werden (Wallbott und Scherer 1986). Mergl et al. (1998) untersuchen den musikalischimprovisatorischen Ausdruck und das Erkennen von grundlegenden Gefühlsqualitäten. Die Studie verdeutlicht, dass auch Personen ohne musikalische Ausbildung in der Lage sind, die vorgestellten Emotionen Freude, Trauer und Wut so auf einem Xylophon improvisatorisch auszudrücken, dass Hörer diese korrekt identifizieren können. Die verwendeten musikalischen Mittel ähneln dabei denen von musikalischen Experten (Gabrielsson und Juslin 1996), und die Erkennensleistung ist unabhängig von Alter, Geschlecht, musikalischer Erfahrung und Präferenz der Hörer.

Diese Ergebnislage deutet darauf hin, dass der musikalische Aus- und Eindruck von Emotionen ähnlich dem mimischen auf grundlegenden Fähigkeiten beruht. Diese Annahme wird durch Studien unterstützt, bei denen die herausragende Stellung von musikalisch vermittelten Gefühlen für die emotionale Regulation und Kommunikation von Säugling und Bezugsperson herausgestellt wird. So zeigen Säuglinge gegenüber dem Gesang der eigenen Mutter eine stärkere Aufmerksamkeit als gegenüber ihren sprachlichen Äußerungen (Trehub 2001). Entsprechend weist die an Säuglinge gerichtete Sprache der Bezugspersonen in verschiedenen Kulturen eine Nähe zum musikalischen Ausdruck auf und ist unter anderem durch hohe Stimmlage, Wiederholungen und einfache melodische Kontur charakterisiert, um effektiver die Aufmerksamkeit des Säuglings zu erlangen (Papousek 1996). Erwachsene scheinen ihre Lautäußerungen mit dem Säugling abzustimmen (Trehub und Trainor 1993), und Säuglinge ihrerseits adaptieren flexibel leichte Veränderungen in Klangfarbe, Tempo und Lautstärke in der Stimme der Bezugsperson, zeigen aber auch adaptive Flexibilität beispielsweise in Bezug auf die an sie gerichtete Bewegung und Gestik zur Etablierung einer gelungenen emotionalen Kommunikation (Bunt und Pavlicevic 2001: 193f.). Bezugspersonen und Säuglinge reagieren somit wechselseitig aufeinander und teilen einen reichen musikalischen Kode von interaktiver Bedeutung (Papousek 1996). Diese *interactional synchrony* (Bunt und Pavlicevic 2001: 194) scheint intuitiv erreicht zu werden (Bernieri und Rosenthal 1991) und auf eine neurologische Prädisposition von Neugeborenen zur Identifikation von und Reaktion auf gestische, stimmliche und mimische Äußerungen der Bezugsperson zu verweisen (Malloch 1999). Kinderlieder ähneln sich ebensfalls interkulturell und zeichnen sich durch einen expressiven Vortrag aus, der in Anwesenheit eines Kindes noch eine Steigerung erfährt, indem vor allem höher und langsamer gesungen wird (Trehub und Trainor 1998).

Bei der musikalischen Kodierung von Emotionen geht Juslin (2001: 314) von der Nutzung verschiedener Schlüsselreize (*cues*) aus, die sich auf verschiedene Parameter einer musikalischen Interpretation beziehen (Tempo, Artikulation, Dynamik, Tonhöhe etc.) und in Kombination den Ausdruck von emotionalen Kategorien (z.B. Freude, Trauer, Ärger) und emotionalen Dimensionen (wie Valenz und Aktivität) ermöglichen. Während nach Juslin einige Schlüsselreize (wie Tempo und Artikulation) für den Grad an Aktivität von besonderer Bedeutung sind, spiele die Klangfarbe beispielsweise für die emotionale Valenz einer musikalischen Äußerung eine große Rolle. Die Verwendung dieser musikalischen Schlüsselreize in Bezug auf ihre emotionale Bedeutung gelte gleichermaßen für Interpreten (Enkodierung) und Hörer (Dekodierung) (Juslin 1997b, Scherer und Oshinsky 1977). Aus einer funktionalistischen Perspektive argumentiert Juslin (1997a, 2001), dass die Kommunikation von Gefühlen auch im musikalischen Bereich soziale Funktionen verfolge. Es wird vermutet, dass die verwendeten Kodes auf allgemeinen neuronalen Programmen (*brain programmes*, Juslin 2001: 321) zum vokalen Emotionsausdruck basieren (Handel 1991, Patel und Peretz 1997). Die musikalische Kommunikation von Emotionen erfolge somit in Analogie zur stimmlichen, für die in Bezug auf Basisemotionen eine ursprüngliche Fähigkeit angenommen wird. Diese Annahme wird unter anderem dadurch gestützt, dass Basisemotionen besser kommunizierbar sind als komplexere Emotionen (Gabrielsson und Juslin 1996), die Dekodierung von Emotionen in der Musik sehr schnell gelingt (Peretz et al. 1998b) und überwiegend unbeeinflusst vom Grad der musikalischen Erfahrung ist (Juslin 1997a). Musikalische Aspekte ohne Bezug zum stimmlichen Emotionsausdruck können gänzlich durch soziales Lernen, dem zweiten Faktor in Juslins funktionalistischer Theorie, bestimmt sein, während die ursprünglichen Mechanismen durch soziale Lernprozesse moduliert werden können. Die Ursprünge der expressiven musikalischen Fähigkeit müssen somit beim Beginn der Sozialisation, der Interaktion zwischen Säugling und Bezugsperson, gesucht werden und verändern sich während des gesamten Lebens durch den sozialen Kontext (Papousek 1996). Entsprechend lassen sich nach Juslin (2001) durch das soziale Lernen individuelle und kulturelle Besonderheiten in der Verwendung musikalischer Schlüsselreize erklären, da jeweils unterschiedliche soziale Erfahrungsbereiche vorliegen.

2.2. Musik und Bewegung

Bei der Beschreibung musikalischer Phänomene werden häufig die Metaphern der musikalischen Bewegung oder Gestik bedient. Mittels körperlicher Bewegungen und Gesten kommuniziert ein Dirigent seine Interpretation einer Komposition an das Orchester, und der Zusammenhang von Musik und

Bewegung wird zudem in der Möglichkeit von Musik zur körperlichen Bewegungsinduktion unmittelbar erfahrbar. Was die Grundlage für die Metaphernbildung darstellt und welche Bedeutung der körperlich-musikalischen Bewegungsanalogie für die Gestaltung und Wahrnehmung von musikalischen Gesten zukommt, wird vielfältig in der musikpsychologischen Forschung thematisiert. Der Bezug von Musik und Bewegung geht dabei über jene Körperbewegungen hinaus, die zum Musizieren auf einem Instrument vonnöten sind. Denn neben diese funktionalen Körperbewegungen treten (nicht nur in der Aufführungssituation) auch expressive Bewegungen des Musikers, die einen Bezug zur musikalischen Struktur aufweisen und im Sinne von Gesten eine kommunikative Funktion gegenüber dem Zuhörer und Zuschauer einnehmen (Davidson 1993, 1994, 2002) und möglicherweise auch in direktem Zusammenhang mit den musizierten Bewegungsabläufen stehen. Eine enge Verbindung von Musik und körperlicher Bewegung findet sich bereits in der antiken Auffassung von Musik als eine *musikè téchne*, die den Akt des Musizierens betont und keine vom menschlichen Körper losgelöste Kunstform darstellt, sondern vielmehr ein Zusammenwirken von *logos*, *harmonia* und *rhythmos* (Koller 1963, Sachs 1943). Musikalisches Verhalten ist in der antiken Musikkultur wesentlich in Verbindung mit Gesang und körperlicher Darstellung bzw. Tanz lebendig gewesen.

Den Bezug zur körperlichen Bewegung hält auch Davies (1994) für entscheidend. Während nach der *arousal theory* (ebd. 184ff.) die musikalische Expressivität identisch mit der affektiven Wirksamkeit von Musik ist (das heißt, Musik als traurig beschrieben wird, weil sie den Hörer traurig macht), wird in der *expression theory* (ebd. 170ff.) musikalische Expressivität als emotionaler Ausdruck des Komponisten angesehen. Anstatt jedoch die in Musik ausgedrückte Emotion entweder dem Hörer oder dem Komponisten zuzuschreiben, argumentiert Davies: „music itself is the owner of the emotion it expresses" (ebd. 199). Musikalische Expressivität beruhe entgegen Kivys (1980, 1990) Annahme nur zu einem geringen Teil aus der sprachlich-musikalischen Analogie, sondern basiere vor allem auf der Darstellung emotionaler Charakteristika in ihrer musikalischen Erscheinung und hänge hauptsächlich von der wahrgenommenen Ähnlichkeit zwischen dem dynamischen Charakter von Musik und menschlicher Bewegung ab:

> „Motion is heard in music, and that motion presents emotion characteristics much as do the movements giving a person her bearing or gait. [...] My claim is that musical movement invites attention to expressiveness because, like human action and behavior (and unlike random processes), it displays order and purposiveness." (Davies 1994: 228)

Aus dem vielfältigen Themenkomplex von Musik und Bewegung werden im Folgenden Studien zusammengefasst, die den Aspekt der expressiven zeitlichen Gestaltung sowie deren Verbindung zur Bewegungswahrnehmung betreffen.

2.2.1. Expressives Timing

Bei der expressiven Gestaltung musikalischer Werke stehen Interpreten im Wesentlichen dynamische und artikulatorische, zeitliche und in gewissem Umfang auch melodische (Vibrato) Freiheiten zur Verfügung. Im vorliegenden Kontext ist die zeitliche Gestaltung der rhythmischen Bewegung von besonderem Interesse, die als expressives Timing bezeichnet wird. Verschiedene Studien verdeutlichen, dass die Timing-Profile von unterschiedlichen Interpreten vielfältige Ähnlichkeiten aufweisen und in engem Zusammenhang zur musikalischen Struktur stehen (Todd 1985, 1989, Repp 1992b). Entsprechend geht Palmer (1989) von einem regelgeleiteten System für expressives Timing aus, wobei interpretatorische Präferenzen eines Musikers bezüglich der Strukturbeschreibung sich in der expressiven Gestaltung und zugleich in der Strukturbeschreibung durch den Hörer auswirken (Palmer 1992). Die Funktion der systematischen Abweichungen sei somit die Verdeutlichung der musikalischen Struktur einer Komposition (Clarke 1988, Palmer 1997, Sundberg 1988), da strukturelle Aspekte für die musikalische Kommunikation von Emotionen als effektiv erachtet werden.

Da expressive Timingprofile sehr konstant bei verschiedenen Aufführungen wiederholt werden (Clynes und Walker 1982) und auch beim erstmaligen Musizieren einer unbekannten Komposition zu beobachten sind (Shaffer 1981), schließt Clarke (1999: 492), dass expressives Timing nicht als erlerntes Muster zu verstehen sei, sondern vielmehr aus der Interpretation der musikalischen Struktur durch den Musiker generiert werde. Clarke (1988) entwirft ein generatives Modell expressiver Performance, das auf die *Generative Theory of Tonal Music* von Lerdahl und Jackendoff (1983) verweist, mit der in Analogie zur Sprache eine Grammatik der musikalischen Interpretation aufgestellt wird. Clarke (1993) überprüft sein Modell unter anderem durch eine Studie zur musikalischen Reproduzierbarkeit musikalischer Interpretationen, bei der Pianisten verschiedene synthetisierte Darbietungen am Klavier hören, deren Timingprofile systematisch variieren, und anschließend die jeweilige Version selbst auf dem Klavier reproduzieren. Die Analyse ergibt, dass die besten musikalischen Reproduktionen für Performances mit einer sinnvollen Beziehung zwischen expressiven Timing und musikalischer Struktur erzielt werden.

Die Bedeutung der Phrasenstruktur für die expressive Gestaltung einer Interpretation ist auch von Todd (1985, 1989) belegt worden. Auf der Grundlage eines Modells mit hierarchischer Gruppierungsstruktur hat Todd computergenerierte Timingverläufe erstellt, die dem Rubato realer Interpretationen sehr nahe kommen. Auch Repps (1992b) Timinganalysen zu Interpretationen von Schumanns *Träumerei* (Nr. 7 aus *Kinderszenen*, op. 15) verweisen auf eine Vielzahl an Gemeinsamkeiten zwischen den Interpreten. Doch deckt Repp im Mikrobereich des Timings auch individuelle Abweichungen auf, so dass die expressiven Timings zwar durch dieselbe Strukturinterpretation, aber gleichzeitig durch unterschiedliche persönliche Ausdrucksweisen gekennzeichnet sind. Clarkes (1993) Studie zur Reproduktion verschiedener Timingprofile verdeutlicht jedoch auch, dass strukturelle Aspekte von Musik nicht allein leitend für die musikalische Gestaltung sind. Denn selbst Timingverläufe ohne sinnvollen Bezug zur musikalischen Struktur sind von den Pianisten bis zu einem gewissen Grad reproduzierbar. Clarke (1999) bietet für diese Beobachtung neben anderen die Erklärung an, dass die Pianisten sich während des Hörens von „sinnlosen" Versionen eine mentale Choreographie der Bewegungsabläufe, ein *body image* (ebd. 493f.) eingeprägt und dieses anschließend bei der musikalischen Umsetzung als Anhaltspunkt genutzt haben. Diese Erklärung erscheint Clarke in Anbetracht der beobachteten Körperbewegungen der Pianisten während der Studie naheliegend. Entsprechend wird gefolgert, dass expressives Timing nur unzureichend mit einem abstrakten Katalog an Ausdrucksregeln verstanden werden kann, sondern dass expressives Timing wesentlich praktischer und körperlicher sei:

> „The body is not just a source of sensory input and a mechanism for effective output: it is far more intimately bound up with our whole response to music – perceptual and motor." (Clarke 1999: 494)

Die Bedeutung körperlicher Bewegungsmuster ergibt sich beispielsweise auch aus Analysen des Fingersatzes bei Improvisationen von Keith Jarrett (Termini 2003). Verschiedene Analysen zum expressiven Timing musikalischer Gestalten, wie einem Schlussritardando, stellen ebenfalls Bezüge zu körperlichen Bewegungen her, da die zeitlichen Strukturen musikalischer Bewegungen jenen zeitlichen Strukturen ähneln, die bei physikalischen Bewegungen zu finden sind (u.a. Gabrielsson 1987, Feldman et al. 1992, Todd 1989). Auf der Grundlage einer aus verschiedenen Interpretationen zu unterschiedlichen Kompositionen gemittelten Ritardandokurve (Sundberg und Verillo 1980) folgern Kronman und Sundberg (1987), dass *'moto-rhythmic' music* (ebd. 58) bei Hörern bestimmte physikalische Bewegungsassoziationen hervorruft und dass der zeitliche Ablauf eines Ritardandos gut mit einer quadratischen Funktion in Analogie zur körperlichen Bewegungsverzögerung (z.B. beim Laufen) modelliert werden kann. Friberg und Sundberg (1999) bestätigen diese Annahme einer musikalisch-körperlichen Bewegungsanalogie, und Repp (1992b) findet, dass Hörer generell parabolische Tempokurven bevorzugen, die in ihrer zeitlichen Gestaltung Parallelen zu physikalischen Bewegungsabläufen aufweisen. Allerdings lehnen nur musikalisch ausgebildete Hörer andere Zeitgestaltungen eindeutig ab, so dass die Bevorzugung bestimmter zeitlicher Gestaltungen vermutlich einem Lern- oder Gewöhnungsprozess unterliegt. Kopiez (1995: 66) folgert aus Repps Analysen, dass sich die Freiheit einer Interpretation auf Bahnen bewegen muss, die durch wahrnehmungspsychologische Grenzen sowohl des Musikers als auch des Hörers vorgegeben sind. So muss musikalische Expressivität die kompositorische Struktur berücksichtigen, um vom Hörer verstanden zu werden, und zusätzlich einer möglichen „inneren Repräsentation von Zeitgestalten" (ebd. 71) beim Hörer entsprechen.

Epstein (1995) verweist ebenfalls auf Ähnlichkeiten zwischen freien Auf- und Abwärtsbewegungen eines Armes und Timingprofilen musikalischer Ritardandi und Accelerandi und nimmt entsprechend eine Parallele zwischen der mentalen Kontrolle von musikalischen Bewegungen und der motorischen Kontrolle von Gliederbewegungen an. Kopiez (1997: 107) spricht in diesem Zusammenhang von der „ikonischen" Funktion eines Schlussritardandos, da die musikalische Verständlichkeit einer bestimmten Art der Tempoverzögerung von der Imitation einer physikalische Bewegungsverzögerung abhänge, die eine alltägliche Grunderfahrung darstelle. Feldman et al. (1992) sprechen sich in einem *Force Model of Musical Motion* (ebd. 185), das Tempoveränderungen als Krafteinwirkung auf den *beat* (die Zählzeit) beschreibt, für quadratische oder kubische Funktionen zur Beschreibung der zeitlichen Struktur von Ritardandi und Accelerandi aus. Epstein (1995) hält einen solchen weichen Kurvenverlauf für kompatibel mit menschlicher Intuition (ebd. 420) und vermutet aufgrund der Übereinstimmung zwischen Modell und Erfahrung, dass „aesthetic satisfaction may be linked to inherent neural capacities, and to the degree to which performance conforms to these capacities" (ebd. 421).

Todd (1992) stellt ein Computer-Modell vor, das von der Annahme eines Zusammenwirkens von zeitlichen und dynamischen Veränderungen bei der expressiven Gestaltung musikalischer Phrasen ausgeht und Tempoveränderungen als lineare Funktionen der Zeit beschreibt. Das Modell besagt, dass musikalischer Ausdruck von einfachen motorischen Aktivitäten herrührt und Ausführung und Wahrnehmung von musikalischem Tempo und Dynamik auf einem inneren Bewegungssinn basieren. Diese innere Bewegung soll entsprechend einer hierarchischen Gruppierungs- und Phrasenstruktur im Gedächtnis des Interpreten organisiert sei. Todd geht von einer einfachen Koppelung zeitlicher und dynamischer Gestaltung aus, was jedoch in einer Studie von Kreutz und Kopiez (nach Kopiez 1997: 98–102) zur Wahrnehmung musikalischer Phrasen empirisch widerlegt wird. Es wird gefolgert, dass expressiver Zeit- und Intensitätsgestaltung unterschiedliche Funktionen zukommen (ebd. 102). Dass sowohl Agogik als auch Dynamik fundamentale Kategorien zur Wahrnehmung und Beurteilung von musikalischen Interpretationen für Hörer darstellen, weist Kopiez (1997) experimentell nach, wobei der Einfluss dieser beiden Parameter jeweils nach der metrischen Stabilität eines Musikstücks unterschiedlich gewichtet ist. Durch ein „Parameterpräferenzmodell" (ebd. 282ff.) fundiert Kopiez diese Zusammenhänge mathematisch. Kreutz (1998) demonstriert, dass zeitlichen und dynamischen Gestaltungen sowohl für den Interpreten als auch den Rezipienten unterschiedliche Bedeutungen für die musikalische Phrasierung bzw. die Phrasenwahrnehmung zukommen. Während expressives Timing vor allem für größere strukturelle Zusammenhänge bedeutsam sei, erhalte die Dynamik bei der Binnendifferenzierung besonderes Gewicht.

Gottschewski (1993, 1996) vertritt die Auffassung, dass weniger die lokalen leichten Abweichungen von einem starren Metrum eine Interpretation charakterisieren als vielmehr umfassendere Strukturbildungen, wie die Gestaltung von Tempobögen. In einem computergestützten Verfahren zur „Tempobogenanalyse" (Gottschewski 1996: 299) wird aufbauend auf Bewegungsassoziationen von einem organischen Tempoverlauf und einer daher in sich abgeschlossenen Zeitpunktfolge der gespielten Töne ausgegangen (ebd. 206). In diesem Modell einer „Tempoarchitektur" (Gottschewski 1993: 99) bauen die agogischen Elemente, aus denen eine Tempogestalt zusammengesetzt ist, ähnlich der physikalischen Baustatik aufeinander auf, wobei die Beziehung zwischen tragenden und getragenen Elementen die Ganzheit der Tempogestalt ausmache.

2.2.2. Bewegungsempfindung

Obgleich die expressive Gestaltung musikalischer Tonfolgen komplexe Dauernverhältnisse der rhythmischen Struktur zur Folge hat, ist die Gruppierung der Tonfolgen zu rhythmischen Einheiten weiterhin möglich. Clarke (1999: 489) betont, dass entsprechend zwischen strukturellen und expressiven Komponenten unterschieden werden muss und verweist auf die kategoriale Wahrnehmung von Rhythmen (u.a. Parncutt 1994). Da diese komplexen Relationen von Notendauern zudem als „natürlich" empfunden und ästhetisch bevorzugt werden, erscheint es naheliegend, dass erst durch expressives Timing (neben dynamischer und artikulatorischer Gestaltung) Bewegungsassoziationen ermöglicht werden.

Die Vermutung einer unmittelbaren körperlichen Wirkung expressiver Zeitgestaltung formuliert Todd (1992, 1993). Er argumentiert, dass bestimmte ausdruckshafte Timingverläufe als „natürlich" empfunden werden, da sie im zentralen Vestibularapparat des Innenohres die Empfindung einer Art Eigenbewegung entstehen lassen. Diese Organe sorgen üblicherweise für den Gleichgewichtssinn und produzieren die Wahrnehmung einer Eigenbewegung. Die Annahme lautet, dass der Vestibularapparat nicht nur durch Schwerkraft und Beschleunigungskräfte, sondern auch durch bestimmte musikalische Tempoveränderungen angeregt werden könne. Empirische Studien (Todd und Cody 2000, Todd et al. 2000) zeigen mittels Messungen der Nackenmuskulatur von Hörern, dass der als Sacculum bezeichnete Teil des Vestibularapparates auf sehr laute (oberhalb 90 Dezibel) akustische Stimuli mit Frequenzen im Bereich von 50 bis 1000 Hertz reagiert, obgleich das Sacculum eigentlich nur bei Fischen eine Gehörfunktion übernimmt. Aufgrund der erforderlichen Lautstärke zur Anregung der genannten Organe erscheint deren Relevanz jedoch nicht generell für die musikalische Wahrnehmung von Bewegungen gegeben zu sein, aber möglicherweise Erklärungspotential für musikalische Kontexte mit entsprechenden Lautstärkepegeln zu bieten (z.B. Techno).

Überlegungen zur Bedeutung des Vestibularapparats bei der musikalischen Bewegungsempfindung finden sich bereits bei Truslit (1938; Repp 1993), der aufgrund experimenteller Studien von drei grundlegenden Bewegungsmustern (offen, geschlossen, gewunden) mit jeweils charakteristischen Timingprofilen ausgeht. Erst eine angemessene Bewegungsrepräsentation ermögliche eine gelungene musikalische Interpretation. In der Eurhythmie wird ebenfalls davon ausgegangen, dass die rhythmische Struktur einer musikalischen Komposition erst gänzlich verstanden werden kann, wenn die rhythmischen Bewegungen mit dem Körper nachvollzogen und somit durch Muskelbewegungen erfahren werden, weshalb eine rhythmisch-körperliche Bewegungsschulung einer musikalischen Ausbildung voranzustellen sei (Jaques-Dalcroze 1930: 51ff., 106ff.).

Dogantan (2003) hebt hervor, dass die theoretischen Grundlagen für die aktuelle musikpsychologische Diskussion zur Verbindung von körperlichen Phänomenen und expressiver musikalischer Performance ins 19. Jahrhundert zurückreichen, da beispielsweise Mach (1865) in Bezug auf räumliches Sehen bereits von Muskelempfindungen ausgehe, die bei der Wahrnehmung räumlicher und zeitlicher Gestalten von Bedeutung seien. Ehrenfels (1890) führt diesen Gedanken weiter und folgert, dass jede Gestaltwahrnehmung unabhängig von der Sinnesmodalität in struktureller Analogie zur räumlichen Gestalt verstanden wird. Ausgehend von dieser Analogie können räumliche Gestalten auch auf Gestalten in der Zeit, wie sie im musikalischen Bereich vorliegen, ausgedehnt werden, bzw. musikalische Rhythmen und musikalische Phrasen können als Bewegungen im physikalischen Raum beschrieben werden. Auf die Gleichheit physikalischer und psychischer Gestalten, wie sie der Gestalttheorie zugrunde liegen, rekurriert auch Kurth (1931), der in seiner energetischen Musikästhetik von einem intuitiven Nacherleben musikimmanenter Spannungen und Kräfte ausgeht (Motte-Haber 2004: 415). Obgleich Todd (1995) die Beschreibung von Tempovariationen am besten durch ein Modell für einfache, elementare mechanische Abläufe gelingt, weist er doch auf einen wesentlichen Unterschied hin. Während die Bewegung eines unbelebten Objektes (z.B. beim Fallen) genau determiniert ist, variiert die ausdruckshafte Tempogestaltung von Segment zu Segment. Diese Variationen sind zwar genau strukturiert, aber nicht determiniert und verfolgen einen kommunikativen Zweck. Musikalische Bewegung scheint daher eher der Bewegung von belebten Körpern im physikalischen Raum vergleichbar, wobei Todd (1995) Beziehungen zu motorischen und gestischen Bewegungen herausstellt. Je stärker das expressive Timing eine reale gestische Bewegung musikalisch nachahme, desto deutlicher sei die Wahrnehmungsassoziation beim Hörer.

Nach Larson (1997, 2002, 2003) sind für das reiche System an Metaphern, zu dem die Vorstellung einer musikalischen Gestik anregt, die eigenen körperlichen Erfahrungen von zentraler Bedeutung, da sie in Form von Körperbild-Schemata gespeichert und damit zugänglich sind. Die musikalischen Bewegungen werden durch die metaphorische Betrachtung im Sinne von physikalischen Bewegungen verständlich. Larson (2002: 352) geht von drei musikalischen Kräften aus, die dieses Verständnis musikalischer Gestik verantworten und aus dem physikalischen Bereich entlehnt sind: *gravity* bezieht sich auf die Tendenz instabiler hoher Töne abzusteigen; *magnetism* beschreibt die Tendenz instabiler Töne, sich zum nächsten stabilen Ton zu bewegen; und *inertia* steht für die Tendenz musikalischer Bewegungsmuster zur unveränderten Repetition. Mittels dieser drei musikalischen Kräfte lassen sich nach Larson hinreichend verschiedene musikalische Verhaltensweisen beschreiben, und dies nicht nur in Bezug auf musikalische Interpretationen, sondern auch bezüglich Komposition und Improvisation. Hatten (2003) beschreibt musikalische Gesten als „emergent gestalts that convey affective motion, emotion, and intentionality by fusing otherwise separate elements into continuities of shape and force". Eine Studie zur Tempopräferenz von Hörern verweist ebenfalls darauf, dass musikalische Verläufe nicht als Folge diskreter Töne wahrgenommen werden, sondern die konkrete Gestaltung der Übergänge zwischen den einzelnen Tönen durch Artikulation und Phrasierung die Tempowahrnehmung beeinflusst und Tonfolgen im Sinne kontinuierlicher Gesten prozessiert werden (Auhagen und Busch 1998).

Neben der zeitlichen Komponente ist somit bei der Analogie von Musik und Bewegung auch eine räumliche Komponente zu berücksichtigen. Diese ergibt sich aus der Interpretation der inneren Vorstellung von melodischer Bewegung als Bewegung im physikalischen Raum, wobei ein Ton von seiner Frequenz her als hoch/oben bzw. tief/unten angesehen wird. Todd (1995) weist nach, dass sich diese Vorstellung bereits im vierten Jahrhundert v.Chr. bei Aristoxenos von Tarent findet, und auch für Helmholtz (1913: 596f.) basieren musikalische Bewegungsassoziationen auf der Analogie zwischen Tonhöhenraum und physikalischem Raum. Weil musikalische Bewegung aber nicht tatsächlich im physikalischen Raum verankert sei, kann Musik nach Georgiades (1985) „sowohl Bewegung als Räumliches wie auch Bewegung als Inneres spiegeln" (ebd. 126). Für Todd (1995) stellt diese räumliche Komponente neben der zeitlichen den Ausgangspunkt für ein auf physikalischen Kräften basierendes Modell der musikalischen Bewegungswahrnehmung dar. Deutsch (1999) und Gjerdingen (1994) heben ebenfalls die Bedeutung der Tonhöhe für Gruppierungsphänomene und die Wahrnehmung musikalischer Bewegung hervor, und bei Bregmans (1990) *auditory scene analysis* wird erst durch die Abgleichung visueller und auditorischer Erfahrungen eine sinnvolle musikalische Bewegungswahrnehmung ermöglicht. Kleinen (1998) fordert, „Raum und Zeit nicht länger als Kategorien unserer Musikerfahrung zu mystifizieren, sondern sie im Sinne von Metaphern zu interpretieren" (ebd. 1848).

Zusammenfassend verdeutlichen die aufgeführten musikpsychologischen Studien, dass Erfahrungen mit Körperbewegungen und körperlicher Gestik als eine Form emotional-expressiver Kommunikation für die Produktion und ebenso für die Wahrnehmung musikalischer Bewegungen und Gesten von Bedeutung sind, wobei unter anderem der flexible Umgang mit Tempo und Timing relevant ist. Vermutlich stehen kognitive Schemata in Form von mentalen, intern strukturierten Repräsentationen von schon häufig gehörten musikalischen Gestaltungen und Gesten sowie von körperlicher Bewegungserfahrung zur Verfügung und können durch bestimmte musikalische Ereignisfolgen aktiviert bzw. erinnert werden sowie zu Bewegungsmetaphern anregen. Im Sinne der schema-geleiteten Wahrnehmung von Neisser (1976) sind diese Schemata jedoch keine starren Muster, sondern können durch die wahrgenommenen Ereignisse verändert oder überhaupt erst generiert werden, so dass die Wahrnehmung stets ein Wechselspiel zwischen einerseits schon gespeicherten und aktivierten und andererseits im Verlauf des Wahrnehmungsprozesses veränderten bzw. generierten Schemata darstellt.

2.3. Musik und Zeit

Aus den bisherigen Ausführungen geht hervor, dass zeitliche Komponenten von Musik (wie expressives Timing) bedeutsame Faktoren bei der Produktion und Perzeption von musikalischen Bewegungen, Gesten und Emotionen darstellen. Hesse (2003) definiert „Musik als Klang, der vom Menschen in spezifischer Weise gestaltet wird und sich in gerichteter Aufeinanderfolge in der Zeit entfaltet" (ebd. 143). Entsprechend schließt Musik verschiedene Aspekte zeitlichen Erlebens ein, unter anderem die Dichte und Komplexität aufeinander folgender musikalischer Ereignisse, die Fähigkeit zur rhythmischen Gliederung von Tonfolgen sowie das Erkennen von periodischen Ereignissen. Im Folgenden steht der Aspekt des musikalischen Tempos im Vordergrund, um zu klären, inwieweit Tempopräferenzen zu beobachten sind, wodurch das Tempoempfinden beeinflusst wird und welche Tempoänderungen wahrgenommen werden. Zudem interessieren unterschiedliche Erklärungsansätze bei der Modellierung musikalischer Zeitwahrnehmung.

2.3.1. Tempopräferenz

In einem Experiment zum Einfluss des konzipierten Tempos sowie der Kenntnis eines Musikstücks auf die Tempopräferenz beschreiben Iwanaga und Tsukamoto (1998) für unbekannte Musikstücke einen bevorzugten Tempobereich von 108,8 bis 130,7 bpm (*beats-per-minute*)[1], in dem relativ unabhängig von der jeweiligen Tempokonzeption sich die von Hörern bevorzugten Tempi einem moderaten Wert annähern. Duke (1989b) findet einen Tempobereich von 60 bis 120 Tönen pro Minute, in dem Probanden pro Ton eine Zählzeit mitklopfen, während langsamere und schnellere Tonfolgen in Zählzeiten mit moderatem Tempo unterteilt bzw. zusammengefasst werden. In einer Folgeuntersuchung stellen Duke et al. (1991) fest, dass unabhängig von Alter und musikalischer Erfahrung in einem Bereich von 70 bis 120 Tönen

---

[1] Der Bezeichnung bpm (*beats-per-minute*) wird der Vorzug gegenüber der Bezeichnung MM (Mälzel's Metronom) gegeben, da im Rahmen der experimentellen Studie weiter unten eine Unterscheidung zwischen dem metronomischen Tempo (bpm) und dem „inneren Tempo" (*onset-per-minute*, opm) vorgenommen wird, worunter das durchschnittliche musikalische Aktivitätsniveau verstanden wird.

pro Minute ein Ton als Zählzeit gehört und geklopft wird, wobei musikalische Erfahrung sich hilfreich auf die Fähigkeit zum Abstrahieren moderater Zählzeiten auswirkt. Dowling und Harwood (1986) geben mit 1,3 bis 1,7 psychologischen Ereignissen pro Sekunde einen etwas engeren Bereich für eine „natürliche" Geschwindigkeit an, was den metronomischen Werten von 80 bis 100 bpm entspricht (ebd. 182).

Zudem kann Auhagen (1993) eine recht hohe Konstanz in der Tempopräferenz von Hörern feststellen, wobei die Schwankungen der bevorzugten Tempi für dargebotene Musikstücke bei Testwiederholungen geringer werden. Entsprechend scheint die Vertrautheit eines Musikstücks die Konstanz der Tempopräferenz zu begünstigen (vgl. Levitin und Cook 1996). Eine geringe Schwankungsbreite für bevorzugte Tempi zeigt sich in besonderem Maße bei Musikern (u.a. Clynes und Walker, 1982, 1986), wobei von einem Einfluss des motorischen Gedächtnisses ausgegangen wird. Entsprechend fallen Temposchwankungen beim Vorstellen von Musik stärker aus als beim Musizieren (Rötter, 1997b, 1997a), doch auch ohne motorische Rückkoppelung können selbst Nichtmusiker stabile Tempovorstellungen entwickeln (Auhagen 2003). Sehr präzise gelingt es Musikern auch, nach verschiedenen interpretatorischen Abweichungen zum gewählten Grundtempo einer Komposition zurückzukehren (El-Khodary 1989). In Bezug auf das Verhältnis der Tempi verschiedener Sätze oder Abschnitte eines Musikstücks zueinander beobachtet Epstein (1985, 1995) bei interkulturellen Analysen, dass die verschiedenen Tempi innerhalb einer Interpretation in kleinen ganzzahligen Proportionen zueinander stehen mit einer maximalen Abweichung von 5%. Epstein sieht darin ein universales *tempo-keeping phenomenon* (Epstein 1995: 359), da sich die verschiedenen Tempi auf einen durchgängigen Schlag zurückführen lassen. Aus diesen Beobachtungen zum proportionalen Tempo folgert Epstein musikalisch-ästhetische Zwänge, deren Einhaltung für eine gelungen Kommunikation zwischen Musiker und Hörer notwendig sind (ebd. 361).

Inwieweit der menschliche Herzschlag als eine Quelle der Tempopräferenz anzusehen ist, untersucht Iwanaga (1995a, b). Während in seinen experimentellen Studien 33% der Hörer für einfache Tonfolgen Tempi in harmonischer Relation zum jeweiligen Herzschlag bevorzugen (Iwanaga 1995a), präferieren bei bekannten Musikstücken 18,95% der Probanden Tempi im einfachen Verhältnis zu ihrem Herzschlag (Iwanaga 1995b). So kann nach Iwanaga der Herzschlag zwar nicht als alleiniger, wohl aber als bedeutsamer Faktor für die Tempopräferenz angesehen werden. Schon Riemann (1900: 81) geht von einer idealen mittleren Zeitstrecke von etwa 750 Millisekunden (mit einer Dehnbarkeit von 500 bis 1000 Millisekunden) aus, die auf den Herzschlag verweisen soll. Abweichungen von diesem Mittelmaß beein-flussen nach Riemann die Wahrnehmung und Beurteilung des Tempos und führen erst zu einem ästhetischen Wert der Zeiteinteilung (ebd. 134):

> „[...] der Affekt bestimmt die Abweichung des Grundmaßes von der schlichten Mitten und setzt eventuell an die Stelle des ruhigen Mittel-maßes ein erregteres oder gehemmteres Grundmaß, dessen Auffassung in dem Hörer sofort eine ähnliche Stimmung erzeugt, nämlich ihn er-regt oder hemmt, den Herzschlag (figürlich oder gar physisch that-sächlich) beschleunigt oder stocken macht. Auch hier stehen wir wie-der vor einem Ausdrucksmittel, dem wir, obgleich es zu den Ordnung und Maß in die Tonbewegung bringenden gehört, doch die Bedeutung eines elementaren Faktors nicht absprechen können." (Riemann 1900: 136)

Fraisse (1982) weist allerdings einen unmittelbaren Zusammenhang zwi-schen Herzrhythmus und spontanem Tempo zurück, da eine Beschleuni-gung des Herzschlages keine Beschleunigung des spontanen Tempos bewirkt (ebd. 154). In der Zusammenfassung etlicher Befunde eigener und fremder Forschung bezieht sich Fraisse (1982) zunächst auf die spontane Aktivität, mit der die Geschwindigkeit von fundamentalen menschlichen Aktivitäten (wie Gehen) beschrieben und auf physiologische Gegebenheiten des mensch-lichen Organismus verwiesen wird. Für die Dauer eines Schrittes nimmt Fraisse etwa 550 Millisekunden an, was einer Geschwindigkeit von 110 bis 112 Schritten pro Minute entspricht (ebd. 151). Ein ähnlicher Wert gilt für das spontane Tempo, das beispielsweise durch die Geschwindigkeit des Auf-tippens mit dem Finger gemessen wird. Das zeitliche Intervall zwischen den Zeitpunkten des Auftippens umfasst nach Fraisse etwa 600 Millisekunden, wobei zwar eine recht starke inter-individuelle Streuung beobachtet wird, die Variabilität jedoch intra-individuell nicht mehr als 3 bis 5% beträgt (ebd. 153). Von dem spontanen Tempo zu unterscheiden ist das bevorzugte Tempo, das die als natürlich empfundene Geschwindigkeit aufeinander fol-gender visueller oder akustischer Ereignisse beschreibt und erneut in einem Bereich von 500 bis 700 Millisekunden liegt (ebd. 154). Diese Werte beziehen sich jeweils auf einen Rhythmus, der die schlichte Wiederholung des gleichen Stimulus darstellt und nach Fraisse die geringsten Schwierigkeiten bei der Wahrnehmung bereitet (ebd. 151). Die Übereinstimmung der Werte für die spontane Aktivität, das spontane und das bevorzugte Tempo legen somit die Vermutung nahe, dass ein interner Zeitgeber mit einer Frequenz von etwa 86 bis 120 Ereignissen pro Minute die Tempopräferenz von Menschen leitet.

2.3.2. Tempoempfinden

Nach Auhagen (2005b) lassen sich Tempo- und Rhythmusempfinden in der
Musik kaum unabhängig voneinander betrachten. Während Rhythmus als
„Gliederung einer Zeitstrecke durch Ereignisse" beschrieben wird, umfasst
Tempo „die Geschwindigkeit der Abfolge dieser Ereignisse" (ebd.). Ein enger Zusammenhang von Tempo und ästhetischer Beurteilung musikalischer
Rhythmen zeigt sich in einer Studie von Motte-Haber (1968), bei der die
Beurteilung von Trommelrhythmen bei einem hohen Tempo zu einer Anglei-
chung der spezifischen rhythmischen Charaktere führt, während in einem ge-
mäßigteren Tempo die verschiedenen Rhythmen als unterschiedlich lebhaft
empfunden werden. Rötter (1998) findet ebenfalls, dass eine Tempoänderung mit einer Veränderung der ästhetischen Qualität zusammenhängt und
schnellere Rhythmen zumeist fröhlicher beurteilt werden als langsamere, was
durch die Beobachtung einer tendenziell positiveren Beurteilung schnellerer
Musikstücke durch Schüler bekräftigt wird (LeBlanc et al. 1988). Holbrook
und Anand (1990) beobachten bei der Beurteilung von 14 verschiedenen
Tempi eines Jazzstückes zwar einen linearen Zusammenhang zwischen Tempo und wahrgenommener Aktivität. Die Beziehung zwischen Tempo und
empfundenem Affekt wird jedoch durch eine umgekehrt U-förmige Kurve
dargestellt mit einem Maximum bei 108 bpm. Dieser Wert stellt nach Holbrook und Anand das bevorzugte Tempo der Hörer dar und passt sich gut
in den bisher erwähnten Präferenzbereich ein.

Dass das Tempo sich nicht nur auf die ästhetische Beurteilung, sondern
auch auf das Erkennen von Melodien auswirken kann, zeigt eine Studie
von Tunks et al. (1993). 301 Versuchspersonen haben im Paarvergleich bestimmt, ob die nacheinander dargebotenen siebentönigen Melodien mit einheitlichen Notenwerten identisch sind, wobei das Tempo für die 16 Melodien-
Paare Werte zwischen 40 und 480 bpm in einer Abstufung von 20 bpm annimmt. Die Ergebnisse zeigen einen Tempobereich von 100 bis 240 bpm,
innerhalb dessen die Genauigkeit der Hörerurteile am größten ist. Andererseits beeinflusst auch die melodische Struktur das Tempoerleben. So finden
Kuhn und Booth (1988), dass unabhängig vom Tempo die ornamentierte
Version einer kurzen Melodie stets schneller empfunden wird als die nicht
ornamentierte. Und Duke (1989a) stellt fest, dass musikalisch nicht trainier-
te Hörer in ihrer Tempowahrnehmung stark von dem melodischen Rhythmus beeinflusst sind. So wird eine Steigerung der melodischen Aktivität als
Tempoanstieg gewertet.

Diese Befunde deuten darauf hin, dass die Dichte der zu verarbeitenden
musikalischen Ereignisse das Tempoempfinden beeinflusst. Behne (1972, 1976)

verfolgt diesen Ansatz und erachtet die Informationsdichte pro Sekunde als urteilsbestimmend, nicht jedoch die Informationsdichte pro musikalischer Einheit, wie beispielsweise der Zählzeit. In einem Experiment zur subjektiven Angemessenheit verschiedener Tempi für sechs kurze Bläsertrios stellt Behne (1972) eine Tendenz der Hörer fest, sich bei ihrem Urteil an einem mittleren Betrag melodischer und harmonischer Informationsdichte zu orientieren. Die mittlere Informationsdichte ist dabei definiert als der Quotient aus der Anzahl an melodietragenden bzw. harmonischen Fortschreitungen und der Gesamtdauer des Musikstückes in Sekunden (ebd. 29). Die Bedeutung einer solchen mittleren Informationsdichte für das Tempoempfinden wird jedoch durch verschiedene experimentelle Studien von Auhagen (1993, 1995) relativiert, in denen die konkrete rhythmische Struktur als wesentlich für das Tempoempfinden von Hörern herausgestellt wird. Auhagen beschreibt diese Struktur durch ein Maß der inneren rhythmischen Differenziertheit der melodischen Bewegung, das sich aus dem Quotienten der Minimal- und Maximalwerte der melodischen Ereignisdichte von Taktgruppen ergibt, die musikalische Einheiten bilden (Auhagen 1993: 363). In einer Studie zur kategorialen Tempowahrnehmung (Auhagen 1995) haben 19 Versuchspersonen sechs Barock-Kompositionen in jeweils neun Tempi gehört und diese auf einer neunstufigen Skala „schnell–langsam" beurteilt. Zwar bewirkt eine Steigerung der melodischen Ereignisdichte eine Zunahme des subjektiven Tempoeindrucks, doch führt andererseits eine gleiche melodische Ereignisdichte verschiedener Kompositionen keineswegs zu einem gleichen Tempoeindruck. Vielmehr beeinflusst das Maß an rhythmischer Differenziertheit den Tempoeindruck, wobei eine stark differenzierte rhythmische Struktur weniger beschleunigt werden muss als eine gering differenzierte, um den Eindruck eines identischen Geschwindigkeitszuwachses bei Hörern hervorzurufen. Musikstücke gleicher mittlerer melodischer Informationsdichte werden von Hörern umso langsamer empfunden, je weniger sie rhythmisch differenziert sind.

2.3.3. Tempoänderungen

Mit der Frage, ab welchem Ausmaß Tempoänderungen wahrgenommen werden, beschäftigen sich verschiedene Studien, wobei Angaben im Bereich von 2 bis 10 % je nach experimentellem Setting zu finden sind (Ellis 1991, Thaut et al. 1998, Repp 2001, Hirsh et al. 1990). Der Grad an musikalischer Erfahrung scheint keinen eindeutigen Einfluss auf die Wahrnehmbarkeit von Tempoänderungen auszuüben (Ellis 1991), wohl aber die Richtung der Änderung und das Ausgangstempo. So zeigt sich, dass Verzögerungen bei einem

langsameren Tempo (60 bis 50 bpm) besser erkannt werden als bei einem
schnelleren Tempo (120 bis 130 bpm), während Beschleunigungen besser bei
schnelleren als bei langsameren Tempi wahrzunehmen sind (Brittin 1993).
Bei der Erklärung für das Phänomen der Abhängigkeit der Wahrneh-
mung von Tempoänderungen vom Ausgangstempo und der Richtung der
Änderung gehen Vos et al. (1997) von einem inneren Zeitgeber aus. In dem
Modell wird durch die Melodie eine synchrone Pulsfolge ausgelöst, deren
Periodendauer aufgrund von Studien zur Zeitdauerschätzung bei 500 bis
700 Millisekunden angenommen wird. Dieser Tempobereich von 120 bis 85
bpm scheint nicht nur einen bevorzugten, sondern auch einen Bereich hoher
Sensibilität und somit guter Leistungsfähigkeit darzustellen. Da von einem
Streben des internen Zeitgebers in diesen mittleren Tempobereich ausge-
gangen wird, werden Tempoabnahmen in einem niedrigeren Tempo besser
erkannt als Tempozunahmen, und in einem höheren Tempo entsprechend
Beschleunigungen besser als Verzögerungen.

Auch für die Produktion von Tempoänderungen liegen Differenzen in Abhängigkeit von der Richtung des Tempowechsels vor, da bei Klopfexperimen-
ten in einem hohen Tempo Halbierungen zu gering und Verdoppelungen zu
stark ausfallen, während sich diese Über- und Unterschätzungen für niedrige
Tempi in entgegengesetzter Weise zeigen und insgesamt bei einem mittleren
Tempo um 120 bpm am geringsten ausfallen (Franek et al. 2000: 148).

2.3.4. Modelle zur Zeitwahrnehmung

Zur Erklärung der unterschiedlichen Phänomene im musikalischen Erleben
von Zeit werden verschiedene Ansätze verfolgt, wobei die Betonung entweder auf einem interen Zeitgeber bzw. einer Uhr, neuronalen Oszillatoren
oder informationsverarbeitenden Prozessen liegt. Hervorzuheben ist in diesem Kontext auch die sogenannte psychische Präsenzzeit, die schon Stern
(1897) als jene Zeitspanne definiert, in der auftretende Ereignisse als eine
Einheit und somit als gegenwärtig wahrgenommen werden können. Dieses
Zeitfenster zur Integration musikalischer Ereignisse zu Wahrnehmungsein-
heiten umfasst je nach Autor einen Bereich von etwa zwei bis fünf Sekunden
(Fraisse 1982, Pöppel 1990, Wittmann und Pöppel 1999). Es erscheint naheliegend, dass eine musikalische Phrase oder Gestalt nur als einheitlich und
somit befriedigend dargestellt und empfunden werden kann, wenn sie sich
innerhalb dieser Zeitspanne entfaltet.

Bedeutung wird der psychischen Präsenzzeit in Clarkes (1985) Zwei-Kom-
ponenten-Modell zur Rhythmuswahrnehmung beigemessen, das von einer
strukturellen und einer expressiven Repräsentation eines Rhythmus beim

Musiker (und Hörer) ausgeht. Während die expressive Repräsentation ein
System kontinuierlich variierender Transformationen einer rhythmischen Gestalt darstellt, gliedert sich die strukturelle Repräsentation in diskrete rhythmische Kategorien, die gelernt und verinnerlicht sind (ebd. 323). Dadurch
kann nicht nur ein spezifischer rhythmischer Gruppentypus zur Realisation einer bestimmten Notengruppe ausgewählt, sondern vor allem auch
ein metrischer Rahmen für die musikalische Realisation festgelegt werden
(ebd. 314). Durch die metrische Komponente der strukturellen Repräsentation wird ein System von Unterteilungen der Zeitdauern auf verschiedenen
hierarchischen Ebenen etabliert. Nach Clarkes Modell werden diese Unterteilungen oder Zählzeiten (*beats*) explizit durch einen zentralen, uhrenähn-
lichen Mechanismus zeitlich gesteuert, während die restlichen Noten einer
individuellen rhythmischen Gruppe nach erlernten Mustern in und um diese
Zählzeiten angeordnet sind. Jedem Musikstück kann dem Modell nach eine
metrische Hauptebene zugeordnet werden, die ihrerseits von Faktoren der
psychischen Präsenzzeit determiniert wird.

Die psychische Präsenzzeit stellt auch für das Modell von Pöppel (1988,
1989, 1990) eine relevante Größe dar, das auf zwei Mechanismen der menschlichen Wahrnehmung aufbaut, die in Kombination das Tempoempfinden ermöglichen sollen. Als Basisfrequenz eines neuronalen Oszillators (worunter
die Feuerungsraten eines Neuronenverbandes im Gehirn verstanden werden) nimmt Pöppel ein Zeitintervall von 30 bis 50 Millisekunden an, da
dies den Schwellenwert zur Wahrnehmung zeitlicher Ordnung darstellt und
in etwa für alle Sinnesbereiche identisch ist. Dieser hochfrequente neuronale Oszillator wird durch akustische Reize in Gang gesetzt und sofort mit
dem Außenreiz synchronisiert. Tempokontrolle in der Musik ist nach Pöppel
nur durch eine Ankoppelung des musikalisches Ausdrucks und der motorischen Kontrolle an diesen Oszillator zu erklären (Pöppel 1990: 111f.). Der
zweite Mechanismus ist das Integrationsfenster von etwa drei Sekunden, innerhalb dessen aufeinander folgende Ereignisse als zusammengehörig und
gegenwärtig erlebt werden können, also die psychische Präsenzzeit. Nach
Pöppel kommt es automatisch zu einer Tempoempfindung bei Reizen innerhalb dieses Integrationsintervalls, während das Tempoempfinden und damit
das musikalische Bewegungserlebnis verloren geht, wenn die Dauer einzelner
Reize länger als das Integrationsintervall ist (Pöppel 1989: 87).

Povel und Essens (1985) gehen von einer hierarchischen Uhr aus, deren
Frequenz von der Akzentstruktur und damit von der metrischen Repräsentation der wahrgenommenen Ereignisfolge bestimmt und im weiteren Verlauf
durch Synchronisation mit der Impulsfolge der Tonsequenz geleitet wird.
Für diese somit an sich flexible Uhr wird jedoch als Basisfrequenz ein mitt-

leres Zeitintervall angenommen, von dem aus dann Unterteilungen stattfinden. Neben der genauen Frequenz ist bei diesem Uhrenmodell von Povel und Essens auch der Einsatzzeitpunkt der Uhr flexibel, so dass sich das Modell vor allem durch hohe Variabilität auszeichnet. Gegen eine absolute Uhr, die mit der Regelmäßigkeit eines Metronoms schlägt, wendet sich auch Shaffer (1982) mit der Annahme einer expressiven Variationsmöglichkeit der inneren Uhr sowie Clarke (1987) mit der Überlegung zu einer metrischen Uhr, die durch die metrische Hierarchie des Musikstücks gesteuert wird.

Rötter (1997a) entwirft ein Modell zur musikalischen Zeitwahrnehmung, bei dem Lernprozesse durch motorische Rückkoppelung beim Musizieren die Tempokontrolle beeinflussen. Sein Modell baut auf einem inneren Zeitgeber auf, dessen Taktfrequenz durch physiologische Bedingungen und äußere Informationen gesteuert wird, so dass kognitive Prozesse der Verarbeitung dieser Informationen in das Modell miteinfließen (ebd. 296). Die Motorik wird von dem internen Zeitgeber kontrolliert, doch wird den motorischen Bewegungen beim Timing und damit bei dessen Wahrnehmung und Produktion nur die unterstützende Funktion einer „besseren Wahrnehmung" des internen Taktgebers zugeordnet (ebd. 297). Povel und Essens (1985: 414) sehen ebenfalls in den motorischen Bewegungen zum Takt der Musik eine Art Reflexion über die Tätigkeit der inneren Uhr.

Von festen Periodenlängen wird hingegen in neueren Oszillations-Modellen ausgegangen, wobei die Phasen fest (Langner 2002, Langner et al. 1998) oder flexibel sein können (Toiviainen 1997). Der Begriff der Oszillation bezieht sich auf Vorgänge in der Wahrnehmung, die durch Periodizitäten in der Musik, also durch zeitlich regelmäßig wiederkehrende musikalische Ereignisse ausgelöst werden (Langner 2002: 14). Oszillatorische Prozesse werden entweder als theoretisches Konstrukt zur Modellierung der Zeitwahrnehmung oder aber als neurophysiologische Realität, wie bei Pöppel, angesehen. In Langners computer-gestütztem Oszillations-Modell (ebd. 29ff.) werden insgesamt 4080 fest eingestellte Oszillatoren verwendet, die 85 verschiedene Frequenzen (0,125 bis 16 Hertz, entspricht 7,5 bis 960 bpm) zu je 48 verschiedenen Phasen (Einsatzzeitpunkten) umfassen. Zudem wird in Langners Modell zusätzlich zum Timing die Lautstärke als bedeutsamer Faktor der Periodizitätserkennung berücksichtigt. In der Theorie der oszillierenden Systeme (TOS) (Langner et al. 1998, Langner 2002) lösen sämtliche periodischen Vorgänge in der Musik entsprechende Oszillatoren in der Wahrnehmung aus, wobei sich das Intensitätsmaximum der oszillierenden Aktivität im Verlauf der Musik aufgrund der komponierten und produzierten Tempogestaltung verschiebt. Die Multidimensionalität der Tempogestaltung wird in Oszillogrammen graphisch verdeutlicht, und eine experimentelle Überprüfung legt eine Korrespondenz dieses Modells zur Wahrnehmung nahe. In dem Modell von Toiviainen (1997) wird von Oszillatoren ausgegangen, deren Frequenzen in ganzzahligen Relationen zueinander stehen und sich mit äußeren Periodizitäten synchronisieren, wobei Periodizitäten in einem mittleren Tempobereich (67 bis 150 bpm) besondere Bedeutung für die Wahrnehmung zugestanden wird.

Andere Modelle kommen gänzlich ohne Bezug zu internen Periodizitäten aus und basieren lediglich auf informationsverarbeitenden Prozessen. Ornstein (1969) wendet sich explizit gegen einen spezifischen Zeitsinn des Menschen und gegen den Einfluss von Periodizitäten, wie Herzschlag, auf das Erleben von Zeit. Stattdessen nimmt Ornstein an, dass Zeit an sich nicht wahrgenommen werden kann, sondern dass die Verarbeitung und die Art der Speicherung nicht-zeitlicher Informationen den Eindruck eines längeren oder kürzeren Zeitintervalls bewirken (ebd. 40). Uhrenmodellen setzt Ornstein die *storage-size metaphor* (ebd. 37) entgegen, wonach die erlebte Dauer eines Zeitintervalls abhängig von der Größe des Speicherplatzes ist (*size of storage space*, ebd. 104), den die Informationen innerhalb des Zeitintervalls benötigen. Diese Größe wird wiederum von der Informationsmenge und der Art und Weise, wie diese Informationen ausgewählt und kodiert werden, bedingt (ebd. 106f.). Deutliche Parallelen zu Ornsteins kognitivem Ansatz zeigen sich bei der *tempo/density*-Theorie von Barry (1990), nach der das Vergehen von Zeit entsprechend der Geschwindigkeit erlebt wird, mit der Informationen verarbeitet werden können. Wie schnell Informationen, die von Barry als Abweichungen von den Normen eines Systems beschrieben werden, prozessiert werden können, sei wiederum abhängig von dem Tempo eines Musikstücks und der Dichte an Informationen, wobei eine hohe Informationsdichte und starke Abweichungen von der Norm einen gestiegenen Verarbeitungsaufwand benötigen (ebd. 165ff.). Die Menge und die Komplexität der zu verarbeitenden Informationen scheinen den notwendigen Kodierungsaufwand zu bestimmen, und je größer dieser Aufwand ist, desto länger ist die erlebte Zeit. Dieser Ansatz erinnert an Behnes (1972, 1976) mittlere Informationsdichte als relevantes Kriterium für das Tempoerleben von Hörern, was jedoch nach Auhagen (1993, 1995) um den Einfluss der rhythmischen Differenziertheit sowie der konkreten Gestaltung einer Tonfolge durch Artikulation und Phrasierung (Auhagen und Busch 1998) zu korrigieren ist.

3. Exkurs: Chronische Schmerzen

3.1. Chronische versus akute Schmerzen

Schmerzerleben wird als multifaktorielles Geschehen beschrieben, an dessen Entstehung und Aufrechterhaltung somatische, psychologische und soziale Faktoren beteiligt sind (Bardenheuer 2000, Flor und Birbaumer 1993). Es wird nach akuten und chronischen Schmerzen differenziert, wobei nicht ausschließlich die Zeitdauer der Schmerzempfindung zur Differenzierung herangezogen wird, sondern auch die Bedeutung, Lokalisation, Akzeptanz und Ursache der Schmerzen sowie ihr Verlauf (Tryba und Zenz 1993: 335).

Akuten Schmerzen kommt eine sinnvolle biologische Funktion zur Lebenserhaltung zu, indem sie auf körperliche Verletzungen und Erkrankungen hinweisen, schützendes Verhalten und schmerzvermeidende Reflexe aktivieren sowie Schonung und Ruhe zur Heilung und Rehabilitation einfordern. Somit führt eine akute Verletzung oder Erkrankung zu unangenehmen sensorischen, emotionalen und mentalen Empfindungen und löst vegetative, psychologische und Verhaltensreaktionen aus (ebd.). Bei der Entstehung von akuten Schmerzen aktivieren noxische (schädliche) Reize verschiedener Art (mechanisch, thermisch oder chemisch) Sinnesrezeptoren, die als „Nozizeptoren" bezeichnet werden und „Sensoren des Schadens-(Früh-)Warnsystems" darstellen (Zimmermann 1993: 4). Die nozizeptorische Information wird im Rückenmark zu motorischen und sympathischen Reflexen verarbeitet und ins Gehirn weitergeleitet (ebd.). Da bislang kein spezifisches „Schmerzzentrum" lokalisiert wurde, wird beim Schmerz von einem Zusammenwirken verschiedener Hirnsysteme ausgegangen (Zimmermann 1999: 76). Rückenmark, Hypophyse, (Hypo-)Thalamus, Limbisches System und Neocortex nehmen als zentralnervöse Strukturen bei akuten Schmerzen verschiedene Funktionen wahr. Diese Funktionen umfassen unter anderem die Weiterleitung der sensorischen Schmerzinformation, Aufmerksamkeitsfokussierung, Bewertung und emotionale Färbung des Schmerzes, Freisetzung von Hormonen und Endorphinen, Lokalisation der Schmerzreizung sowie motorische Reaktion (ebd.). Der Körper verfügt über verschiedene Mechanismen zur Hemmung von akuten Schmerzen. Nach der *gate-control*-Theorie (Melzack und Wall 1965) lassen sich bereits im Rückenmark schmerzhemmende Mechanismen finden, während in Stresssituationen eine Verringerung

der Schmerzempfindlichkeit durch eine Aktivierung des endogenen Opioid-
systems und der vom Hirnstamm zum Rückenmark absteigenden Hemm-
systeme erzielt werden kann (Zimmermann 1999: 96ff.).

Bei chronischen Schmerzen löst sich die eigentlich lebenserhaltende Funktion von Schmerzen auf und führt zu emotionalen, psychischen und sozio-
ökonomischen Belastungen, während die aktive Verarbeitung akuter Schmerzen nach dem Rückkoppelungsprinzip das Selbstbewusstsein und die Wider-
standfähigkeit stärken kann (Bardenheuer 2000). Während akute Schmerzen
sehr kurz (Sekunden) oder für die Zeit der Heilung betroffener Körperregio-
nen (Tage bis Wochen) andauern, bestehen chronische Schmerzen über den
Heilungsprozess hinaus (mindestens drei bis sechs Monate). Des Weiteren
können bei chronischen Schmerzen zumeist keine somatischen Erkrankungen als eindeutige Ursache benannt werden. Entsprechend werden chronische Schmerzen in der *Internationalen Klassifikation psychischer Störungen*
(ICD-10, F45.4) als „anhaltend somatoforme Schmerzstörung" definiert:

> „Die vorherrschende Beschwerde ist ein andauernder, schwerer und
> quälender Schmerz, der durch einen physiologischen Prozeß oder ei-
> ne körperliche Störung nicht vollständig erklärt werden kann. Der
> Schmerz tritt in Verbindung mit emotionalen Konflikten oder psy-
> chosozialen Problemen auf. Diese sollten schwerwiegend genug sein,
> um als entscheidende ursächliche Einflüsse zu gelten. Die Folge ist ge-
> wöhnlich eine beträchtliche persönliche oder medizinische Betreuung
> oder Zuwendung." (Dilling et al. 1993: 191)

Kröner-Herwig (1999a: 9) misst jedoch sowohl der Dauer des Schmerzpro-
blems als vor allem auch der Unterscheidung von Schmerzen nach organi-
scher und psychischer Ursache geringere Relevanz bei (vgl. Flor und Birbaumer 1993) und spricht sich stattdessen für die Diagnose eines chroni-
sches Schmerzsyndroms aus. Dieses zeichne sich durch erfolglose Behand-
lungsversuche, Verhaltens- und Erlebnisbeeinträchtigungen, eine tendenzielle Ausbreitung und Intensivierung des Schmerzes sowie eine Entwicklung
zur dauerhaften Schmerzbelastung aus. Da sich bei chronischen Schmerzen die Warn-, Schutz- und Rehabilitationsfunktion zur Lebenserhaltung
des Körpers aufgelöst hat, stellen die Schmerzen nicht mehr das Symptom,
sondern vielmehr die Erkrankung selbst dar und erfordern therapeutische
Maßnahmen mit dem Ziel der Schmerzlinderung (Kröner-Herwig 1999a: 6).
Während bei akuten Schmerzen vegetative Reaktionen (z.B. Schwitzen) und
kurzfristige psychische Veränderungen (z.B. Angst) als typische Begleiter-
scheinungen gelten, werden chronische Schmerzen unter anderem häufig von
Schlafstörungen, sozialer Isolation, Verlust an Lebensqualität und längerfris-

tigen psychischen Veränderungen (z.B. Depressionen) begleitet (Tryba und
Zenz 1993: 336ff.).

Bei der Chronifizierung von Schmerzen wird die Plastizität des Nervensystems als bedeutender Faktor erachtet. Es wird angenommen, dass wiederkehrende oder lang andauernde Schmerzreize Änderungen der synapti-
schen Übertragungsvorgänge bewirken, die zu einer gesteigerten zentralnervösen Erregbarkeit führen und damit zu einer erniedrigten Schmerzschwelle.
Diese Umstrukturierung des zentralen Nervensystems kann möglicherweise
die Ausbildung eines Schmerzgedächtnisses bewirken, wodurch die Schmerzempfindung vom eigentlichen Schmerzreiz entkoppelt wird (Tölle 1997, Flor
2003, Flor und Wessa 2001).

In Deutschland wird von sechs bis acht Millionen behandlungsbedürfti-
gen Menschen mit chronischer Schmerzsymptomatik ausgegangen (Kröner-
Herwig 1999a: 16). Neben der Belastung für den Schmerzpatienten und sein
soziales Umfeld stellen chronische Schmerzen durch die medizinische Dau-
erversorgung und häufige Arbeitsunfähigkeit bzw. Frühberentung auch eine
sozio-ökonomische Herausforderung dar (Bardenheuer 2000).

3.2. Schmerztherapeutische Ansätze

In den vergangenen Jahren hat die Behandlung von chronischen Schmerzen an Bedeutung gewonnen, und interdisziplinäre Therapiekonzepte sind
entwickelt worden. Chronische Schmerztherapie ist der Komplexität der Erkrankung entsprechend ganzheitlich angelegt. Washington und Bardenheuer
(2000) nennen neben der medikamentösen Behandlung unter anderem Verfahren der transkutanen elektrischen Nervenstimulation (TENS), der aktiven muskulären Entspannung und des Umlernens motorischer Steuerungs-
programme (Biofeedback), der manuellen und physikalischen Therapie, zudem phythotherapeutische Verfahren sowie invasive Verfahren, beispielsweise anaesthesiologische Blockaden und Neuraltherapie. Des Weiteren haben
psychologische und psychosoziale Therapieverfahren einen bedeutenden Anteil bei der Schmerzbekämpfung. Nickel und Egle (2003: 412) sehen bei den
psychotherapeutischen Verfahren zur Schmerzbehandlung eine grobe Unterscheidung zwischen psychoanalytisch orientierten Behandlungsansätzen, in
denen auf die intrapsychischen Vorgänge der Symptomentstehung fokussiert
wird, und verhaltenstherapeutischen Verfahren, in denen auf eine Reduktion
der Schmerzen sowie der schmerzbedingten Verhaltensbeeinträchtigungen
gezielt wird.

Psychodynamische Ansätze stützen sich auf Freuds Annahme, dass chronische Schmerzen emotionale Konflikte symbolisieren und ein enger Zusam-

menhang zwischen Schmerzen und abgewehrten Aggressionen, Schuld- sowie Ärgergefühlen besteht (Adler 2003, Hoffmann und Egle 1999). Entsprechend wird beim konversionsneurotischen Schmerz von einer Entlastung innerer Konflikte aufgrund ihrer Konvertierung in den körperlichen Bereich ausgegangen (Hoffmann und Egle 1999: 146). Durch das Konzept eines narzisstischen Mechanismus wird die Schmerzbildung als missglückter Versuch verstanden, eine existentielle Krise des Selbstwertgefühls durch die körperlichen Symptome zu ersetzen und somit das psychische Funktionieren aufrecht zu erhalten (ebd. 140). Entsprechend diene der „Schmerz als Regulator des narzisstischen Gleichgewichts" (Adler 2003: 330). In der psychodynamisch-interaktionellen Gruppentherapie wird davon ausgegangen, dass Schmerz Ausdruck einer frühen pathogenen Beziehungsstörung ist, die sich in einer mangelnden Differenzierungsmöglichkeit zwischen körperlichen Beschwerden und affektiven Zuständen äußert, so dass in der Therapie unter anderem an einer differenzierten Wahrnehmung gearbeitet wird (Nickel und Egle 2003: 413f.). Obgleich psychoanalytische Ansätze in der Schmerztherapie durch empirische Befunde wenig Unterstützung erfahren, hebt Hillecke die Entwicklung der „bio-psycho-sozialen" Betrachtungsweise chronischer Schmerzen als wesentliche Leistung der Psychoanalyse hervor (Hillecke 2002: 30).

Kognitiv-verhaltenstherapeutische Ansätze werden aus der Annahme abgeleitet, dass Schmerzerleben und Schmerzverhalten im Zusammenhang mit subjektiven Einstellungen und Wahrnehmungen sowie mit der Bewertung der eigenen Bewältigungsstrategien stehen (Jungnitsch 1992: 237). Die kognitive Bewertung des Schmerzes sowie das Schmerzverhalten – das verbale und motorische Schmerzreaktionen, das generelle Aktivierungsniveau und die Medikamenteneinnahme umfasst (Sanders 1996) – haben somit wesentlichen Anteil an der Schmerzerfahrung selbst (Flor und Turk 1999: 665). Da die Schmerzwahrnehmungen zu einer Veränderung des schmerzverarbeitenden neuronalen Systems und der Ausbildung eines Schmerzgedächtnisses führen können, wird davon ausgegangen, dass Schmerzen gelernt werden und entsprechend durch lerntheoretische Ansätze modifiziert werden können (Ruoß 1998). Ziele der Schmerztherapie umfassen entsprechend eine Reduzierung des Schmerzverhaltens (Hinken, Stöhnen), kognitive Modifikationen der Wahrnehmung und Bewertung von Schmerzen sowie die Beeinflussung physiologischer Vorgänge (Nilges und Brinkmann 2003). Wesentlich aus kognitiver Perspektive ist die Förderung von Selbstkontrolle und Eigenaktivität des Patienten sowie der Aufbau von neuen adaptiven Bewältigungsstrategien, um die Einstellung von Kontrollverlust und Hilflosigkeit gegenüber den Schmerzen abzubauen (Flor und Turk 1999, Basler 1993).

Chronische Schmerzen werden aus systemtheoretischer Sicht als Ausdruck einer Störung in „interdependenten, d. h. aufeinander abgestimmt funktionierenden Regelkreisen" verstanden (Seemann und Zimmermann 1999: 24) und Schmerzchronifizierung als „Aufrechterhaltung dysfunktionaler Regelkreise" (ebd. 26). Entsprechend werden verschiedene Systeme (Familie, Partnerschaft, Arbeitsumfeld) bei der Analyse der Entstehung und Aufrechterhaltung von chronischen Schmerzen berücksichtigt, ebenso wie verschiedene Funktionen, die der Schmerzerkrankung in unterschiedlichen systemischen Kontexten zugeschrieben werden.

3.3. Schmerz und Emotion: Das Konzept der „gehemmten Expressivität"

Werden interne oder externe Reize als wesentlich für die grundlegenden Bedürfnisse eines Organismus bewertet, kommt es zur Auslösung von Emotionen, die als synchronisierte Veränderungen der Bereiche Ausdruck, Körpermuskulatur, Physiologie, Erleben und Sprache gelten (Scherers Definition nach Krause 2003: 270). Emotionen übernehmen eine grundlegende Aufgabe in der Steuerung von Verhaltensreaktionen im (sozialen) Umfeld und ermöglichen eine Entkoppelung von Stimulus und (instinktiven) Reaktionen durch eine Evaluierung sowohl des Stimulus als auch des Repertoirs an reaktiven Verhaltensmöglichkeiten:

> „I have used the analogy of emotion as an *interface* to refer to this mediation between environmental input and behavioral output. Since there are nonemotional reactions to environmental stimulation, other interfaces must also exist (e.g. reflexes or rational problem-solving). However, the special role of emotion seems to be that of an intelligent interface that mediates between input and output on the basis of what is most important to the organism at a particular time. It evaluates incoming information on the basis of a situationally weightend assessment of an event's relevance to central needs or goals and prepares appropriate adaptive action." (Scherer 1994: 127)

Auf diese Weise gewährleisten emotionale Vorgänge Flexibilität im menschlichen Handeln, eine Zunahme an verschiedenen Handlungsoptionen und somit eine Möglichkeit zur Kontrolle zwischenmenschlichen Verhaltens (Scherer 1981: 310; Traue 1998: 30). Die Mobilisierung des Organismus zum schnellen Handeln im interpersonalen Bereich benennt Ekman (1992) als die primäre Funktion von Emotionen. Emotionales Verhalten findet im Inneren eines Menschen statt und dient zur intra-individuellen Selbstregulation, doch ist es auch von großer Bedeutung für vor allem soziale Prozesse, also für die inter-individuelle Regulation. Traue (1998: 146) beschreibt Emotionen als „die Schnittstelle zwischen dem individuellen Organismus und seiner unmittelbaren sozialen Umwelt, an die Informationsübertragung emotionaler Inhalte stattfindet". Expressives Verhalten erfüllt somit als Kommunikation eine regulatorische Funktion für Beziehungen zwischen Individuum und Umwelt, während es im Individuum auf das emotionale Erleben und die kognitiven Selbstkonzepte Einfluss nimmt. Diese Selbstregulation findet durch eine Bewertung der eigenen Person im sozialen Umfeld statt und wird durch ein Gefühl und den damit verbundenen Gefühlsausdruck ausgelöst (ebd. 146). Bei der Bewertung der eigenen Person und seiner sozialen Umwelt sind somit stets emotionale Reaktionen beteiligt, die im Zusammenwirken mit kognitiven Prozessen zur Bewältigung einer Situation dienen. Unterschiede im emotionalen Erleben und in emotionaler Expressivität sind neben angeborenen Aspekten vom sozialen Kontext beeinflusst, da die Reaktionen aus dem sozialen Umfeld Lernprozesse im individuellen emotionalen Verhalten auslösen (ebd. 147). Entsprechend der *facial-feedback*-Hypothese wird vermutet, dass das emotionale Erleben nicht nur z.B. im mimischen Verhalten seinen Ausdruck findet, sondern dass das mimische Verhalten selbst eine hinreichende Grundlage für emotionales Erleben darstellen kann (Scherer und Wallbott 1990: 390; „mimische Rückkoppelung", Izard 1971, 1977). Möglicherweise bedeutet dies, dass bei mangelndem expressiven Verhalten von einem eingeschränkten emotionalen Erleben ausgegangen werden kann, was wiederum für eine mangelnde emotionale Tönung von Kognitionen und damit für einen Informationsnachteil sprechen würde (Melcher 2002: 33).

Im Kontext von chronischer Schmerzerkrankung wird vor allem die Unterdrückung bzw. Kontrolle vom Ausdruck negativer Emotionen (z.B. Ärger und Wut) diskutiert. Traue et al. (2000) verweisen darauf, dass die Verbindung von Kopfschmerzen und unterdrücktem Gefühlsausdruck eine lange Tradition hat. Die Annahme eines *pain-prone patient* (Engel 1959), einer spezifischen Schmerzpersönlichkeit, die vor allem durch unterdrückten Ärger charakterisiert sei, wird zwar als widerlegt angesehen (Kröner-Herwig 1999b). Dennoch belegen Studien, dass mit der zunehmenden Chronifizierung von Schmerzen eine steigende Introversion einhergeht (Phillips und Gatchel 2000) und es vermehrt zu Persönlichkeitsstörungen, wie Depression, kommt (Weisberg und Keefe 1997). Ergänzend zu diesen Befunden konnten für Patienten mit chronischen, nicht malignen Schmerzen spezifische Probleme im interpersonalen Bereich identifiziert werden. So berichtet diese Patientengruppe unter anderem überdurchschnittlich häufig von Problemen, sich von anderen abzugrenzen, Wut zu zeigen, sich zu streiten und nicht ausnutzen zu lassen sowie zu fürsorglich und zu freundlich zu sein (Hillecke et al. 2003).

Mit dem Begriff „gehemmte Expressivität" beschreibt Traue (1998) nun die Bedeutungen eines gehemmten Gefühlsausdrucks für die Gesundheit. Emotionale Expressivität wird im engeren Sinne als mimisch-gestischer Ausdruck definiert und im weiteren Sinne als Verhalten zur Beeinflussung anderer Personen. Im Rahmen des theoretischen Konstrukts „gehemmte Expressivität" liegt die weitere Definition zugrunde, wozu verbale Äußerungen zu subjektiven Gefühlen, Beschreibungen von emotionalen Szenen, kognitive Referenzen zwischen Emotionen und anderen Phänomenen zählen sowie nonverbale emotionale Ausdrucksformen über Mimik und Gestik, Änderungen der Körperhaltung und des stimmlichen Ausdrucks und vegetative Expressionen wie Erröten, Anspannung oder Zittern der Hände (ebd. 149). Im Kontext psychosomatischer Störungen wird für einen mangelnden Affektausdruck die Funktion vermutet, eine aktive Auseinandersetzung mit aktuellen oder erwarteten Stressfaktoren zu vermeiden, die sich durch Reaktionen des sozialen Umfelds auf emotionale Äußerungen ergeben könnten (Florin 1985: 130). An der Hemmung emotionaler Expressivität sind neurobiologische, sozial-behaviorale und kognitive Mechanismen beteiligt, die zur Beschreibung bio-psycho-sozialer Wechselwirkungen zwischen emotionalen und gesundheitlichen Störungen in einem Pfadmodell zusammengefasst werden (Traue et al. 2000, Traue 1998).

Ein wesentlicher Aspekt gehemmter Expressivität bezieht sich auf den psychophysiologischen Zustand von Schmerzpatienten, der sich durch starke muskuläre Verspannungen bei Menschen mit eingeschränktem Bewegungs- und Expressionsverhalten in sozial stressigen Situationen auszeichnet. Es wird gefolgert, dass die Muskelanspannung (erhöhter Muskeltonus) diesen Menschen zur Unterdrückung von Emotionen dient, was kurzfristig zu einer Entschärfung der sozialen Stresssituation beitragen kann. Gelingt diese Art der Stressentschärfung, so setzt ein Lernprozess zur Emotionskontrolle durch dysfunktionale Muskelaktivität ein, die nicht mehr bewusst wahrgenommen, damit auch nicht reguliert werden kann und somit folglich zur Ätiologie einer Schmerzerkrankung, der Chronifizierung von Schmerzen oder aber verzögerten Heilungsprozessen beitragen kann (Traue et al. 2000).

In Bezug auf Kopfschmerzen findet das Konstrukt „gehemmte Expressivität" Unterstützung durch empirische Befunde. So neigen Patienten mit (Spannungs-)Kopfschmerzen dazu, das Ausmaß ihrer Belastung zu unterschätzen bzw. nicht wahrzunehmen, da Angaben zum subjektiv erlebten Stress in einem inversen Zusammenhang zu physiologisch messbaren Stressreaktionen stehen (Anderson 1981, Schlote 1989). In einem kontrollierten

Experiment, bei dem Migränepatienten einem unfairen Wettbewerb und somit einer sozialen Belastungssituation ausgesetzt sind, zeigen Migränepatienten im Gegensatz zu einer gesunden Kontrollgruppe zwar einen mimisch-gestischen Ausdruck von (scheinbarer) Gelassenheit. Doch kreuzen sie überdurchschnittlich viele Ärgerwörter bei der Beschreibung ihrer emotionalen Verfassung an und zeigen die stärksten physiologischen Reaktionen (Vasodilatation, Erweiterung der Blutgefäße), was als nach innen gerichtete Ärgerreaktion interpretiert wird (Grothgar und Scholz 1987). In einem Stressexperiment von Traue et al. (1985, 2000) erfinden Patienten mit Spannungskopfschmerzen zu einem Bild eine Geschichte, für die sie während des Experiments ständig kritisiert werden. Die muskuläre Anspannung der Stirn- und oberen Schultermuskulatur, die für die Entstehung von Spannungskopfschmerz und für den nonverbalen Emotionsausdruck bedeutsam ist, wird durch Messungen mittels Elektromyogramm (EMG) erhoben und weist gegenüber einer gesunden Kontrollgruppe auf deutlich stärkere Verspannungen hin, obgleich beide Gruppen zur Zeit des Experiments beschwerdefrei sind. Gleichzeitig mit der verstärkten muskulären Verspannung zeichnet sich das anhand von Videoaufnahmen analysierte expressive Verhalten der Probanden durch weniger Hand- und Kopfbewegungen zur gestischen Unterstützung des sprachlichen Ausdrucks sowie durch verminderte expressive Mimik aus (Traue et al. 1985, 2000, Traue 1989, 1998).

Unabhängig davon, ob sich Hemmungen im unterdrückten sprachlichen und mimisch-gestischen Gefühlsausdruck äußern oder aber die Hemmungen selbst ausgedrückt werden (z.B. durch gestische Manipulationen wie Hand vor den Mund halten während des Sprechens oder Armverschränken), werden soziale Beziehungen negativ vom gehemmten emotionalen Verhalten beeinflusst. Stabile soziale Beziehungen sind jedoch für den einzelnen von enormer Bedeutung, da sie Hilfe zur Beseitigung, Vorbeugung und Bewältigung von belastenden Situationen bereitstellen können. Für den Aufbau eines sozialen Unterstützungssystems ist aber wiederum die Kommunikation von Emotionen und emotionale Offenheit eine grundlegende Voraussetzung (Florin 1985). Unter der Annahme, dass gehemmte Expressivität ein bedeutsamer Faktor psychosomatischer Störungen ist, sollten therapeutische Verfahren auf die Beseitigung des defizitären Gefühlsausdrucks ausgerichtet sein (Traue et al. 2000), wobei auf vier emotionstherapeutische Wirksamkeitskonzepte verwiesen wird: Entladung (Katharsis), Einsicht, adaptives Verhalten (soziale Kompetenz) und Exposititon (Reizkonfrontation)(Traue 1998). Musiktherapeutische Interventionen stellen eine Möglichkeit zur Umsetzung dieser Konzepte und somit zur Steigerung bzw. Flexibilisierung des emotionalen Erlebens und der emotionalen Expressivität dar.

4. Exkurs: Musiktherapie

4.1. Beschreibung von Musiktherapie

4.1.1. Definition und geschichtlicher Abriss

Der Begriff Musiktherapie wird gegenwärtig von einer Vielzahl therapeutischer Ansätze und Schulen beansprucht, die sich teilweise kritisch gegenüber stehen. Diese Vielfalt der musiktherapeutischen Landschaft äußert sich unter anderem in verschiedenen Verbänden und Gesellschaften, in denen Musiktherapeuten organisiert sind. Neben der *Deutschen Gesellschaft für Musiktherapie* (DGMT) steht beispielsweise der *Berufsverband der Musiktherapeutinnen und Musiktherapeuten in Deutschland* (BVM). Dennoch haben sich die Vertreter der verschiedenen Organisationen darauf verständigen können, dass der Begriff Musiktherapie als „summarische Bezeichnung für unterschiedliche musiktherapeutische Konzeptionen, die ihrem Wesen nach als psychotherapeutisch zu charakterisieren sind", zu verstehen sei (Luchterhand-Text der Kasseler Konferenz 1997; zitiert nach Bruhn 2000a: 1). Diese sehr weit gefasste Beschreibung erscheint jedoch eher als Spiegel der konzeptuellen Unterschiedlichkeit, denn als inhaltlicher Konsens. Bei der Suche nach einer prägnanteren musiktherapeutischen Begriffsklärung stößt man vielfach auf folgende Definition der US-amerikanischen *National Association for Music Therapy* (NAMT), die nach Bolay et al. (1998b: 1) als von der Fachwelt anerkannte, offizielle Definition gilt:

„Musiktherapie ist die gezielte Anwendung von Musik oder musikalischen Elementen, um therapeutische Ziele zu erreichen: Wiederherstellung, Erhaltung und Förderung seelischer und körperlicher Gesundheit. Durch Musiktherapie soll dem Patienten Gelegenheit gegeben werden, sich selbst und seine Umwelt besser zu verstehen, sich in ihr besser und effektiver zu bewegen und eine bessere psychische und physische Stabilität und Flexibilität zu entwickeln. Um dies zu erreichen, verfolgt der geschulte Musiktherapeut die Behandlungsziele, die von und mit dem therapeutischen Team oder dem behandelnden Arzt zusammen mit dem Patienten entwickelt werden. Durch regelmäßige Evaluationen soll die Wirkung der therapeutischen Maßnahmen überprüft werden." (Eschen 1979: 548; zitiert nach Mahns 1997: 1737)

Musiktherapie verfolgt gemäß der DGMT generell das Ziel, die kommunikativen Fähigkeiten eines Klienten zu verbessern, seine emotionale Erlebnisfähigkeit zu aktivieren, psycho-physische Verkrampfungen zu entspannen und den kreativen Ausdruck zu entwickeln (Mahns 1997: 1737). Während einigen Musiktherapie als psychotherapeutische Hilfstherapie gilt, sehen andere Musiktherapie als eigenständige Therapieform an (Strobel und Huppmann 1997: 15).

Selbst wenn der therapeutische Gebrauch von Musik heutzutage als neuartiges Verfahren erscheinen mag, so kann es höchstens als ein wiederentdecktes angesehen werden. In der frühen Heilkunst bildeten Musik, Medizin und Psychotherapie eine Einheit, und die Vorstellung einer therapeutischen Wirkung von Musik basierte auf Magie und Mythen. Verschiedene Legenden aus Ägypten, Indien oder Persien bringen die Erschaffung des Weltalls direkt mit klanglichen Äußerungen in Verbindung, und in Neu-Guinea wurde jeder Geist durch einen bestimmten Klang vorgestellt, wobei Medizinmänner musikalisch Heilung herbeiführen konnten, indem sie die mit dem innewohnenden Geist eines Kranken korrespondierende Musik fanden (Mahns 1997: 1735f.). Frühes Zeugnis der engen Verzahnung von Heilbehandlung und Musik ist das gegen die Depression von König Saul eingesetzte Harfenspiel Davids, und erste schriftliche Überlieferungen zur medizinischen Wirkung von Musik finden sich in ägyptischen Papyrusrollen, die auf ca. 1500 v.Chr. datiert werden (ebd. 1735), sowie in assyrischen Keilschriften (Herzog und Berger 1997: 49).

Das Bewusstsein einer therapeutischen Wirkung von Musik bleibt im Verlauf der Jahrhunderte lebendig, doch wechseln die Erklärungsmodelle. So zeigt sich die pythagoreische Auffassung einer musikalischen Wirkungsweise durch die Ähnlichkeit von musikalischen und seelischen Proportionen (Mahns 1997: 1736) beispielsweise in der durch Descartes beeinflussten musiktherapeutischen Iatromusik (Strobel und Huppmann 1997: 20). Als ein Hauptvertreter liefert Athanasius Kircher (*Musurgia Universalis*, 1650) die mechanistische Interpretation, dass Musik durch Resonanzphänomene auf die „Lebensgeister" einwirke, zur Harmonisierung der Körpersäfte führe und somit somatisch wirksam sei, was sich wiederum in psychischen Veränderungen niederschlage (Motte-Haber 2004: 408; Mahns 1997: 1736). Auf pythagoreischem Gedankengut gründet auch die von Pontvik (1948/1996) Mitte des 20. Jahrhunderts begründete musiktherapeutische Richtung, nach der Musik als „Spiegelung weltgesetzlicher Proportionsverhältnisse" (ebd. 27f.) betrachtet wird. Demgegenüber findet sich die aristotelische Auffassung einer affektuosen Wirkung von Musik unter anderem in der Romatik wieder, wobei Musik nur über die Leidenschaften auf den Körper einwirken könne und physiologische Veränderungen entsprechend als Folge einer Affektaus-lösung verstanden werden.

Ende des 19. Jahrhunderts beginnen im Zuge der Entwicklung einer natur-wissenschaftlichen Psychologie physiologische Messungen zur wissenschaft-lichen Überprüfung der Heilwirkung von Musik (Strobel und Huppmann 1997: 22). Nach dem zweiten Weltkrieg erfährt die Musiktherapie einen enor-men Aufschwung, der mit der Begründung verschiedener Schulen und Fach-gesellschaften verbunden ist. Die heilende Wirkung von Musik wird nun zu-meist nicht mehr der Musik selbst zugesprochen, sondern Musik vielmehr als Medium verstanden, das professionell angewandt als nonverbales Kommuni-kationsmittel therapeutische Effekte auszulösen vermag (Ruud und Mahns 1992: 19). Gembris (1987) verdeutlicht, dass die musiktherapeutischen Wir-kungen in hohem Maße von den Bedingungen des außermusikalischen Kon-textes abhängen und dass therapeutische Wirkungen von Musik vor allem durch die Person des Musiktherapeuten sowie die Beziehung zur Musik be-dingt sind.

4.1.2. Musiktherapeutische Praxis

Obgleich Musik vielfach als zusätzliches therapeutisches Medium im Kon-text von Psychologie, Psychotherapie, Medizin oder Pädagogik durch auto-didaktische Kenntnisse zur Anwendung kommt, hat sich die Ausbildung zum und das Berufsfeld als Musiktherapeut in Deutschland etabliert, und grund-ständige (z.B. Fachhochschule Heidelberg) sowie aufbauende Studiengänge (z.B. Universität Witten-Herdecke) verschiedener Bildungsinstitute führen zu einem staatlich anerkannten Diplomabschluss als Musiktherapeut.

Die Arbeitskontexte für Musiktherapeuten sind vielfältig, doch als ein hauptsächlicher Tätigkeitsbereich gilt die Arbeit an psychiatrischen oder psychotherapeutischen Kliniken. Zudem bieten Musiktherapeuten unter an-derem Behandlungen in privaten Praxen und Institutionen der Sonder- und Heilpädagogik an.

Das musiktherapeutische Setting richtet sich nach dem Behandlungskon-text. So werden in Kliniken schwerpunktmäßig Gruppentherapien angebo-ten, während niedergelassene Musiktherapeuten häufig mit einzelnen Klien-ten arbeiten (Bolay et al. 1998b: 7). Des Weiteren kann nach aktiver und rezeptiver Musiktherapie unterschieden werden, wobei ein musiktherapeu-tisches Setting entweder ausschließlich einer Therapieform folgt oder aber beide Elemente nutzt. So kann die Rezeption von Musik zur Schaffung ei-ner gelösten Atmosphäre genutzt werden, um eine höhere Bereitschaft zur emotionalen Auseinandersetzung im anschließenden musiktherapeutischen Musizieren zu erlangen.

Bei der rezeptiven Musiktherapie musiziert der Musiktherapeut entweder selbst für den Patienten oder aber der Patient hört aufgezeichnete Musik. Der Musik kommt hierbei unter anderem die Funktion zu, physiologische Veränderungen auszulösen, die zur Entspannung führen bzw. emotionale Prozesse in Gang setzen. Andererseits wird vermutet, dass die Aufmerksamkeitsfokussierung auf Musik beispielsweise von Schmerzen ablenken oder aber eine bewusste Zuwendung zu psychisch Belastendem erleichtern kann.

Bei der aktiven Musiktherapie steht dem Patienten zumeist eine Auswahl an Tasten-, Saiten-, Blas- und Perkussionsinstrumenten zur Verfügung, auf denen ohne hohe technische Anforderungen musiziert werden kann. Die gemeinsame freie Improvisation zwischen Patient und Musiktherapeut bildet zumeist das Kernstück der aktiven Musiktherapie. Die Musik kann beim Musizieren eine kathartische Funktion übernehmen, die wiederum Spannungsabbau zur Folge haben soll. Auch sollen Konflikte symbolisch in der Musik bewältigt werden können, vor allem aber kommt der Musik in der aktiven Musiktherapie eine kommunikative Funktion zu. Das gemeinsame Musizieren ermöglicht die zwischenmenschliche Kontaktaufnahme und wird selbst zum therapeutisch bedeutsamen Erleben.

Eine musiktherapeutische Behandlung kann konflikt-, erlebnis- und/oder übungszentriert sein (Frohne 1981a: 24f.). Während bei der konfliktzentrierten Therapie die Bearbeitung von psychischen Problemen im Mittelpunkt steht, zielt die erlebniszentrierte Musiktherapie vor allem auf eine Ausweitung emotionaler Erlebnisse und Erfahrungen. Übungszentrierte Therapien dienen hingegen schwerpunktmäßig der Wahrnehmungsförderung und Kompensation von Lerndefiziten.

4.1.3. Musiktherapeutische Modelle

In ihrer „Meta-Musiktherapie" nehmen Ruud und Mahns (1992) eine Klassifikation verschiedener Strategien der musiktherapeutischen Behandlung vor, die auf unterschiedlichen Menschenbildern, Funktionen von Musik und Konzepten von Krankheit beruht. Es werden folgende Modelle der Musiktherapie beschrieben (siehe auch Mahns 1997):

- Medizinisches Modell
- Psychodynamisches Modell
- Lerntheoretisches Modell
- Human-Existentialistisches Modell

Medizinisches Modell Musik wird in diesem Modell als eine Art Heilmittel verstanden, das gezielt eingesetzt werden kann, um eine spezifische Wirkung auf physiologische und damit auch emotionale Prozesse hervorzurufen. Spintge und Droh (1987, 1992) gehen von einer beruhigend-angstlösenden (anxiolytischen) Wirkung von langsamer, einfach strukturierter Musik aus, die sie in der Anästhesie einsetzen. Je nach musikalischen Präferenzen hören die Patienten über Kopfhörer Musik zum Beispiel während eines operativen Eingriffs bei lokaler Anästhesie. Die positive Wirkung dieser musikalischen „Medikation" wird zunächst physiologisch erklärt. So werden unter anderem eine Senkung der Herzfrequenz, eine verminderte Freisetzung von Stresshormonen und eine geringere motorische Unruhe beobachtet. Allerdings ist fraglich, inwieweit physiologische Messdaten konkret mit subjektivem Empfinden in Verbindung stehen. So lässt sich wohl Ausmaß, aber nicht Art des emotionalen Erlebens erfassen. Die Wirksamkeit anxiolytischer Musik wird aber auch informationstheoretisch erklärt: Musik sei ein so komplexer Reiz, dass quasi keine Kapazität mehr zur Verfügung stehe, um noch andere Reize der Umwelt aufzunehmen und zu verarbeiten. Die Aufmerksamkeit des Musikhörenden wird also von angstauslösenden Reizen abgelenkt. Es wird jedoch darauf hingewiesen, dass ohne eine entsprechend positive Einstellung und Bereitschaft des Patienten gegenüber dem Einsatz von Musik diese nicht wirken kann.

Müller-Busch (1997: 40ff.) unterscheidet zwischen dem Einsatz von Musik als Medizin und von Musik in der Medizin. Bei der Verwendung von spezifischer Musik zur Anxioalgolyse (Angst- und Schmerzlösung) werden funktionelle Effekte von Musik gezielt im anästhesiologischen Bereich angewandt, um den Einsatz von Beruhigungs- und Schmerzmitteln zu reduzieren. Musik wird somit selbst die Medizin. Dient Musik jedoch vor allem der Unterstützung anderer medizinischer, psycho- oder physiotherapeutischer Verfahren, so wird von Musik in der Medizin gesprochen. Dieser Einsatz bezieht sich beispielsweise auf begleitende Musik bei Entspannungsverfahren, Biofeedback oder Akupunktur.

Die Betonung liegt im medizinischen Modell insgesamt auf der somatischen Ebene, denn auch dysfunktionale psychische Zustände werden als „biochemisches Ungleichgewicht" verstanden, die physiologisch verursacht sind und sich beheben lassen (Ruud und Mahns 1992: 30ff.). Der Mensch erscheint in dieser medizinischen Hoffnung auf den Einsatz von Musik im Sinne einer pharmazeutischen Droge als manipulierbarer Organismus, der auf bestimmte Reize bestimmte Reaktionen zeigt (ebd. 137). Kritisiert wird das medizinische Modell zudem hinsichtlich der Gleichsetzung von psychischer und somatischer Erkrankung sowie der Annahme einer unmittelbaren musikalischen Wirkung auf (neuro-)physiologische Prozesse (ebd. 33). Ob jedoch die therapeutische Wirkung tatsächlich von der Musik selbst ausgeht und Musik somit als „Medizin" einsetzbar ist, erscheint mehr als fraglich. Angebote wie die „Musikalische Hausapotheke" von Rueger (1992) oder die Zuschreibung bestimmter therapeutischer Wirkungen von Einzeltönen (Cousto 1987: 56) sind bestenfalls als populärwissenschaftlich bzw. als esoterisch zu bezeichnen (Hartogh 2000). Vielmehr muss der qualitative Wert, der der Musik vonseiten des Rezipienten beigemessen wird und auf der Grundlage von dessen Erfahrungswissen gebildet wird (Gruhn 1995: 102), als entscheidend für die Wirksamkeit angesehen werden, was allerdings die Bedeutung des Einsatzes von Musik im medizinischen Bereich nicht mindert.

Psychodynamisches Modell In diesem musiktherapeutischen Modell dient Musik als Gefühlsausdruck und Spiegel des Unbewussten, um den Sinn einer Krankheit offenzulegen. Der Musik wird zugesprochen, dass sie zur Regression in frühkindliche Stadien verhelfen kann, da sich musikalisch die frühe, präverbale Kommunikation zwischen Kind und Bezugsperson nachstellen lasse (Nietzschke 1984). Das aktive Musizieren wird als symbolische Handlung verstanden, bei der sich verdrängte Wünsche Raum schaffen (Ruud und Mahns 1992: 60). Ausgehend von den Theorien Freuds, Jungs und Adlers (Boller 1988, Bolay et al. 1998b) wird psychische Krankheit als tiefenpsychologische Störung, missglückte Triebabwehr und unerfüllte Triebverdrängung verstanden, die vor allem auf frühkindlichen traumatischen Erfahrungen oder Defiziten beruhen.

In der Analytischen Musiktherapie von Priestley (1983) steht die gemeinsame Improvisation zwischen Therapeut und Patient oder auch in einer Gruppe (also der aktive Umgang mit Musik) im Mittelpunkt, während die Symptome zunächst nicht von Interesse sind. Priestley geht davon aus, dass der Patient der musikalischen Improvisation eine Struktur gibt, die seiner psychischen Struktur gleicht. Somit sei die musikalische Betätigung unmittelbarer Ausdruck seiner Gefühle und der hinter den Symptomen liegenden Konflikte. Aufgabe des Therapeuten ist es vor allem, gemeinsam mit dem Patienten dessen Unbewusstes zu erkunden und ihm musikalischen Halt und Geborgenheit zu bieten, damit dieser im unbelasteten Raum des Klanglichen seine unterdrückten Gefühle und Wünsche ausleben kann. So gelangt der Patient zur Befreiung und Befriedigung, und das aufsteigende Konfliktpotential wird durch den verbalen Austausch dem Denken geöffnet und bearbeitet. In Anlehnung an Freud ordnet Priestley der Instanz ES den freien tonalen Ausdruck zu, das ICH zeigt sich in der ordnenden Gestaltung der Impulse, und das ÜBER-ICH wird mit dem Musizieren als sozial anerkannter Tätigkeit gleichgesetzt. Musik selbst dient als Mittel zur Trieb-Sublimierung, Trieb-Kanalisierung sowie Ich-Stärkung und ermöglicht zudem einen direkten Zugriff auf das Unbewusste.

Der Mensch als psychologisches Subjekt steht im psychodynamischen Modell zwar in Beziehung zur Umwelt und bildet im Kontakt mit dieser Strukturen aus, die als normal oder pathologisch angesehen werden. Doch letztendlich wird die Quelle für menschliches Handeln und psychische Verfasstheit im Menschen selbst vermutet, wobei der Trieb als Ursprung und Energie für den Menschen, sein Verhalten und auch seine Krankheit gilt. Krankheit ist somit ein innerer Konflikt, und der Mensch erscheint recht einsam und isoliert, da er fast mechanistisch vor allem von seinen Triebregungen abhängt. Fraglich ist an diesem Modell neben der generellen Kritik an dem Instanzenmodell der Psychoanalyse die Annahme, dass Musik in ihrer Form und Struktur den Erlebnissen des Unbewussten gleichen soll (Ruud und Mahns 1992: 76).

Lerntheoretisches Modell Bei diesem Modell stehen weder die physiologischen noch die psychischen Prozesse eines Menschen im Vordergrund, sondern die Musik übernimmt nach Ruud und Mahns (1992: 78f.) die Funktion einer unabhängigen Variable, die außermusikalisches Verhalten regulieren soll. Nach behavioristischen Prinzipien, wie Konditionierung, Löschung oder Lernen am Modell, dient Musik zum Beispiel als Belohnung, als positiver Verstärker, wenn unerwünschte, nicht gruppenfähige Verhaltensweisen (Aggressionen) vermieden werden. Verhalten wird in diesem Modell primär als Funktion äußerer Umwelteinflüsse und sozialer Interaktionen angesehen, weshalb durch Änderung dieser Einflüsse auch das Verhalten kontrolliert werden kann. Die Musik selbst ist dabei weniger entscheidend als der Wert, der ihr zugeordnet wird. So muss sich der Patient von der Musik einen Lustgewinn versprechen, damit sie als Anreiz zur Verhaltensänderung taugt. Die Funktion von Musik als Lernanreiz und Verstärker kann dabei zusehends vom sozialen Kontext übernommen werden, da beispielsweise sozialer Druck besteht, wenn aufgrund von unerwünschtem Verhalten die Musik abgeschaltet wird.

Es stellt sich jedoch die Frage, ob dieses Verfahren überhaupt als Musiktherapie bezeichnet werden kann, da der Reiz nicht notwendigerweise ein musikalischer sein muss. Kritisch zu betrachten ist zudem das behavioristische Menschenbild, bei dem der Mensch als gesellschaftlich determiniertes Objekt erscheint, sowie die reine Orientierung am Symptom, nicht aber an den Ursachen (Mahns 1997: 1743). Bolay et al. (1998b: 10) weisen jedoch darauf hin, dass das Verhältnis von Musiktherapie und Verhaltenstherapie in der europäischen Tradition weniger stark von behavioralem Gedankengut beeinflusst ist als in den USA. Durch die Erweiterung des verhaltenstherapeutischen Ansatzes um kognitive und selbstregulierende Techniken (Entspannungsverfahren, Biofeedback) werden als zentrale Ziele „Aufbau erwünschten Verhaltens, Abbau unerwünschten Verhaltens, kognitive Umstrukturierungen, Aufbau von Selbstwertgefühl, Ausbau von Selbstregulationsfähigkeit" gezählt (ebd.).

Ein Beispiel für lerntheoretisch fundierte Musiktherapie stellt die von Rett und Wesecky (1982) begründete Methode zur Arbeit mit hirngeschädigten und entwicklungsgestörten Kindern dar, bei der Musik zur Auslösung emotionaler und physiologischer Reaktionen, zur motorischen Stimulation, Aufmerksamkeitsfokussierung, akustischen Sensibilisierung und Aktivierung von Lernprozessen genutzt wird. Hanser (1983, 1999; Hanser et al. 1983) setzt lerntheoretisch fundierte und verhaltenszentrierte Musiktherapie unter anderem erfolgreich zur Stressregulation bei Schmerzpatienten und in der Geburtsmedizin ein.

Humanistisch-Existentialistisches Modell Dieses Modell nutzt Musik im Wesentlichen als Kommunikationsmedium, das die Möglichkeit zur Auslösung neuer Erfahrungen und von Grenzerfahrungen bietet, die dann als Quelle für persönliche Wachstums- und Veränderungsprozesse dienen (Mahns 1997: 1743). Der Mensch soll in seiner Ganzheit erfasst und als handelndes Subjekt wahrgenommen werden. Seine musikalischen Äußerungen werden als Gestalten betrachtet, bei denen der Patient die Möglichkeit hat, seiner psychophysischen Struktur bzw. Gestaltung zu begegnen und diese umzuformen. Krankheit wird als eine in die Krise geratene Lebensmethode angesehen und als eine komplexe seelische Gestaltbildung. Entsprechend wird nicht von einem klar definierten pathologischen Zustand ausgegangen, sondern auch der Kranke als ein fähiger und strukturiert agierender Mensch angesehen, der mit seinem Verhalten eine bestimmte Methode verfolgt. Erweist sich seine Arbeitsweise als nicht erfolgreich, besteht die Möglichkeit zur aktiven Veränderung der Strategie.

Die Morphologische Musiktherapie nach Tüpker (1996) scheint zunächst einiges mit der analytischen Methode gemein zu haben: musikalische Improvisation wird in Kombination mit sprachlichem Austausch angewandt, musikalische Prozesse sollen psychischen Prozessen gleichen und Therapieziele werden nicht vorab festgelegt. Tüpker aber hält Freuds topographisches Instanzenmodell für völlig ungeeignet und sieht in der Improvisation keine Verlautbarungen des ES. Den theoretischen Bezugsrahmen stellt vielmehr Salbers (1977) morphologische Psychologie dar, wonach das Seelische als

Gestalt und Verwandlung, also als ein Festes und zugleich sich Verwandelndes aufgefasst wird. Die musikalische Improvisation wird von Tüpker als ein Kunstwerk verstanden, das nach allgemeinen seelischen Gesetzmäßigkeiten – sogenannten Gestaltfaktoren – untersucht werden kann. Die grundlegende Annahme besagt also, dass Seelisches und Ästhetisches gleichen Gesetzmäßigkeiten folgt. Entsprechend geht Tüpker bei der Therapie auch nicht vom Symptom oder Gefühl aus, sondern ist an Gestalt, Form, Übergängen und Entwicklungen der musikalischen Improvisation des Patienten interessiert. So wird zu Beginn der Therapie die Organisationsstruktur von einem solchen Kunstwerk eines Patienten von einer Therapeutengruppe analysiert, um dadurch die Arbeitsweise seiner Psyche zu verstehen. Die anschließende Behandlung orientiert sich an dieser Rekonstruktion, wobei der Therapeut die Aufgabe hat, aufgrund seiner musikalischen Erfahrung und Kenntnis von gelungenen Gestaltbildungen in der Musik das Seelische des Patienten quasi durch Kunstgriffe zu verändern. Seelische Konstruktionsprobleme sollen somit in musikalischen Produktionen hör- und veränderbar sein.

Frohne-Hagemann (1990; Frohne 1986) entwickelt auf einer gestalttherapeutischen Basis die Integrative Musiktherapie, in der kreative, nonverbale und verbale Ansätze zusammengeführt werden und die als klinisches, „tiefenpsychologisch und psychodynamisch orientiertes kunsttherapeutisches Verfahren" (Frohne-Hagemann 1990: 100) beschrieben wird. Es wird auf das gegenwärtige Erleben fokussiert, und die musikalisch initiierten Kontakt- und Bewegungserfahrungen sollen dem Patienten bei der Ausbildung eines Identitätsbewusstseins helfen (ebd. 104).

Auch in der rein musikalischen Musiktherapie nach Nordoff und Robbins (1986) wird der musiktherapeutische Prozess als Wachstumsprozess verstanden und eine musikalische Selbsterfahrung und Begegnung angestrebt, wobei auf die Bereiche der Spielfreude, des musikalischen Gedächtnisses und Ausdrucks fokussiert wird. Während Bolay et al. (1998b: 10) bei der musiktherapeutischen Arbeit mit behinderten Kindern nach Nordoff/Robbins die verhaltenszentrierten Aspekte betonen, sehen Vertreter dieser Methode ihren Schwerpunkt im gestalttherapeutischen Bereich (Bruhn 2000a: 73).

Regulative Musiktherapie Als ein weiteres Verfahren sei kurz auf die Regulative Musiktherapie nach Schwabe (1987, 1991, 1996; Schwabe und Röhrborn 1996) eingegangen, die sich nur schwer einem der vier genannten musiktherapeutischen Modelle zuordnen lässt. Dieses rein rezeptive Verfahren stellt quasi eine Verbindung von lerntheoretischen, tiefenpsychologischen, aber auch physiologischen Ansätzen dar und hat seit den 1960er Jahren eine grundlegende Veränderung erfahren: aus einer Neutralisierung von unangenehmen Spannungszuständen ohne psychotherapeutische Bearbeitung ist eine tiefenpsychologisch orientierte psychotherapeutische Methode der Gruppenmusiktherapie geworden. Geblieben ist jedoch der symptomzentrierte Handlungsansatz und die zentrale Bedeutung der Wahrnehmung von körperlichen Phänomenen, Gedanken und Gefühlen beim Hören von Musik. Schwabe versteht Musikrezeption als einen aktiven Vorgang, eine Interaktion mit der Musik als Beziehungsobjekt für den Hörenden. Einer komponierten musikalischen Struktur wird an sich schon eine sinnlich-rationale Bedeutung zugesprochen, weshalb ihr Nachvollzug auch zu sinnlich-rationalen Reaktionen führen kann. Durch die Auslösung innerpsychischer Prozesse beim Musikhören kann der Patient mit sich selbst kommunizieren und der emotionalen Seite seiner Persönlichkeit begegnen. Mit einem sechsstufigen Verfahren trainiert der Patient eine differenzierte Wahrnehmungsfähigkeit und deren verbale Beschreibung. Durch das Erlernen einer inneren Haltung des Abstandnehmens, einer Beobachterhaltung, soll der Patient in der Lage sein, sich seinen Symptomen und auch den nicht akzeptierten Wahrnehmungen zu nähern und eigene Abwehrmechanismen zu erkennen. Von dem bewussten Hinwenden und Akzeptieren von Spannungen und Störungen wird eine psychophysische Spannungsregulierung und damit eine Symptomauflösung erwartet. Regulative Musiktherapie führt somit vom Symptomerleben zum Erkennen innerpsychischer Konflikte. Krankheit wird als eine Störung der Wechselbeziehung zwischen inneren (somatischen und psychischen) und äußeren (biologischen und sozialen) Systembedingungen des Menschen angesehen, wobei die Regulative Musiktherapie an der psychischen und sozialen Ebene ansetzt. Der Mensch ist demnach kein isoliert agierendes System, sondern stets in vielfältigem Kontakt und Austausch mit anderen Systemen. Er ist ein interagierendes, erlebendes und sozial beeinflusstes Wesen.

Zusammenfassung   Alle beschriebenen Methoden verfolgen zwar das generelle Ziel, den als pathologisch bewerteten Zustand eines Patienten zu bessern, doch legen sie dabei sehr unterschiedliche Schwerpunkte: so werden Symptome bekämpft, Verhalten verändert oder Selbstbeobachtung trainiert und Konflikte ins Bewusstsein gebracht oder Lebensstrategien verändert. Die Behandlungsarten unterscheiden sich rein äußerlich im Einsatz oder Verzicht von Sprache, im Festlegen oder Entwickeln von Diagnose und Therapieziel und in der Behandlung einzelner oder einer Gruppe. Vor allem aber unterscheiden sie sich in der Frage, ob Musik aktiv oder rezeptiv eingesetzt wird, also ob es um ein Verhalten gegenüber Musik oder ein Verhalten in Musik geht und ob Musik als Therapeutikum oder als Therapie verstanden wird. Fast alle Verfahren, selbst das medizinische, betonen aber die besondere Bedeutung der Musik als Kommunikationsmittel zwischen Menschen, wobei Musik analoge Kommunikation sei, also eine direkte Mitteilung von Gefühlen. Um aber Gefühle erfolgreich kommunizieren zu können, bedarf es gewisser Ähnlichkeiten im emotionalen Erleben der Kommunikationspartner. Dies kann zumindest in Frage gestellt werden, obgleich Clynes und Walker (1982) meinen, neurophysiologische Muster gefunden zu haben, die mit grundlegenden Emotionen korrespondieren. Musik wird zudem als Interaktionsraum verstanden, in dem sich die Kommunikationspartner treffen können, wobei Musik dabei als ein weniger belasteter Raum im Vergleich zur Sprache gilt.

4.1.4. Musiktherapeutische Forschung

Bei der wissenschaftlichen Auseinandersetzung mit Musiktherapie stand zunächst die Suche nach geeigneten Forschungsmethoden im Vordergrund, die zu sehr unterschiedlichen Ansätzen geführt hat. Während quantitative Methoden vor allem im Bereich der medizinischen und lerntheoretischen musiktherapeutischen Verfahren anzutreffen sind, liegt der Schwerpunkt bei eher psychodynamisch und humanistisch ausgerichteten Behandlungsstrategien auf qualitativen Forschungsmethoden. Es wird argumentiert, dass quantitative Forschungsansätze dem Gegenstand der Musiktherapie nicht gerecht werden, und entsprechend wird der Versuch unternommen, eine genuin musiktherapeutische Forschungsmethode zu entwickeln. So hat beispielsweise die Forschungsgruppe der Morphologischen Musiktherapie um Tüpker (1983) hermeneutische Beschreibungs- und Rekonstruktionsverfahren auf Phänomene des musiktherapeutischen Handelns übertragen. Da Therapie als ein dynamischer Prozess verstanden wird, wird ein entsprechend dynamisches Forschungsverfahren gefordert, bei dem der Forscher „mitschwingen" soll. Denn die Essenz der Musiktherapie sei vor allem in den Erfahrungen der Therapeuten zu finden, so dass Forscher und Praktiker identisch sind und anstelle von Objektivität kontrollierte Subjektivität gesetzt wird. Nicht Stichproben in einer kontrollierten Situation, sondern konkrete Fallbeispiele aus der Praxis interessieren, da Generalisier- und Reproduzierbarkeit abgelehnt werden.

In der Diskussion um angemessene Forschungsmethoden plädiert Smeijsters (1996) für die Anwendung beider Ansätze, da quantitative Methoden zur Effektmessung und qualitative Methoden zur Erforschung von musiktherapeutischen Prozessen geeignet seien. Bolay et al. (1998b) halten den Gegensatz zwischen qualitativer und quantitativer Forschung hingegen für konstruiert und argumentieren, dass „eine Quantifizierung immer nur in

Bezug auf eine bestimmte Qualität denkbar" sei (ebd. 21). Aus Sicht der Psychotherapieforschung hat die anfängliche Dominanz von bestenfalls qualitativer Musiktherapieforschung, zumeist jedoch von Beschreibungen und intuitiven Deutungen einzelner musiktherapeutischer Verläufe zu dem Urteil geführt, dass Musiktherapie nicht als eigenständiges Therapieverfahren und somit nicht als selbständige Alternative zu etablierten Psychotherapieverfahren anzusehen sei.

> „Die Frage, inwieweit es wirklich spezifische therapeutische Wirkungen der Musiktherapie gibt und worin diese Wirkungen gegebenenfalls bestehen, kann noch nicht beantwortet werden. Empirische Forschung zur Musiktherapie auf dem Niveau, wie es zur Beantwortung dieser Fragen erforderlich ist, ist zwar in ersten Ansätzen erkennbar, steckt aber noch zu sehr in den Anfängen, um sichere Ergebnisaussagen darauf gründen zu können." (Grawe et al. 1994: 161)

Zehn Jahre nach diesem Urteil haben sich in verschiedenen musiktherapeutischen Institutionen Forschungsmethoden etabliert, die den Standards der Psychotherapieforschung entsprechen. Nicht einsichtig ist jedoch, warum in Deutschland (im Gegensatz zum anglo-amerikanischen Raum) die Erforschung musiktherapeutischer Wirkungsweisen kaum in Kooperation mit musikpsychologischer Forschung stattfindet. Gembris (1987, 1989) hat bereits auf diesen Mangel aufmerksam gemacht und inhaltliche sowie forschungspolitische Kooperationsmöglichkeiten gefordert.

4.2. Musiktherapie und chronische Schmerzen

Musik wird in verschiedenen medizinischen Kontexten zur Schmerzbehandlung eingesetzt, wobei vor allem davon ausgegangen wird, dass sich die musikalische Wirkung durch ablenkende und angstlösende Effekte, Aufmerksamkeitsfokussierung, Dämpfung der Schmerzwahrnehmung und Hemmung der Ausschüttung von Stresshormonen sowie Senkung des Muskeltonus entfalte.

Für den Bereich der akuten Schmerzen liegen vielfältige Studien zur positiven Wirkung von Musik beipielsweise im zahnmedizinischen Bereich (Oyama et al. 1983) und in der Geburtsmedizin vor (Browning 2000, Hanser et al. 1983, Phumdoung und Good 2003) sowie für den Einsatz von Musik vor, während und nach operativen Eingriffen (Aragon et al. 2002, Heitz et al. 1992, Lepage et al. 2001, Nilsson et al. 2001, 2003). Generell wird von einem gesteigerten Wohlbefinden der Patienten berichtet, was zu einer Erhöhung der Schmerzschwelle und Verringerung von Angst führe und die Reduktion von Schmerz- und Beruhigungsmitteln zur Folge habe. Eine positive musikalische Wirkung hängt jedoch von den musikalischen Präferenzen der Patienten ab (Hekmat und Hertel 1993), die ihrerseits kulturellen Prägungen unterliegen (Good et al. 2000). Ausführliche Forschung haben Spintge und Droh (1987, 1992) im Bereich der „Audioanxioalgolyse", der musikalischen Angst- und Schmerzbekämpfung, vorgelegt. Metaanalysen zum Einsatz von Musik als Anxioalgolytikum liegen zudem von Standley (1986) und Bunt (1997) vor und belegen befriedigende Ergebnisse für verschiedene medizinische Bereiche. Das Urteil von Grawe et al. (1994), dass Musiktherapie keine ausreichenden Wirksamkeitsnachweise vorgelegt habe und somit kaum als eigenständiges therapeutisches Verfahren anzusehen sei, kann somit für den Einsatz von Musik im medizinischen Bereich nicht aufrecht gehalten werden (Hillecke 2002: 81).

Empirische Studien im Zusammenhang mit chronischen Schmerzen belegen zudem für die Palliativmedizin, dass musiktherapeutische Interventionen zur Linderung der Schmerzintensität und der affektiven Schmerzempfindung sowie zur Steigerung der Lebensqualität beitragen können (Hilliard 2003, Krout 2001, Porchet-Munro 1993, Munro 1986, Beck 1991). Neben diesen Studien, die sich zumeist auf chronische Krebsschmerzen beziehen, wird der Einsatz musiktherapeutischer Verfahren auch für andere chronische Schmerzerkrankungen unterstützt: beipielsweise bei chronischen Rheumaschmerzen (Schorr 1993), chronischer Osteoarthritis (McCaffrey und Freeman 2003) oder chronischen Schmerzen bei Tetra- und Paraplegikern (Mariauzouls et al. 1999).

Der Einsatz von Musik im Rahmen einer psychotherapeutischen Schmerzbehandlung in hingegen weniger gut empirisch fundiert. Eine kontrollierte Studie mit Patienten, die überwiegend an Schmerzen im Bewegungsapparat leiden (Fibromyalgie, primär chronische Polyarthritis, muskuloskeletale Schmerzen), untersucht die Wirksamkeit schöpferischer Musiktherapie nach Nordoff/Robbins bei gleichzeitiger medizinischer Schmerztherapie (Müller-Busch 1997, Müller-Busch und Hoffmann 1997). Die Prä-Post-Messungen der Schmerzintensität zeigen gegenüber der Kontrollgruppe signifikante Verminderungen ebenso wie die schmerzbedingte Funktionsbeeinträchtigung, die Schmerzbehinderung und der Gesamtwert eines Schmerzrating-Index. Eine weitere Studie ist der musiktherapeutischen Gruppenbehandlung von chronischen Kopfschmerzen gewidmet, bei der mittels Selbstbeschreibungs-Fragebögen Schmerzintensität und -häufigkeit sowie verschiedene psychologische Aspekte (wie Depression, Lebenszufriedenheit, Coping-Verhalten) vor und nach der gruppentherapeutischen Behandlung sowie zusätzlich katamnestisch erhoben wurden (Risch 2000, Risch et al. 2001). Obgleich im

Prä-Post-Vergleich kaum statistisch relevante Ergebnisse beobachtet wurden, ergaben sich in der katamnestischen Erhebung eine signifikante Reduktion der Kopfschmerztage sowie ein signifikanter Anstieg der Schmerzkontrolle. Risch deutet diese Ergebisse als Beweis für eine langfristige Wirkung musiktherapeutischer Maßnahmen. Nickel (2004) führt eine kontrollierte Therapievergleichsstudie zur Effektivität von Musiktherapie gegenüber phytotherapeutischer Behandlung und Placebo bei kindlicher Migräne durch. Die Analysen ergeben eine signifikante Überlegenheit in der Reduktion der Attackenfrequenz sowie der Therapiezufriedenheit bei den musiktherapeutisch behandelten Kindern.

Zusammenfassend lässt sich festhalten, dass für den therapeutischen Einsatz von Musik bei akuten Schmerzen aus dem Bereich der Medizin gute Wirksamkeitsnachweise vorliegen. Die Wirksamkeit von psychologischer Musiktherapie bei chronischen Schmerzen ist hingegen weitaus weniger mit anerkannten quantitativen Methoden der Psychotherapieforschung untersucht und beruht zumeist auf qualitativen Analysen und Fallstudien. Die beschriebenen kontrollierten quantitativen Studien deuten jedoch darauf hin, dass Musiktherapie auch bei chronischen Schmerzerkrankungen wirksam ist. Dem Desiderat eines empirischen Wirksamkeitsnachweises folgend wurde das „Heidelberger Modell" für Musiktherapie bei chronischen, nicht malignen Schmerzen entwickelt und anhand einer kontrollierten Studie auf seine Effektivität hin überprüft (Hillecke 2002). Da die vorliegende Studie in enger Kooperation mit diesem Heidelberger Forschungsprojekt entstanden ist, wird im Folgenden das Behandlungsmodell sowie die Effektivitätsstudie näher dargestellt.

4.3. Das „Heidelberger Modell" zur Musiktherapie bei chronischen Schmerzen

4.3.1. Ausgangspunkte

Am Deutschen Zentrum für Musiktherapieforschung (Viktor Dulger Institut) DZM e.V. in Heidelberg wurde ein musiktherapie-spezifisches Behandlungskonzept bei chronischen, nicht malignen Schmerzen entwickelt. Dieses steht in Form eines internen Behandlungsmanuals den Musiktherapeuten der Musiktherapeutischen Ambulanz am Fachbereich Musiktherapie der Fachhochschule Heidelberg als Handlungsrichtlinie zur Verfügung und wird ausführlich von Hillecke beschrieben (Hillecke 2002, Hillecke und Bolay 2000).

Bio-psycho-soziales Paradigma Ausgangspunkt für das sogenannte „Heidelberger Modell" sind nachgewiesene anxioalgolytische Wirkungen von Musik bei akutem Schmerz, erste empirische Belege für die Wirksamkeit von Musiktherapie bei chronischen Schmerzen sowie die Erfahrungen der Autoren in der musiktherapeutischen Behandlung und Erforschung chronischer Schmerzerkrankungen (Hillecke und Bolay 2000, Bolay et al. 1998b). Sie beziehen sich in ihrem Modell auf das „bio-psycho-soziale" Paradigma, das sich gegen eine biologische, psychologische oder soziologische Reduktion von Krankheiten wendet (Gatchel 1999, Engel 1977, Turk 1996, Uexküll und Wesiack 2003). Entsprechend wird eine interdisziplinäre Interventionsstrategie verfolgt, bei der musiktherapeutische Behandlung im Kontext medizinischer Schmerztherapie stattfindet. Chronischer Schmerz wird als eine somatische Ausdrucksform zugrunde liegender psychopathologischer Zustände angesehen und somit primär als „anhaltende somatoforme Schmerzstörung" gemäß ICD-10 diagnostiziert (Dilling et al. 1993: ICD-10, F45.4, 191). Es wurden jedoch auch Patienten mit deutlich psychologischen Problemen aufgenommen, die den strengen ICD-10 Kriterien nicht entsprechen (Hillecke 2002: 109).

Gehemmte Expressivität Das „Heidelberger Modell" stützt sich vor allem auf Traues Konzept einer „gehemmten Expressivität", nach dem die emotionale Regulation von entscheidender Bedeutung für die Entstehung und Aufrechterhaltung von Krankheiten ist. So konnte die Bedeutung emotionaler Hemmung für Muskelverspannungen und daraus folgender Kopf- und Rückenschmerzen nachgewiesen werden (Traue 1998, 1989, Traue et al. 1985, 2000). Entsprechend erscheinen emotionstherapeutische Interventionen nicht nur bei psychischen, sondern auch bei somatischen Symptomen notwendig. Die Aktivierung von Emotionen wird denn auch als wichtigster Wirkfaktor bei der musiktherapeutischen Behandlung von chronischen Schmerzen angesehen (Bolay et al. 1998b: 13). Schmerz wird als eine kulturgebundene Ausdrucksform angesehen, da dem westlichen Verhaltensideal die Kontrolle im Besonderen von negativen Gefühlen zugeschrieben wird und stattdessen Schmerzen als „legaler Ausdruck" negativer Emotionen gelten und sozial akzeptierter sind (Hillecke und Bolay 2000: 396).

Emotionale Starrheit Aufbauend auf Erfahrungen in der Behandlung von Patienten mit chronischen Schmerzen und in Ergänzung zu dem Konzept der „gehemmten Expressivität" wird der Begriff einer „emotionalen Starrheit" geprägt:

„Unter emotionaler Starrheit verstehen wir in Ergänzung zur ‚gehemmten Expressivität' die Einschränkung der Patienten auf eine oder wenige emotionale Verhaltens- und Erlebensqualitäten wie z.b. aggressiv-depressiv bzw. ängstlich-zurückhaltend. Ihre emotionale Schwingungsfähigkeit ist stark reduziert und durch das häufig Auftreten von Schmerz anstelle von adäquaten Emotionen gekennzeichnet." (Hillecke und Bolay 2000: 397)

Zudem wird aufgrund musiktherapeutischer Erfahrungen postuliert, dass sich diese Einschränkungen im emotionalen Ausdruck in der musikalischen Aktivität widerspiegelt:

„Diese Einschränkung korreliert mit ‚musikalischer Starrheit', d.h. die emotionale Starrheit drückt sich musikalisch im Spiel des Patienten aus. Typische musikalische Parameter sind in diesem Zusammenhang: Starre Rhythmen, kleiner Tonumfang, konstante Lautstärke und keine dialogische Spielfähigkeit. Hier wie generell in der aktiven Musiktherapie ist die musikalische Vorbildung der Patienten bedeutungslos, weil sowohl das ungeübte wie auch das professionelle Spielen auf Instrumenten in der musikalischen Therapieimprovisation diese Kriterien aufweist." (Hillecke und Bolay 2000: 397)

Entsprechend wird erwartet, dass sich eine in der Musiktherapie erreichte „musikalische Flexibilisierung" direkt in der emotionalen Ausdruckfähigkeit des Patienten niederschlage (ebd.) und im therapeutischen Prozess zunehmend der Schmerz durch angepasste und integrierte emotionale Reaktionen ersetzt werden könne.

Erstarrte Bezugskorrelate Der Begriff der „emotionalen Starrheit" wird erweitert, spezifiziert und (durch wissenschaftliche Befunde untermauert) zum Konzept der „erstarrten Bezugskorrelate" modifiziert (Hillecke 2002: 94ff.). Erstarrte Bezugskorrelate werden für motorische, sensorische, behaviorale, interpersonale, kognititve, emotionale und motivationale Aktions- und Reaktionsbereiche beschrieben. Weiterhin dient als Grundlage der emotional-expressive Variabilitätsverlust, der als muskulär-motorische Hemmungen emotionaler Ausdrucksweisen, wie Mimik und Gestik, gemessen werden kann (Traue 1998). Variabilitätsverlust gilt für etliche psychische Störungen als kennzeichnend (Sorgatz 1999), und bei Patienten mit chronischer Schmerzerfahrung kann dies zum Verlust an Flexibilität in Handlungsressourcen und Ausdruck führen (Hillecke 2002: 95). Das „Heidelberger Modell" differenziert nach Erstarrungen des Selbst- und Körperbildes, der sozialen Beziehungen, des Zugangs zu erinnerbarem Wohlbefinden sowie der Motorik und der non-verbalen musikalischen Ausdrucksformen. Erstarrungen des Selbstbildes geschehen durch die ständige Aufmerksamkeitsfokussierung auf schmerzhafte Körperteile und Schmerzverhalten, was die Alltagsbewältigung einschränken und zu Veränderungen der Selbstdefinition sowie negativen Kognitionen führen kann. Es wird zudem auf die „Neuromatrix-Theorie" von Melzack (1999) Bezug genommen, wonach sich die neuronale Struktur eines Menschen während der Chronifizierung von Schmerzen verändert und somit ein verändertes Körperbild entstehen kann (Hillecke 2002: 97). Insgesamt kann es zu negativen Selbstbewertungen der Schmerzpatienten mit einem erstarrten Selbstbezug kommen. Dies hängt vermutlich mit einem sozialen Rückzug und einer Beschränkung auf wenige soziale Kontakte mit entsprechenden interpersonalen Problemen zusammen. Soziale Konflikte werden nicht mehr aktiv bearbeitet, und mit der häufig eintretenden Arbeitsunfähigkeit von Schmerzpatienten fällt ein bedeutender Bereich für soziale Bestätigungen weg (ebd. 98). Im „Heidelberger Modell" wird des Weiteren davon ausgegangen, dass Schmerzpatienten sich nur schwer an Situationen des subjektiven Wohlbefindens (z.B. Schmerzfreiheit) erinnern, was vermutlich auf stimmungskongruente Erinnerungseffekte (Pearce et al. 1990) zurückzuführen ist, nach denen Depressive eher negative Erlebnisse erinnern als positive (Hillecke 2002: 99). Zudem wird die motorische Aktivität von Schmerzpatienten in ihrem Schmerzverhalten als reduziert beschrieben wie auch ihre Bereitschaft, sich auf neue Situationen einzulassen. Somit sei von einem eingeschränkten Handlungsraum und einer eingeschränkten Kreativität auszugehen, was sich in besonderm Maße im Umgang mit Musik zeige (ebd.).

Zusammenfassung   Zusammenfassend lässt sich festhalten, dass der Verlust an emotionaler Variabilität und flexiblen Handlungsweisen in verschiedenen Lebensaspekten von Patienten mit chronischen Schmerzen das grundlegende Element des „Heidelberger Modells" darstellt. Die über verschiedene musiktherapeutische Interventionen erreichte musikalische Flexibilisierung soll entsprechend eine emotionale Flexibilisierung und Steigerung der expressiven Fähigkeiten und in Folge eine Minderung der Schmerzsymptomatik, bestenfalls eine Auflösung der Schmerzen nach sich ziehen.

4.3.2. Behandlung nach dem „Heidelberger Modell"

Im „Heidelberger Modell" wird Musiktherapie als künstlerische Psychotherapie verstanden (Hillecke 2002: 101) und als aktive Einzeltherapie von zwanzig Sitzungen mit je fünfzig Minuten pro Woche abgehalten.

Aufnahmeverfahren Vor dem Beginn der Musiktherapie durchläuft ein möglicher Patient eine ausführliche dreistufige Anamnese- und Diagnostikphase, die medizinisch-somatische, psychologische und musiktherapeutische Aspekte umfasst (ebd. 104). Für die Wahrscheinlichkeit eines musiktherapeutischen Erfolges ist es entscheidend, dass der Patient über verschiedene Ressourcen verfügt. Hierzu zählen nach Bolay et al. (1998a: 272):

- emotionale Ansprechbarkeit durch Musik,
- Aktivierung von „erinnertem Wohlbefinden" durch Musik und
- Bevorzugung eines nonverbalen Ausdrucks gegenüber dem sprachlichen.

Des Weiteren müssen folgende Einschlusskriterien erfüllt sein: chronischer, nicht maligner Schmerz, schmerzbedingte psychische Beeinträchtigungen sowie positive Therapiemotivation. Als Ausschlusskriterien für eine musiktherapeutische Behandlung nach dem „Heidelberger Modell" gelten hingegen: tumorbedingter Schmerz, Patientenalter unter 18 Jahre und psychiatrische Erkrankungen neben der Schmerzerkrankung (Hillecke 2002: 105).

Behandlungsphasen Die Behandlung wird in Anlehnung an ein therapieübergreifendes Phasenmodell (Lueger 1995, Howard et al. 1993), das für eine logische Aufeinanderfolge von psychotherapeutischen Veränderungen steht, in drei Phasen eingeteilt (Hillecke 2002: 104ff.). Die erste Behandlungsphase (Remoralisierung) umfasst etwa fünf musiktherapeutische Sitzungen und ist auf eine Verbesserung des subjektiven Wohlbefindens gerichtet, was durch Aktivierung von erinnertem Wohlbefinden und Arbeit an der Beziehung zwischen Patient und Therapeut geschieht. Die zweite Phase (Remediation) ist mit zirka zwölf Sitzungen am umfangreichsten und dient der Verringerung der Schmerzsymptomatik, indem durch musikalische Flexibilisierung eine emotionale Flexibilisierung erreicht werden soll. In der abschließenden dritten Behandlungsphase (Rehabilitation) wird in etwa drei Sitzungen eine Verbesserung des allgemeinen Funktionsniveaus durch die Erprobung flexibler Erlebens- und Verhaltensweisen sowie deren Generalisierung auf den Alltag angestrebt.

Musiktherapeutische Interventionen Zur Erlangung dieser musiktherapeutischen Behandlungsziele stehen den Therapeuten verschiedene Techniken zur Verfügung, die jedoch nur wirksam bei detaillierter Kenntnis des spezifischen musikalischen Ausdrucks eines Patienten zur Anwendung kommen können (ebd. 106ff.). Bei rezeptiven Techniken spielt der Therapeut für den Patienten in Anlehnung an zuvor besprochene assoziative Ressourcen des Patienten. Techniken der aktiven Musiktherapie bestehen aus der gemeinsamen freien Improvisation von Patient und Therapeut, wobei eine Vielzahl an Instrumenten zur Verfügung stehen, die ohne spieltechnische Kenntnisse von dem Patienten gut zu handhaben sind (beispielsweise Perkussions-, Zupf- und Tasteninstrumente). Im „Heidelberger Modell" wird zwischen sechs improvisatorischen Interventionen unterschieden:

1. In der „Variation musikalischer Parameter in freier Improvisation" bildet das gemeinsame Spielen mit Tönen und Klängen den Ausgangspunkt für Variationen, die der Musiktherapeut aus der Patientenmusik entwickelt. Der Patient sollte die Bereitschaft zeigen, auf dieses „musikalische Beziehungsangebot" einzugehen und musikalisch „mitzugehen".

2. Mit der „Symptomimprovisation" wird eine Technik vorgeschlagen, bei der der Patient seine Schmerzempfindungen und die damit verbundenen Probleme musikalisch charakterisiert. Diesem Prozess wird eine häufig schmerzlindernde, kathartische Wirkung zugeschrieben.

3. Bei der „Tagtraumimprovisation" wird ein im therapeutischen Gespräch entstandenes Thema (Gefühl, Erinnerung etc.) musikalisch umgesetzt. Der Therapeut stützt musikalisch das Spiel des Patienten (z.B. durch Repetition der Patientenklänge und Aufgreifen musikalischer Figuren und Motive) mit dem Ziel, dass der Patient sich auf seine Imaginationen einlässt, diese musikalisch inszeniert und dabei alternative Handlungs- und Gefühlsweisen entdeckt.

4. „Ritualimprovisationen" werden zur musikalisch-assoziativen Bearbeitung von Verlusterlebnissen (Organverlust, Beziehungs- oder Gefühlsverlust) eingesetzt und dienen zur Auslösung von Trauerprozessen. Die gemeinsame Improvisation findet nach abgesprochenen Regeln statt und soll besonders wirkungsvoll beim Einsatz der Stimme sein.

5. Bei „Realitätsimprovisationen" werden Ängste im Zusammenhang mit neu gewonnenen, flexiblen Verhaltensweisen thematisiert, indem eine realistische Alltagssituation vorgestellt und musikalisch umgesetzt wird. Hierbei übernimmt der Therapeut die Rolle des „erstarrten Patienten", während der Patient sich auf seine alternativen Verhaltens- und Erlebensweisen einlassen kann. Dieser Prozess sei für die Herauslösung des Patienten aus dem therapeutischen Kontext und die Generalisierung von Handlungs- und Gefühlsalternativen auf den Alltag von Bedeutung.

6. Im „Musikalischen Selbstportrait" stellt der Patient solistisch seine
   Stärken und Schwächen musikalisch dar, woraus sich relevante Selbst-
   erkenntnisse ergeben können (z.B. bei der Instrumentenwahl: Pauke
   oder Triangel).

4.3.3. Effektivitätsstudie zum „Heidelberger Modell"

Mit der Studie „Effektivität und theoretische Aspekte von Musiktherapie bei
Patienten mit chronischen, nicht malignen Schmerzen" untersucht Hillecke
(2002), inwieweit Musiktherapie nach dem „Heidelberger Modell" zusätzlich zur medizinischen Schmerztherapie einen Beitrag zur Verringerung der
Schmerzintensität, der emotionalen und affektiven Belastung durch Schmerzen, der psychologischen Probleme bei Schmerzen sowie der Schmerzindika-
tion leisten kann.

Studiendesign   Es wird ein prospektives, kontrolliertes und randomisiertes
Studiendesign entworfen. Die Patienten der Experimentalgruppe beginnen
direkt mit der musiktherapeutischen Behandlung nach dem „Heidelberger
Modell", während die Kontrollgruppe erst nach einer Wartezeit Musiktherapie erhält (Wartegruppe) (ebd. 112).

Analysiert werden unter anderem Veränderungen der Gesamtgruppe von
Patienten mit Musiktherapie (n=31) sowie Unterschiede zwischen der Experimentalgruppe (n=21) und der Kontroll-/Wartegruppe (n=19). Die Messzeitpunkte werden für beide Gruppen in etwa zeitlich parallelisiert: Die erste
Messung (Prä-Messung) findet vor der Inklusionsentscheidung im Rahmen
der musiktherapeutischen Anamnese statt, weitere Messungen erfolgen nach
den Sitzungen 4, 10, 16 und zum Therapieabschluss bzw. nach vier Wochen
Wartezeit und vor Beginn der Musiktherapie (nach durchschnittlich 14,5
Wochen).

Messinstrumente   Zur Erfassung der Schmerzsymptomatik (Schmerzintensität und affektive Schmerzbelastung) und komorbider psychologischer Symptome werden etablierte Messinstrumente verwendet, die auf Selbstangaben
der Patienten beruhen (ebd. 113ff.). Mit der „Visuellen Analogskala" (VAS)
wird die subjektive aktuelle Schmerzintensität und die Intensität der letzten
Tage gemessen. Die affektive und sensorische Qualität der Schmerzen wird
mittels der „Schmerzempfindungs-Skala" (SES, Geissner 1996) erhoben. Der
„Outcome Questionnaire" (OQ-45.2, Lambert et al. 1996) misst Komorbiditäten, wie Angst und Depression, und weitere psychologische Funktionen,
die bei Schmerzpatienten eingeschränkt sind.

Die Skalen dieser drei Messinstrumente (VAS, SES, OQ-45.2) werden von Hillecke zunächst auf ihre Eignung zur Erfassung relevanter Symptombereiche bei Patienten mit chronischen Schmerzen überprüft. Anhand einer Stichprobe von 132 Patienten, die repräsentativ für das Schmerzzentrum der Universitätsklinik Heidelberg ist, werden diesbezüglich zufriedenstellende Ergebnisse erzielt (ebd. 121ff.). Auf der Grundlage dieser Ergebnisse konstruiert Hillecke durch die Kombination verschiedener Ergebniskriterien eine Gesamtbeurteilung, so dass die Auswertungen zur Effektivitätsstudie auf prospektiv festgelegten Ergebniskriterien beruhen (ebd. 134).

Erfolgskriterien Diese Ergebniskriterien umfassen die „Schmerzstärke der letzten 4 Tage einschließlich heute" (VAS), die Skala „affektive Schmerzempfindung" (SES) sowie den Gesamtwert des OQ-45.2 zu verschiedenen psychologischen und interpersonalen Problemen. Hillecke (ebd. 128ff.) bezieht sich bei der Konstruktion der Ergebniskriterien auf aktuelle Standards der Veränderungsbeurteilung in der Psychotherapieforschung, bei der die „Reliabilität" und die „Klinische Signifikanz" von Veränderungen berücksichtigt wird. Eine reliable relative Veränderung liegt vor, wenn die Differenz zwischen Messwerten (z.B. Prä- und Post-Messungen) nicht durch die Ungenauigkeit der Messungen (Messfehler) erklärt werden kann (Kordy und Hannöver 2000). Mit dem Konzept der klinischen Signifikanz wird mittels Normwerten von gesunden Probanden (*cut-off*-Werte) beurteilt, ob eine Person eher zur klinischen Gruppe (dysfunktionale Gruppe) oder eher zur gesunden Gruppe (funktionale Gruppe) gezählt werden kann (Jacobson und Truax 1991). Auf diese Weise kann jeder Schmerzpatient in Bezug auf sich selbst und in Bezug auf Gesunde beurteilt werden. Können reliable relative Verbesserungen bei einem der drei Ergebniskriterien (VAS, SES, OQ-45.2) festgestellt werden, wird dem entsprechenden Patienten der Wert 1 zugeordnet, bei Abwesenheit reliabler relativer Veränderungen der Wert 0 und bei reliablen relativen Verschlechterungen der Wert -1. Therapeutischen Erfolg definiert Hillecke, wenn mindestens bei einem der drei Ergebniskriterien eine reliable relative Verbesserung und gleichzeitig keine reliable relative Verschlechterung stattfindet. Verschlechterungen sowie gemischte Veränderungen bedeuten keinen therapeutischen Erfolg. Diese Erfolgsbeurteilung findet analog für klinisch signifikante Veränderungen statt (ebd. 134ff.).

Ergebnisse Im Folgenden werden einige Ergebnisse von Hilleckes umfassender Analyse wiedergegeben. Für die Gesamtgruppe der musiktherapeutisch Behandelten zeigen sich im Prä-Post-Vergleich in allen erhobenen Bereichen niedrigere Werte zu Therapieabschluss als zu Therapiebeginn (Hillecke 2002: 142ff.). Statistisch signifikant sind diese Veränderungen unter anderem für die aktuelle Schmerzintensität, die Schmerzintensität der letzten Tage, die affektive Schmerzempfindung und den OQ-Gesamtwert. Im Vergleich der Experimentalgruppe (medizinische Schmerztherapie und Musiktherapie) mit der Wartegruppe (nur medizinische Schmerztherapie) profitiert die Experimentalgruppe unter anderem in den Bereichen aktuelle Schmerzintensität, Schmerzintensität der letzten Tage und OQ-Gesamtwert stärker als die Wartegruppe (ebd. 148ff.).

Die Analysen der relevanten Veränderungen weisen für 71% der Musiktherapiegruppe reliable relative Verbesserungen bei mindestens einem Ergebniskriterium auf ohne reliable relative Verschlechterungen bei den beiden anderen Kriterien (ebd. 158). Klinisch signifikant profitieren 35,5% der Musiktherapiegruppe bei mindestens einem Ergebniskriterium, ohne wiederum sich bei den anderen Kriterien klinisch signifikant zu verschlechtern (ebd. 159). Relevante Verbesserungen finden vor allem in den Bereichen affektive Schmerzempfindung und Schmerzintensität der letzten Tage statt. Gegenüber den Patienten der Wartegruppe weisen die Patienten der Experimentalgruppe beim OQ-Gesamtwert eine tendenziell positivere Entwicklung auf (ebd. 160). In Bezug auf die klinische Signifikanz zeigt sich eine tendenziell positivere Veränderung im Bereich der Schmerzintensität der letzten Tage bei der Experimentalgruppe gegenüber der Wartegruppe (ebd.). Insgesamt ergeben sich keine statistisch signifikanten Unterschiede, doch wird die anzahlmäßige Überlegenheit der Experimentalgruppe gegenüber der Wartegruppe auf allen drei Ergebniskriterien betont. So profitieren 66,7% der Experimentalgruppe nach den Kriterien der reliablen relativen Veränderungen gegenüber 32,6% der Wartegruppe. Klinisch signifikante Verbesserungen weisen 28,5% der Experimentalgruppe und nur 10,5% der Wartegruppe auf. Beide Unterschiede ergeben statistisch eine tendenzielle Überlegenheit der Experimentalgruppe gegenüber der Wartegruppe (ebd. 163).

Wirkfaktoren Zusammenfassend zeigt die Studie, dass Musiktherapie nach dem „Heidelberger Modell" eine wirksame Ergänzung zur medizinischen Schmerztherapie darstellt. Hillecke (ebd. 183ff.) nennt verschiedene Aspekte, die die Wirksamkeit der musiktherapeutischen Behandlung begründen könnten. In Bezug auf die gemessene Schmerzreduktion könnten die Patienten im Sinne einer Remoralisierung neue Hoffnung schöpfen und alternative Bewältigungsstrategien entdecken, was sich in der Remediation auf die Schmerzen auswirkt. Das scheinbar ausweglose Schmerzproblem könnte gemäß der Coping-Theorie neu bewertet werden, was eine aktive Bewältigung fördert. Unspezifische Wirkfaktoren (wie therapeutische Beziehung,

Erwartungshaltungen, Glauben an musiktherapeutischen Techniken; Lambert 1992) könnten ebenfalls lindernd auf die Schmerzen wirken. Spezifische Effekte wie Ablenkung, Anxiolyse und Entspannung könnten kurzfristig positiv wirken. Längerfristige spezifische Wirkfaktoren der Musiktherapie könnten der Abbau von negativen Emotionen sein, die mit den Schmerzen assoziiert werden, sowie die musikalisch-emotionale Flexibilisierung, über die eine Auflösung der emotionalen Starrheit und eine motorische Aktivierung begünstigt werden könnte. Der Einfluss der Musiktherapie auf die Verringerung psychologischer Probleme bei Schmerzpatienten könnte des Weiteren durch die im „Heidelberger Modell" angelegte Fokussierung auf „erstarrte Bezugskorrelate" erklärt werden. Diese psychologischen Erstarrungen beziehen sich auf Selbst- und Körperbild, soziale Beziehungen, Erinnerung von Wohlbefinden und Motorik.

Hillecke beschreibt die verschiedenen Aspekte in einem Modell der spezifischen Wirkfaktoren durch fünf vermittelnde Faktoren (ebd. 210f.):

1. Der Faktor „Aufmerksamkeit" umfasst Ablenkungseffekte und Aufmerksamkeitsfokussierung durch Musik, an der vermutlich verschiedene neuronale Strukturen (wie Formation reticularis und Thalamus) beteiligt sind. Des Weiteren wird das Primat auditiver gegenüber somatosensorischer Wahrnehmung betont.

2. Der Faktor „Emotion" beschreibt die emotionale Aktivierungsleistung von Musik, bei der eine Beteiligung des limbischen Systems, des Gyrus cinguli sowie des rechten Frontallappens angenommen wird (Jourdain 1998, Petsche 1993). Neben kulturell und durch persönliche Erfahrung geprägten emotionalen Bewertungen von Musik wird in Anlehnung an das Konzept der „gehemmten Expressivität" auch das mimisch-gestische motorische System berücksichtigt.

3. Der Faktor „Subjektive Bedeutung und Kognition" betont unter anderem die Bedeutung kortikaler Strukturen (wie Assoziationsareale) zur besseren Schmerzbewältigung und stärker adaptiven Kognitionen.

4. Der Faktor „Motorik und Verhalten" wird durch die Bewegungsaufforderung von Musik und die aktive Integration schmerzhafter Körperteile in die Musizierbewegungen gestützt und verweist auf die Möglichkeit von Musik zur Konditionierung von Verhalten, Emotionen und Kognitionen.

5. Der Faktor „Interpersonale Kommunikation" betrifft das musiktherapeutische Musizieren an sich, da durch die gemeinsame musikalische Improvisation interpersonale Kommunikation realisiert und trainiert wird.

5. Expressivität, Flexibilität und musikalisches Tempo

5.1. Herleitung der Fragestellungen

Die bisherigen Ausführungen haben gezeigt, dass emotionale Expressivität für die psychosoziale Gesundheit eines Menschen von enormer Bedeutung ist, da durch den Ausdruck von Emotionen eine psychische Flexibilität gewährleistet wird, die zur emotionalen Selbstregulation und zur Regulation im interpersonalen Kontext vonnöten ist. Bei Patienten mit chronischen Schmerzen, wie Kopf- oder Rückenschmerzen, hat Traue (1998, 1989, Traue et al. 2000) einen defizitären Gefühlsausdruck festgestellt, der sich in erhöhter Muskelanspannung manifestiert, was wiederum zur Ätiologie chronischer Schmerzerkrankung beitragen kann. Gehemmte Expressivität im nonverbalen mimisch-gestischen, aber auch im verbalen Bereich birgt die Gefahr einer eingeschränkten Wahrnehmung der eigenen emotionalen Bedürfnisse, was vermutlich eine Verminderung der Handlungsoptionen bedeutet. Tatsächlich orientieren sich Patienten mit chronischen Schmerzen in ihrem Verhalten verstärkt an den Bedürfnissen anderer und beschreiben sich im interpersonalen Bereich als überdurchschnittlich fürsorglich und ausnutzbar (Hillecke et al. 2003). Erstarrungen der Aktions- und Reaktionsweisen werden bei Schmerzpatienten in Bezug auf motorische, sensorische, behaviorale, kognitive, emotionale und motivationale Aspekte beschrieben (Hillecke 2002: 94). Als Sinnbild dieser vielfältigen Erstarrungen kann die Schmerzerkrankung selbst angesehen werden, da der Schmerz chronifiziert ist und nicht wie bei akuten Schmerzen im Laufe des Heilungsprozesses abklingt. Der Schmerz wird häufig als dauerhaft vorhanden erlebt und schmerzfreie Momente kaum erinnert.

Es hat sich gezeigt, dass durch eine musiktherapeutische Behandlung zusätzlich zur medizinischen Schmerztherapie Verbesserungen der Schmerzsymptomatik vor allem in Bezug auf affektive Schmerzbelastung und subjektiv empfundene Schmerzintensität erreicht werden kann. Die aktive Musiktherapie nach dem „Heidelberger Modell" verfolgt dabei den Ansatz, über eine Flexibilisierung der musikalischen Aktivität und des musikalischen Ausdrucks der Schmerzpatienten eine Steigerung der generellen emotionalen Expressivität zu erreichen. Denn es wird vermutet, dass eine Auflösung der

„gehemmten Expressivität" und der „erstarrten Bezugskorrelate" dem chronischen Schmerz seine Funktion als quasi Emotionsersatz bzw. als gesellschaftlich akzeptierter Ausdruck negativer Gefühle nimmt. Dass sich Hemmungen im emotionalen Ausdruck direkt in einer erstarrten musikalischen Spielweise widerspiegeln, wird von verschiedenen Musiktherapeuten beobachtet (Bolay et al. 1998a, Berbescu 2000, Buchhaupt 2000, Nickel et al. 2002). Der Anspruch vonseiten der Musiktherapie, im musikalischen Bereich emotionale Probleme eines Menschen nachvollziehen, ausdrücken und bearbeiten zu können, erscheint nach den Ausführungen zu Musik und Emotion (siehe Abschnitt 2.1) einsichtig. Die Fähigkeit zur emotionalen Kommunikation hat sich als eine früh entwickelte ergeben, da schon Säuglinge mittels musikalischer Parameter nonverbal eine enge emotionale Verbindung zu den Bezugspersonen aufbauen können bzw. zur Lebenserhaltung sogar aufbauen müssen. Auch das Erkennen von musikalisch vermittelten grundlegenden Emotionen ist schon früh in der Kindheitsentwicklung ausgebildet, kann aber vermutlich analog zur mimischen Emotionserkennung durch psychiatrische Erkrankungen beeinträchtigt werden (Busch et al. 2003). Der Grad an musikalischer Ausbildung scheint jedoch weder für das Erkennen noch für den Ausdruck von Emotionen entscheidend zu sein. Für die Musiktherapie bedeutet dies, dass für eine therapeutische Behandlung keine musikalische Vorerfahrung vonseiten der Schmerzpatienten vonnöten ist, da sie über ein quasi intuitives Verständnis für musikalisch kommunizierte Emotionen verfügen.

Des Weiteren haben verschiedene Studien verdeutlicht, dass dem Tempo bei der Kodierung und Dekodierung von Emotionen in der Musik eine bedeutende Stellung zukommt. Im besonderen Maße erweist sich die konkrete zeitliche Gestaltung von Tonfolgen auf der Mikroebene (musikalisches Timing) als relevant für die Produktion und Wahrnehmung von musikalisch ausdruckshaften Bewegungen und Phrasen. Solche musikalischen Gesten werden vielfach in Analogie zu körperlichen Gesten und Bewegungen beschrieben, da die zeitliche Mikrostruktur der musikalischen Bewegungen dem Timing von Körperbewegungen ähnelt. Schmerzpatienten mit erhöhtem Muskeltonus und Bewegungseinschränkungen, im Besonderen bezogen auf Mimik und Gestik – also einem eingeschränkten körperlichen Ausdrucksverhalten – lassen entsprechend eine eingeschränkte Fähigkeit zur zeitlichen Gestaltung musikalischer Tonfolgen erwarten. In einer Studie zur Wirksamkeit von Musiktherapie bei chronischer Schmerzerkrankung findet Müller-Busch (1997) entsprechend, dass sich vor allem der Umgang der Patienten mit ihrem Schmerz verbessert, wobei sich als wesentlicher Gesichtspunkt für die musiktherapeutische Entwicklung die musikalische Phrasierung herauskristallisiert hat (Müller-Busch 1997, Müller-Busch und Hoffmann 1997: 146). Hoffmann (1997) liefert erste Ergebnisse aus der Analyse der Therapie- musik von Schmerzpatienten. Als musiktherapeutisch-diagnostischer Aspekt wird ein Erstarren der musikalischen Gestaltung angegeben, was sich unter anderem in gleichbleibenden Tempi und kaum selbst initiierten Verände- rungen im Spiel ausdrückt. Es gibt kaum „Zielpunkte" im Musizieren, und „Phrasierungen der Musik ergeben sich eher aus einem mechanischen Akt der Aneinanderreihung von übergeordneten Formen" (ebd. 10). Neben der Qualität des musikalischen Gestaltens werden auch die Körperhaltung und die Spielbewegungen als steif und erstarrt beschrieben. Die musiktherapeu- tische Behandlung bewirke bei den Schmerzpatienten insgesamt eine Fle- xibilisierung, und es wird ein positiver Zusammenhang zwischen den be- deutsamen Entwicklungen in der Musiktherapie und den Veränderungen in den klinischen Parametern beobachtet. Hoffmann (2003) untersucht die Bedeutung musikalischer Phrasierung im musiktherapeutischen Kontext de- tailliert anhand von psychiatrischen Patienten. Die Analyse von 120 ein- bis dreiminütigen musikalischen Episoden führt zur Klassifikation verschiede- ner Abstufungen in Bezug auf Phrasierung. „Unphrasiertes" Spiel der Pati- enten wird als statisch, desorientiert, ungerichtet und instabil beschrieben und Schwierigkeiten des Patienten zur musikalischen Kontaktaufnahme, Be- schränkungen in der physischen Aktivität und der zeitlichen Flexibilität so- wie der Fähigkeit zur Synchronisation mit der Umwelt beobachtet. Vom re- petitiven Spiel als einziger musikalischer Ausdrucksweise schließt Hoffmann auf eine *intrapersonal inflexibility* (ebd. 20). „Phrasiertes" Spiel hingegen wird als zeitlich gerichtete, strukturierte Aktivität beschrieben, die klare musikalische Intentionen des Patienten erkennen lässt und eine musikalische Kommunikation zwischen Therapeut und Patient ermöglicht.

> „The findings suggest that the concept of phrasing allows to describe
> individual aspects of formative creation, orientation within time and
> in dealing with time and the development of creative intentions within
> musical play. To support phrasing within the process of therapy may
> help to regain the ability to experience and create qualities of time
> and timing and may lead to improved orientation, growing autonomy,
> growing intention in action and the way to relate to others." (Hoff-
> mann 2003: 21)

Anhand musikalischer Phrasierungen manifestieren sich nach Hoffmann ver- schiedene Beschränkungen im Umgang mit Zeit, wozu beispielsweise eine begrenzte Fähigkeit zur zeitlichen Strukturierung und zeitlichen Synchroni- sation, Veränderungen im subjektiven Zeiterleben, Verlust der persönlichen Zeitkontrolle sowie der Entwicklung von Perspektiven in der Zeit gezählt werden. Entsprechend wird geschlossen, dass durch eine Förderung der musikalischen Phrasierungsfähigkeit verschiedene Qualitäten des zeitlichen Erlebens und Gestaltens, der zeitlichen Orientierung und sozialen Synchronisation gefördert werden können (ebd. 20).

Musik erscheint für die Bearbeitung von Problemen im Umgang mit Zeit besonders geeignet, da Musik sich nur im Verlauf der Zeit entfalten kann und zeitliche Komponenten wesentlich zur Expressivität von Musik beitragen. Für den Komponisten Reiner (2003) entspricht Musik einer zeitlichen Geste, und die Bewusstwerdung von Zeit wird als Folge musikalischer Gesten angesehen. Nachgewiesen ist ein verändertes Zeiterleben bei endogener und auch neurotischer Depression, wobei in der Therapie durch ein Aktivierungstraining versucht wird, Zeitspannen auszufüllen und dadurch das gedehnte Zeitempfinden einzuschränken (Mundt 1998, Mundt et al. 1998). Da Depression eine häufig beobachtete Komorbidität bei chronischen Schmerzen ist, was sich unter anderem in motivationalem Antriebsverlust äußert (Hasenbring 1993: 88), können auch bei Patienten mit chronischen Schmerzen Veränderungen im zeitlichen Erleben vermutet werden.

Eine Studie von Kir-Stimon (1977) deutet darauf hin, dass Alkoholkranke eine Veränderung des persönlichen Tempos aufweisen, da sie sehr hohe Werte (um 208 bpm) auf einem Metronom als ihren bevorzugten Tempobereich einstellen. Die Partner von Alkoholkranken präferieren hingegen eher niedrigere Tempi, was Kir-Stimon als eine Ursache für die beobachtbaren gestörten Kommunikationsstrukturen interpretiert. Es scheint aber nicht nur möglicherweise pathologisch bedingte inter-individuelle Unterschiede im bevorzugten Tempo zu geben, sondern auch im allgemeinen Lebenstempo verschiedener Kulturen. Levine (1998) zeigt mit einer kulturvergleichenden Studie, dass sich Städte deutlich in dem allgemeinen Lebenstempo unterscheiden, wie es in einer durchschnittlichen Sprech- oder Gehgeschwindigkeit zum Ausdruck kommt. Unterschiedliche Gewohnheiten im Umgang mit Zeit können nach Levine zu inter-personalen Konflikten führen, wobei ein von hoher Flexibilität gekennzeichneter Umgang mit Zeit, wie er am Beispiel Japans beschrieben wird (ebd. 206f.), als förderlich für die körperliche und psychische Gesundheit sowie für das soziale Wohlbefinden erachtet wird. Flexibilität in Bezug auf Zeit und Tempo könnte wiederum als eine Voraussetzung für eine erfolgreiche Kontaktaufnahme und Kommunikation des einzelnen mit der sozialen Umwelt aufgefasst werden. Kir-Stimon (1977: 246) beschreibt das persönliche Tempo als projektiven Ausdruck eines Individuums und als jene Frequenz, in der der Organismus am effektivsten arbeitet. Betont wird auch die organische Notwendigkeit, das persönliche Tempo in Balance halten zu können, was als *tempo-stasis* bezeichnet wird. Zugleich wird die Notwendigkeit eines flexiblen Umgangs mit dem persönlichen Tempo hervorgehoben, da nur ein ständiges *scanning* und *re-adjustment* des persönlichen Tempos mit dem sozialen Umfeld eine zwischenmenschliche Kommunikation gelingen lässt. In diesem Ansatz zeigt sich eine Nähe zu Scherers (1981) und Traues (1998) Argumentation, dass Flexibilität sowohl im körperlich-emotionalen als auch im persönlich bevorzugten Tempobereich unerlässlich für die kommunikativen Fähigkeit und damit die psychosoziale Gesundheit eines Menschen ist.

Neben den erwähnten Studien zur eingeschränkten Fähigkeit der zeitlichen Gestaltung von musikalischen Tonfolgen gibt es Hinweise auf eine Beeinflussung des generellen Musiziertempos bei Depressiven. Steinberg (1987) beobachtet, dass endogen Depressive ein Lied durchschnittlich langsamer singen als beispielsweise Schizophrene und dass das Tempo während einem Depressionstief nochmals abnimmt. Insgesamt schließt Steinberg aus seinen Studien, dass psychiatrische Erkrankungen anhand des musikalischen Ausdrucks der Patienten hörbar seien und dass diese mit der Erkrankung verbundenen amusischen Störungen entsprechend der psychischen Genese reversibel seien (Steinberg et al. 1990). Rötter (1997a: 108) verweist auf eine Studie mit geistig Behinderten, in der sich ein enger Zusammenhang zwischen Körperbewegungen und dem musikalischen Tempo von dargebotener Musik gezeigt hat (Stevens 1971). Die Verbindung von Tempo und Bewegung scheint somit in niedrigen Hirnbereichen angesiedelt zu sein. Eine weitere Studie zeigt zudem, dass Kinder zwar recht unterschiedliche Tempi bevorzugen, doch körperliche Bewegungen sehr konstant und am besten zu dem jeweils bevorzugten Tempo ausüben können (Walthers 1983, nach Rötter 1997a: 159f.).

Bei den Ausführungen zu Musik und Zeit (siehe Abschnitt 2.3) wird ebenfalls auf das Vorhandensein eines bevorzugten Tempobereichs für die Ausführung und Wahrnehmung musikalischer Ereignisfolgen hingewiesen, der trotz inter-individueller Unterschiede in einem Bereich um 100 bpm liegt und einen Bereich hoher Leistungsfähigkeit darstellt. Auch bei verschiedenen „Uhrenmodellen" ist zwar von einer variablen, aber dennoch zumeist moderaten Basisfrequenz eines internen Taktgebers die Rede. Es wird somit bei aller Variabilität, mit der ein Uhrenmodell auf externe Stimuli, wie Tonfolgen, reagiert, doch von einem internen, mittleren bevorzugten Tempobereich ausgegangen. Bei Modellen mit einer Vielzahl an Oszillatoren, die auf verschiedene Periodizitäten eines exteren Stimulus reagieren, wird zum Teil eine besondere Resonanz eines Oszillator mittlerer Frequenz vermutet. Die vielfältigen Analogien zwischen musikalisch und körperlich expressiver Bewegung lassen jedoch darauf schließen, dass für eine zeitliche Gestaltung einer Bewegung nicht nur extern anregbare Zeitgeber zur Erklärung ausreichen. Denn auch spontane körperliche Bewegungen folgen einem strukturierten zeitlichen Ablauf, so dass vermutlich auch ohne jegliche externe Anregung ein interner Zeitgeber aktiviert werden kann. In diese Richtung verweist eine Studie zur Ausbildung von stabilen Tempopräferenzen für imaginierte Musik (Auhagen 2003).

5.2. Fragestellungen und Hypothesen

Für Patienten mit chronischen Schmerzen ergeben sich aus den Befunden verschiedene Hinweise auf ihr musikalisches Verhalten, in besonderem Maße auf ihren Umgang mit musikalischem Tempo. Durch den engen Zusammenhang von Musik und Emotion erscheint es naheliegend, dass sich Hemmungen im emotionalen Ausdruck bzw. emotionale Erstarrungen bezüglich verschiedener Lebensaspekte auf vielfältige Weise in einem eingeschränkten musikalischen Spiel niederschlagen, wie dies von Musiktherapeuten beobachtet wird. Diese musikalischen Einschränkungen sollten sich in besonderer Weise im musikalischen Tempo äußern, da diesem Parameter (neben der Dynamik) enorme Bedeutung für emotionale Expressivität in Musik zukommt und die zeitliche Gestaltung von Tonfolgen wesentlich für die Produktion und Wahrnehmung von musikalischen Gesten ist. Da die musikalische Gestik über den zeitlichen Aspekt eng an die körperliche Gestik gekoppelt ist und Schmerzpatienten erhöhte, aber nicht wahrgenommene Muskelanspannungen sowie gehemmte gestische Bewegungen aufweisen, sind Einschränkungen vor allem in den temporalen Komponenten der musikalischen Aktivität zu erwarten.

Häufig beobachtete Depression bei Schmerzpatienten beeinflusst vermutlich das zeitliche Erleben generell, was sich möglicherweise in einem veränderten inneren Tempo äußert und sich beispielsweise über spontane Aktivitäten, wie Fußwippen oder Auftippen mit dem Finger, messen lässt. Die Geschwindigkeit und Regelmäßigkeit einer solchen Tätigkeit spiegelt möglicherweise die mit Depression verbundene „psychomotorische Hemmung in Form von Verlangsamung von Denken, Sprache und Körperbewegungen" (Münzel 1993: 49), den Antriebsverlust sowie die „Rhythmusstörung der Melancholie" (Mundt et al. 1998: 39) wider. Im musikalischen Bereich sollte die Fähigkeit zur musikalischen Kontaktaufnahme und Kommunikation sowie zur musikalischen Synchronisation im Bereich des jeweils subjektiven Tempo am besten gelingen.

Da in dem musiktherapeutischen Behandlungskonzept „Heidelberger Modell" explizit an einer musikalischen Flexibilisierung der Patienten gearbeitet wird, um somit eine emotionale Flexibilisierung und Steigerung der emotio-

nalen Expressivität zu erreichen, stellt sich die Frage, ob sich musikalische
Flexibilisierung und Steigerung der Expressivität im Verlauf der musiktherapeutischen Behandlung messen lassen und inwieweit beide Aspekte miteinander korrelieren. Von Interesse ist zudem die Frage nach Zusammenhängen
zwischen musikalischer Flexibilität, emotionaler Expressivität und den Kriterien für musiktherapeutischen Erfolg, die sich auf verschiedene Aspekte
der Schmerzsymptomatik beziehen.

Beim Bestreben der Messung musikalischer Flexibilisierung erscheint es
nach den bisherigen Ausführungen sinnfällig, auf den musikalischen Parameter Tempo zu fokussieren. Die Fähigkeit, auch leichte Veränderungen
im Musiziertempo wahrzunehmen und im eigenen Spiel zu integrieren, ist
ein wesentliches Merkmal von Ensemblemusik, wobei Musiker eine zeitliche Synchronisationsleistung von durchschnittlich 30 bis 50 Millisekunden
erreichen (Rasch 1988: 78). Doch stellt diese Fähigkeit zum flexiblen Umgang mit Tempo auch in anderen sozialen Kontexten eine Notwendigkeit
zum Gelingen von Kommunikation dar. Sich des eigenen inneren Tempos
bewusst zu sein, aber dennoch rasch auf Änderungen des Tempos anderer einstellen zu können, flexibel das Tempo von Handlungen im sozialen
Bereich adjustieren zu können, wird als Ausdruck psychischer Gesundheit
gewertet, wozu im Wesentlichen emotionale Expressivität zählt (Traue 1998,
Scherer 1981, Levine 1998, Kir-Stimon 1977). Entsprechend steht in der vorliegenden Studie nicht die Fähigkeit zur zeitlichen Gestaltung (expressives
Timing, Phrasierung) im Mittelpunkt, sondern es wird auf Flexibilität im
musikalischen Verhalten hinsichtlich des Einstellens auf variable musikalische Tempi fokussiert.

Neben einem musikalischen Test zum flexiblen Umgang mit Tempoänderungen ist die Kenntnis des bevorzugten Tempos der Schmerzpatienten
von Interesse. Lässt sich eine erhöhte Synchronisationsleistung mit dem musikalischen Stimulus im Bereich des bevorzugten Tempos feststellen, dann
bekräftigt dies die Vermutung, dass die Tempopräferenz auf einen inneren
Zeitgeber verweist und dieser für die musikalische Produktion von Bedeutung ist. Folglich wären Modelle zur Zeitwahrnehmung, die lediglich auf
externer Anregung beruhen, zu modifizieren. Zudem ließen sich hieraus Hinweise für die musiktherapeutische Praxis in Bezug auf eine gelungene musikalische Kontaktaufnahme ableiten. Des Weiteren ist von Interesse, ob sich
das bevorzugte Tempo im Verlauf der Musiktherapie verändert und ob sich
Verbindungen zur Pulsfrequenz – als einer möglichen Quelle eines internen
Zeitgebers – herstellen lassen.

Als Ausdruck emotionaler Flexibilität bzw. gehemmter Expressivität kann
die emotionale Expressivität der Schmerzpatienten angesehen werden, die

sich neben Verhaltensbeobachtungen und Fremdbeurteilungen auch durch Selbstbeschreibungen der Patienten erheben lässt. Dabei ist zu bedenken, dass Selbsturteile zum emotionalen Erleben gerade bei Patienten mit Hemmungen im emotionalen Ausdruck problematisch sein können. Doch liegen etablierte psychologische Messinstrumente zur Expressivität vor, die diese Problematik berücksichtigen und durch Fremdbeurteilungen validiert sind. Diese Fragebögen beziehen sich auf nonverbales expressives Verhalten, auf Probleme durch Expressivität und Introversion im interpersonalen Bereich sowie auf Extraversion und Gehemmtheit im Sinne von Persönlichkeitsmerkmalen. In Bezug auf nonverbale Aspekte emotionaler Expressivität stellt Melcher (2002: 90ff.) fest, dass expressivere Probanden häufiger ein Musikinstrument erlernt haben und in Musikgruppen aktiv sind sowie insgesamt mehr Musik hören als weniger expressive Probanden. Zudem berichten expressivere Probanden über höhere emotionale Ansprechbarkeit durch Musik und weisen insgesamt mehr Sozialkontakte auf (ebd. 88f.).

Das musiktherapeutische Bestreben einer Steigerung der emotionalen Expressivität von Schmerzpateinten erscheint somit durch das nonverbale Medium Musik besonders erfolgversprechend, zumal gerade der sozial-kommunikativen Komponente emotionaler Expressivität in der gemeinsamen, freien Improvisation von Musiktherapeut und Patient enorme Bedeutung beigemessen wird. Die Kommunikation von Emotionen fällt dabei dem Patienten im musikalischen Bereich möglicherweise leichter als im verbalen Bereich alltäglicher interpersonaler Situationen, so dass nach gelungerer Flexibilisierung des musikalischen Emotionsausdrucks eine generelle Steigerung des emotionalen Ausdrucks und schließlich eine Generalisierung dieser Kompetenz auf den Alltag angestrebt werden kann.

Fragestellungen Die vorliegende experimentelle Studie widmet sich im Wesentlichen den folgenden Fragestellungen, wobei der Schwerpunkt des musikpsychologischen Interesses auf den Zusammenhängen zwischen den verschiedenen Variablen liegt.

- Gruppenunterschiede

    – Unterscheidet sich die Selbsteinschätzung von emotionaler Expressivität zwischen Schmerzpatienten und gesunden Probanden?
    – Unterscheidet sich die musikalische Tempoperformance zwischen Schmerzpatienten und gesunden Probanden?
    – Unterscheidet sich das Tapping-Verhalten zwischen Schmerzpatienten und gesunden Probanden?

- Testunterschiede

  - Verändert sich die Selbsteinschätzung von emotionaler Expressivität im Verlauf der Musiktherapie?
  - Verändert sich die musikalische Tempoperformance im Verlauf der Musiktherapie?
  - Verändert sich das Tapping-Verhalten im Verlauf der Musiktherapie?

- Zusammenhänge

  - Zeigen sich Zusammenhänge zwischen musikalischer Tempoperformance und emotionaler Expressivität?
  - Zeigen sich Zusammenhänge zwischen musikalischer Tempoperformance und Tapping-Verhalten?
  - Differieren diese möglichen Zusammenhänge nach Gesundheitszustand, musiktherapeutischem Erfolg und musikalischer Expertise?

Hypothesen   Obgleich es sich um eine explorative Studie handelt, können aufgrund der theoretischen Betrachtung überwiegend gerichtete Alternativhypothesen formuliert werden.

- Gruppenunterschiede

  - Nullhypothese: Es zeigen sich keine Unterschiede in den Variablenausprägungen zwischen Schmerzpatienten und gesunden Probanden.
  - Alternativhypothesen:

    * Schmerzpatienten zeigen eine geringere Selbsteinschätzung von emotionaler Expressivität als gesunde Probanden.
    * Schmerzpatienten zeigen eine weniger flexible musikalische Tempoperformance als gesunde Probanden.
    * Schmerzpatienten präferieren ein niedrigeres Tapping-Tempo und zeigen ein unregelmäßigeres Tapping-Verhalten.

- Testunterschiede

  - Nullhypothese: Es zeigen sich keine Veränderungen in den Variablenausprägungen im Verlauf der Musiktherapie.
  - Alternativhypothesen:

* Die Selbsteinschätzung von emotionaler Expressivität steigt im Verlauf der Musiktherapie.
* Die musikalische Tempoperformance wird im Verlauf der Musiktherapie flexibler.
* Das Tapping-Verhalten wird in Verlauf der Musiktherapie schneller und regelmäßiger.

• Zusammenhänge

    – Nullhypothese: Die musikalische Tempoperformance hängt weder mit der Selbsteinschätzung von emotionaler Expressivität noch mit dem Tapping-Verhalten zusammen.

    – Alternativhypothesen:

        * Die musikalische Tempoperformance hängt positiv mit dem Tapping-Verhalten zusammen.
        * Die musikalische Tempoperformance hängt mit der Selbsteinschätzung von emotionaler Expressivität zusammen.

           · positiver Zusammenhang: je expressiver, desto flexibler die Tempoperformance
           · negativer Zusammenhang: je expressiver, desto weniger flexibel die Tempoperformance

Für die zentrale Frage des psycho-musikalischen Zusammenhangs deuten die theoretischen Überlegungen zwar auf eine positive Beziehung hin, nach der expressivere Probanden generell eine höhere Flexibilität aufweisen und entsprechend auch im musikalischen Verhalten flexibler auf die Tempoänderungen eingehen. Allerdings kann auch ein negativer Zusammenhang vermutet werden, nach dem expressivere Probanden sich weniger bereitwillig einem musikalischen Stimulus anpassen, sondern vielmehr eigene Akzente in ihrer musikalischen Aktivität setzen wollen. Somit wird sowohl eine positiv gerichtete als auch eine negativ gerichtete Alternativhypothese formuliert.

Teil II.

Beschreibung der Methodik

6. Stichproben

In der vorliegenden explorativen Studie werden Patienten mit chronischer Schmerzerkrankung in Bezug auf ihre Flexibilität im Umgang mit musikalischen Tempoänderungen, in Bezug auf verschiedene Aspekte ihrer psychologischen Expressivität sowie in Bezug auf ihr Tapping-Verhalten mit gesunden Probanden verglichen. Zudem wird eine Auswahl an Schmerzpatienten musiktherapeutisch betreut und in ihrer Performance bei den genannten Variablen im Verlauf der Musiktherapie betrachtet sowie mit gesunden Probanden und Schmerzpatienten ohne musiktherapeutische Behandlung verglichen. Somit ergeben sich folgende Stichproben:

- Klinische Stichprobe (Schmerzgruppe)

  - Schmerzpatienten mit Musiktherapie (Musiktherapiegruppe)
  - Schmerzpatienten ohne Musiktherapie (Klinische Kontrollgruppe)

- Nicht-klinische Stichprobe (Gesunde Kontrollgruppe)

Die Teilnahme an der experimentellen Studie erfolgt auf freiwilliger Basis und nach schriftlichem Einverständnis der Probanden. Insgesamt wird darauf geachtet, dass die Probanden keine ausgeprägten musikalischen Fähigkeiten aufweisen.

6.1. Musiktherapiegruppe

Die Musiktherapiegruppe umfasst Probanden, die im Schmerzzentrum der Klinik für Anaesthesiologie der Universität Heidelberg medizinische Schmerztherapie und zusätzlich eine musiktherapeutische Behandlung an der Musiktherapeutischen Ambulanz am Fachbereich Musiktherapie der Fachhochschule Heidelberg erhalten.

Die Einschlussbedingungen für Musiktherapie sind chronische, nicht maligne (nicht tumorbedingte) Schmerzen, schmerzbedingte emotionale oder psychische Beeinträchtigungen, Alter über 18 Jahre, keine psychiatrischen Erkrankungen neben der Schmerzerkrankung, keine psychotherapeutische Behandlung neben der Musiktherapie sowie positive Therapiemotivation (Hillecke 2002: 110). Die Aufnahme in die Musiktherapiegruppe erfolgt nach

einem dreistufigen Verfahren, das nacheinander medizinische, psychologische und musiktherapeutische Anamnese und Diagnostik umfasst. Im Rahmen der standardisierten musiktherapeutischen Anamnese wird im besonderen Maße die emotionale Ansprechbarkeit durch Musik, die Möglichkeit zur
musikalischen Aktivierung von erinnertem Wohlbefinden sowie die Bevorzugung eines nonverbalen Ausdrucks berücksichtigt. Führt dieses Aufnahmeverfahren zu einem musiktherapeutischen Behandlungsangebot, entscheidet
der Schmerzpatient, ob er an der Musiktherapie und der vorliegenden experimentellen Studie teilnimmt. Bei einer positiven Entscheidung wird der
Schmerzpatient einem der insgesamt vier an der Studie beteiligten Musiktherapeuten zugeordnet, wobei diese Zuordnung im Wesentlichen nach freien
Therapieplätzen erfolgt.

Die musiktherapeutische Behandlung umfasst 20 Sitzungen im Einzelset-
ting mit jeweils 50 Minuten pro Woche und erfolgt nach dem „Heidelberger Modell", das auf einer emotional-expressiven Flexbilisierung durch eine
musikalische Flexibilisierung basiert (vgl. Abschnitt 4.3). Die Musiktherapie stützt sich schwerpunktmäßig auf das aktive, gemeinsame Musizieren
von Patient und Therapeut im Sinne eines freien Improvisierens, wobei dem
Musiktherapeuten ein Vielzahl an Interventionen zur Verfügung stehen. Auf
diesem Wege findet eine musikalische Auseinandersetzung mit Gefühlen, Situationen und psychischen Konflikten des Patienten statt, die zumeist im
therapeutischen Gespräch vor- und nachbereitet wird.

Die Messzeitpunkte schließen jeweils das experimentelle Setting und die
psychologischen Messinstrumente ein und finden vor der ersten, elften und
zwanzigsten Musiktherapie-Sitzung außerhalb des therapeutischen Settings
in den Räumen des Deutschen Zentrums für Musiktherapieforschung (Viktor
Dulger Institut) DZM e.V. statt.

6.2. Klinische Kontrollgruppe

Die klinische Kontrollgruppe besteht aus Probanden mit chronischen Schmerzen, die ebenfalls im Schmerzzentrum der Heidelberger Universitätsklinik
medizinisch behandelt werden. Im Verlauf der vorliegenden Studie erhalten
diesen Probanden keine musiktherapeutische oder anderweitige psychotherapeutische Behandlung.

Der erste Messzeitpunkt umfasst das experimentelle Setting sowie die
psychologischen Messinstrumente und findet in den Räumen des Schmerzzentrums vor dem Arztkontakt bzw. vor einer möglichen schmerztherapeutischen Intervention statt. Der zweite Messzeitpunkt findet nach mindestens

vier Wochen erneut im Schmerzzentrum statt und bezieht sich lediglich auf das experimentelle Setting.

6.3. Gesunde Kontrollgruppe

Die gesunde Kontrollgruppe umfasst Probanden ohne akute oder chronische Schmerzen und sonstige somatische bzw. psychiatrische Erkrankungen. Die Probanden bezeichnen sich selbst als gesund und befinden sich weder in medizinischer noch in psychotherapeutischer Behandlung.

Diese Stichprobe ist eine nach Alters- und Geschlechtsverteilung annähernd an der Stichprobe der Schmerzpatienten stratifizierte Gruppe, die aus verschiedenen Kontakten rekrutiert wird.

Der erste Messzeitpunkt umfasst das experimentelle Setting und die psychologischen Messinstrumente und findet in den Räumen des DZM bzw. in einem Raum eines Verwaltungsgebäudes statt. Der zweite Messzeitpunkt findet in denselben Räumen statt und berücksichtigt nur das experimentelle Setting.

6.4. Schmerzgruppe

Die Schmerzgruppe setzt sich aus der Musiktherapiegruppe und der klinischen Kontrollgruppe zusammen, wobei für diese Stichprobe nur die jeweils ersten Messzeitpunkte berücksichtigt werden können, da die Schmerzpatienten beider Gruppen zu diesem Zeitpunkt aufgrund der ausschließlich medizinischen Betreuung den gleichen Bedingungen ausgesetzt sind.

6.5. Gesamtstichprobe

Die Gesamtstichprobe besteht aus der Kombination der Musiktherapiegruppe, der klinischen Kontrollgruppe und der gesunden Kontrollgruppe, bezieht sich auf den jeweils ersten Messzeitpunkt und dient lediglich einer anfänglichen überblicksartigen Analyse des Datenmaterials.

7. Experimentelles Setting

7.1. Vorbemerkung

Zur Untersuchung der musikpsychologisch hergeleiteten Fragestellungen sollte ursprünglich ein Forschungsdesign entwickelt werden, das auf der direkten Analyse der im Rahmen einer musiktherapeutischen Behandlung er-
zeugten musikalischen Aktivität beruht. Vorteil eines solchen Forschungsdesign ist, dass das musikalische Verhalten der Patienten innerhalb der für
die Musiktherapie natürlichen Situation entsteht und somit therapeutische
Realität untersucht wird. Problematisch wird dieser Ansatz jedoch, wenn
nicht die Analyse von einzelnen Fallstudien im Vordergrund steht, sondern
die Suche nach generellen Zusammenhängen. Hierzu erscheint eine kontrollierte Untersuchungssituation notwendig. Die an dem Projekt beteiligten
Musiktherapeuten richten ihre Arbeit zwar an dem „Heidelberger Modell",
einem manualisierten Behandlungskonzept, aus, so dass davon ausgegangen werden kann, dass grundlegende musiktherapeutische Interventionen
übereinstimmen. Dennoch erfordert jede therapeutische Behandlung eine
starke Orientierung an dem zu behandelnden Menschen und eine entsprechende Adaption des theoretischen Behandlungsmodells, was einer direkten
Vergleichbarkeit der Therapien zuwiderläuft. Die Überlegung, zur besseren
Vergleichbarkeit der musikalischen Daten streng kontrollierte Elemente in
die therapeutische Situation zu integrieren, wurde von den behandelnden
Musiktherapeuten als zu starker Eingriff in das therapeutische Setting abgelehnt und daher ebenfalls nicht weiter verfolgt.

Neben diese methodischen und therapiespezifischen Gründen gegen eine
direkte Analyse von Therapiemusik traten technisch bedingte. Die Thera-
pieräume der Musiktherapeutischen Ambulanz der Fachhochschule Heidelberg sind zwar mit Mikrophonen und Videokameras ausgestattet und ermöglichen eine analoge Speicherung des musiktherapeutischen Geschehens. Für
die vorliegende Studie bedarf es jedoch der klaren Trennung von Patienten-
und Therapeutenmusik sowie musikalischer Daten in digitalisierter Form.
Ein Versuch, mittels Richtmikrophonen direkt im Therapieraum MiniDisk-
Aufnahmen zu tätigen, verlief zwar recht erfolgreich, erbrachte jedoch keine
ausreichende Trennung der musikalischen Aktivitäten von Therapeut und
Patient und erwies sich zudem als nicht praktikabel innerhalb eines thera-

peutischen Settings. Ein Therapieraum mit MIDI-fähigen Musikinstrumenten und Aufnahmemöglichkeiten außerhalb des Therapieraumes erscheint
als Optimum für die Analyse von Therapiemusik, ließ sich aber für die vorliegende Studie nicht umsetzen.

Diese Überlegungen führten schließlich zu der Überzeugung, ein experimentelles Setting außerhalb der Musiktherapie-Sitzung zu entwerfen. Aufgabe des Experiments ist einerseits, den Probanden mehrfach identische
Versuchsbedingungen zu präsentieren, um intra-individuelle Unterschiede
der Reaktionen im Verlauf der Musiktherapie zu erkennen und um inter-
individuelle Unterschiede in den Reaktionen festzustellen. Andererseits soll
das musikalische Experiment soweit möglich den Charakter einer musikalischen Kommunikation, wie sie im Rahmen der musiktherapeutischen Behandlung von den Patienten kennengelernt wird, bewahren, um eine gewisse
emotionale Beteiligung der Probanden bei der Versuchsdurchführung zu erhalten und nicht eine rein motorisch-kognitive Fähigkeit zu testen.

7.2. Messzeitpunkte

Während die Bedingungen innerhalb des Experiments standardisiert sind,
variieren die körperlichen und psychischen Zustände, in denen die Probanden an dem Experiment teilnehmen, unter anderem da die Entwicklung
jeder einzelnen musiktherapeutischen Behandlung vermutlich unterschiedliche Auswirkungen auf die musikalischen Fertigkeiten und psychischen Be-
findlichkeiten der Patienten hat. Selbst wenn nur ein Musiktherapeut die
verschiedenen Behandlungen durchführte, würden die Therapien dennoch je
nach Patient und Problematik unterschiedliche Verläufe nehmen. Hilfreich
beim Umgang mit diesem Problem ist, dass die Therapiedauer jeweils auf
zwanzig Sitzungen beschränkt ist und dass die therapeutische Behandlung
in verschiedene Phasen untergliedert ist, die jeweils einen bestimmten therapeutischen Entwicklungsstand als Zielvorgabe definieren. Somit erscheint als
sinnvolle Lösung, die Patienten zu jeweils identischen Zeitpunkten gemessen
nach Anzahl an Therapiesitzungen die experimentelle Studie durchführen zu
lassen. Folgende Zeitpunkte für die Messungen werden festgelegt:

- Beginn der Musiktherapie (Test 1, vor der ersten Sitzung)
- Mitte der Musiktherapie (Test 2, vor der elften Sitzung)
- Abschluss der Musiktherapie (Test 3, vor der zwanzigsten Sitzung)

Die Durchführung des Experiments findet jeweils vor einer Therapiesitzung
statt, damit die Patienten nicht durch das Musizieren während der Sitzung

quasi eingespielt sind oder möglicherweise durch das therapeutische Gespräch und Musizieren sich nicht in der Lage sehen, sich auf die experimentelle Aufgabenstellung zu konzentrieren. Die Durchführung des Experiments findet ohne Anwesenheit der jeweiligen Musiktherapeuten statt.

7.3. Ablauf des Experiments

Der Ablauf der experimentellen Datenerhebung folgt folgendem Schema:

- Ausfüllen der psychologischen Fragebögen
- Erklärung des experimentellen Settings
- Erhebung der Schmerzstärke
- Messung des Pulsschlags
- Feststellung der Händigkeit
- Tapping-Aufgabe
- Test zur Tempoflexibilität
- Messung des Pulsschlags
- Befragung nach persönlichem Eindruck bezüglich des Experiments

Vor einer musiktherapeutischen Sitzung erhalten die Probanden psychologische Fragebögen, mit denen verschiedene Aspekte von Expressivität, der Schmerzproblematik und des Umgangs mit Musik sowie die musiktherapeutische Entwicklung erhoben werden. Das Ausfüllen der Fragebögen mittels *paper-pencil*-Methode erfordert etwa dreißig Minuten und wird von einem Probanden selbständig durchgeführt.

Anschließend wird der Proband in den Experimentalraum begleitet, wo er auf einem Stuhl mit Rücken- und Armlehne Platz nimmt. Da es sich um ein experimentelles Design handelt, bei dem die Probanden nicht wissen, dass deren musikalische Flexibilität im Umgang mit Tempoänderungen getestet wird, erfolgt die Erklärung, dass mit den folgenden Aufgaben die Beeinflussung des Pulsschlages durch musikalische Aktivität untersucht wird. Diese Erklärung haben die Probanden bereits schriftlich erhalten und per Unterschrift in die Teilnahme an der Studie eingewilligt. Entsprechend wird vor Beginn der experimentellen Aufgaben nicht nur die Schmerzintensität erfragt, sondern auch der Pulsschlag gemessen und notiert. Dies dient zudem der Überprüfung der Fragestellung, ob es einen Zusammenhang zwischen dem präferierten musikalischen Tempo, dem inneren Tempo und dem Pulsschlag gibt (Iwanaga 1995a, b).

Anschließend folgt die Durchführung der Fingertapping-Aufgabe und des Tests zur Tempoflexibilität, die in den Abschnitten 7.5 und 7.6 beschrieben werden. Im Anschluss wird erneut der Pulsschlag gemessen, bevor der Proband nach seinen Eindrücken und Empfindungen beim musikalischen Experiment befragt wird. Dadurch wird unter anderem festgestellt, ob ein Proband Schwierigkeiten hatte, die Aufgabenstellung zu befolgen. Zudem interessiert, ob das Charakteristikum des Experiments, die ständigen musikalischen Tempoveränderungen, explizit in den verbalen Äußerungen benannt werden.

7.4. Technische Apparatur

Das Studiendesign erfordert eine technische Apparatur, die eine Speicherung der experimentellen Aktivitäten der Probanden im Standard-MIDI-Format ermöglicht. Da die Tapping-Aufgaben durch Auftippen mit einem Finger und der Test zur Tempoflexibilität durch Anschlagen mit den Händen erfolgt, können keine üblichen MIDI-Pads verwendet werden, da diese prägnante Onsets durch Schlägel erfordern. Die benötigte hohe Kontaktsensitivität von MIDI-Pads gewährleistet jedoch das elektronische Handperkussionsinstrument HPD-15 (siehe Abbildung 7.1), das der Studie durch die Unterstützung der Firma Roland Elektronische Musikinstrumente GmbH zur Verfügung steht. Das HPD-15 bietet eine runde Spielebene bestehend aus vier großen MIDI-Pads, die kreisförmig um ein kleines rundes Pad in der Mitte angeordnet sind. Jedes Pad kann bezüglich einer Vielzahl an Parametern (wie Kontaktsensitivität, Klang, Tonhöhe etc.) individuell eingerichtet werden, die von dem eingebauten Sequencer des HPD-15 realisiert werden.

Zur Aufnahme der Anschlagszeitpunkte (*Onset-Time*) und Anschlagsgeschwindigkeiten (*Velocity*) der experimentellen Aktivität ist das HPD-15 über ein MIDI-Interface mit einem Apple Powerbook verbunden. Unter der Software *CubaseScore* werden die Tapping-Aktivitäten und die Tempoperformance in jeweils verschiedenen Spuren aufgezeichnet. Beim Test zur Tempoflexibilität verläuft die Aufzeichnung der Tempoperformance parallel zum Abspielen der Spur mit dem musikalischen Stimulus, wobei über *CubaseScore* der Sequencer des HPD-15 zur Klangerzeugung angesprochen wird. Der musikalische Stimulus wie auch die musikalische Aktivität eines Probanden werden beim Test zur Tempoflexibilität dem Probanden über einen am HPD-15 angeschlossenen Kopfhörer dargeboten und die Aufnahme durch einen weiteren Kopfhörer von der Versuchsleitung kontrolliert.

Mit dieser Apparatur wird für jeden Messzeitpunkt eines Probanden eine *CubaseScore*-Datei erstellt, die neben der Ton- und Tempospur des musika-

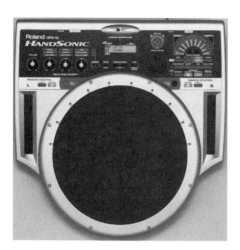

Abbildung 7.1.: Elektronisches Handperkussionsinstrument (HPD-15) der Firma
Roland

lischen Stimulus drei Spuren mit den folgenden experimentellen Aktivitäten
erhält: bevorzugtes Tapping, maximales Tapping, musikalische Tempoperformance.

7.5. Tapping-Aufgabe

Beschreibung Die Tapping-Aufgabe gliedert sich in zwei Bereiche: das bevorzugte Tapping und das maximale Tapping (bzw. Speed-Tapping). Tapping beschreibt eine motorisch repetitive Bewegung, wie das Auftippen mit
dem Finger, und stellt eine etablierte Methode der Datenerhebung dar, um
Hinweise auf das innere Tempo eines Menschen zu gewinnen. Verschiedene
Studien weisen darauf hin, dass die spontane Geschwindigkeit solch einfacher
motorischer Bewegungen Ausdruck des Tempos eines internen Zeitgebers
ist, der die Zeit- und Tempowahrnehmung von Menschen beeinflusst (u.a.
Fraisse 1982). Des Weiteren wird vermutet, dass die maximale Geschwindigkeit, mit der das Tapping ausgeführt werden kann, in Analogie zum Tempo
neuronaler Prozesse bei der kognitiven Verarbeitung verläuft (Ottensmeier et al. 2000). In musikpsychologischen Studien wird Fingertapping häufig
zur Erkennung von Tempoänderungen oder zur Verdeutlichung der wahrgenommenen Zählzeit musikalischer Tonfolgen eingesetzt (u.a. Drake et al.
2000b), doch wird auch mittels repetitiver Fußbewegungen (Wöllner 2003)

bzw. gleichmäßiger Schrittfolgen (Maria 2003) das musikalische Tempoerleben untersucht.

Ziele Mit der Tapping-Aufgabe werden verschiedene Ziele verfolgt. Zunächst erscheint es sinnvoll, bei einer Untersuchung zum Umgang mit musikalischen Tempoveränderungen festzuhalten, welches das subjektiv bevorzugte bzw. spontane und das maximal mögliche Tempo einer einfachen motorischen Aktivität ist.

Die Erhebung des bevorzugten Tempos dient der Untersuchung der Fragestellung, ob die Probanden beim Test zur Tempoflexibilität am besten im Bereich ihres bevorzugten Tempos auf den musikalischen Stimulus reagieren können. Zudem interessiert, ob sich die Tapping-Tempi im Verlauf der Therapie verändern, Unterschiede zum Tapping-Verhalten der Kontrollgruppen festgestellt werden können und sich Bezüge zum Pulsschlag ergeben.

Die Erhebung des maximalen Tempos verfolgt das Ziel, die Leistungsfähigkeit und -bereitschaft der Probanden einschätzen zu können. So ist für das Kernstück des Experiments, den Test zur Tempoflexibilität, die körperliche Befähigung zur Ausführung von Handbewegungen in verschiedenen Geschwindigkeiten notwendigt. Patienten mit chronischen Schmerzen beispielsweise in Armen, Händen, Handgelenken oder Fingerspitzen könnten hier physiologisch eingeschränkt sein, was gegen eine Teilnahme am Experiment spräche.

Mit der Tapping-Aufgabe wird des Weiteren geprüft, ob die Probanden bereit sind, sich genau an die Anweisungen zu halten, auch wenn dies möglicherweise einige Überwindung kostet. Vor allem die zweite Tapping-Aufgabe gibt hier den notwendige Aufschluss, denn das maximale Tapping erfordert einige Überwindung, durchzuhalten und nicht vorzeitig abzubrechen.

Experimentelle Umsetzung In der vorliegenden Studie orientiert sich die konkrete Aufgabenstellung so weit technisch möglich an dem experimentellen Tapping-Design von Ottensmeier et al. (2000), wobei in der verwendeten Apparatur keine Kontrolle über den Grad der Auslenkung der Fingerbewegung möglich ist. Für die Tapping-Aufgabe ist das mittlere, runde MIDI-Pad des HPD-15 auf maximale Kontaktempfindlichkeit eingestellt, so dass auch ein sanftes Auftippen mit dem Finger registriert wird. Die Tapping-Aufgabe erfolgt zudem ohne akustische Rückkoppelung bzw. Kontrollmöglichkeit. Die Spielfläche des HPD-15 bildet mit der Armlehne des Stuhls, auf dem die Probanden sitzen, eine Ebene, so dass Arm, Handballen und Daumen während des Tappings entspannt aufliegen. Die Tapping-Aufgaben werden mit dem Mittelfinger der dominaten Hand ausgeführt. Zur Feststellung der Händigkeit werden die Probanden zuvor unvermittelt aufgefordert, eine Hand auf die „elektronische Trommel" (HPD-15) zu legen. Anschließend wird erfragt, ob die aufgelegte Hand auch die dominante sei, was die Probanden stets bestätigten. Nach einer Probephase finden zwei Tapping-Aufgaben statt:

- Bevorzugtes Tapping: 30 Sekunden so gleichmäßig wie möglich im subjektiv bevorzugten Tempo auftippen
- Maximales Tapping: 30 Sekunden so gleichmäßig wie möglich im höchst möglichen Tempo auftippen

Die Tapping-Aufgaben erfolgen ohne akustisches Feedback, aber mit Zeitansagen nach 15 Sekunden („Halbzeit") und nach 25 Sekunden („die letzten fünf Sekunden"). Da das maximale Tapping über 30 Sekunden als recht anstrengend empfunden werden kann, wird es durch standardisierte motivierende Aussagen der Versuchsleitung (wie „sehr gut", „Halbzeit ist schon um" und „nur noch fünf Sekunden") an den Zeitpunkten 5, 15, 20 und 25 Sekunden begleitet. Dies geschieht erneut in Anlehnung an das Tapping-Design von Ottensmeier et al. (2000).

7.6. Test zur Tempoflexibilität

Ziele Nach der beschriebenen Tapping-Aufgabe erhalten die Probanden Kopfhörer, über die sie beim Test zur Tempoflexibilität ihre eigene musikalische Aktivität sowie den musikalischen Stimulus hören. Ziel der Aufgabe ist es, die Bereitschaft der Probanden zu testen, sich flexibel auf stets neue musikalische Tempi einzustellen und diese musikalisch zu reproduzieren. Nach Beobachtungen von Musiktherapeuten erscheint der flexible Umgang mit musikalischem Tempo bei Patienten mit chronischen Schmerzen eingeschränkt, was auf expressiv-kommunikative Hemmungen im emotionalen Bereich zurückgeführt wird (Bolay et al. 1998a, Hoffmann 1997, Buchhaupt 2000, Berbescu 2000). Es wird angenommen, dass Patienten mit chronischen Schmerzen aufgrund von Einschränkungen im expressiv-emotionalen Verhalten gehemmt sind, sich auf ständig wechselnde Bedingungen einzulassen.

Testdesign Das entworfene Testdesign folgt entsprechend dem Bestreben, sich bei aller Künstlichkeit eines experimentellen Settings einer musiktherapeutischen Situation, in der ein Therapeut ein musikalisches Angebot an einen Patienten richten kann, anzunähern. Der Aspekt der Kommunikation, die in der Musiktherapie angestrebt wird und idealerweise ein gleichberechtigtes musikalisches Wechselspiel von Führen und Folgen zwischen Therapeut und Patient darstellt, ist im experimentellen Setting jedoch einseitig und somit im eigentlichen Sinne keine Kommunikation. Das heißt, der Proband soll mit seiner musikalischen Aktivität auf die Veränderungen des musikalischen Stimulus eingehen, dieser reagiert aber als standardisierte, vorgefertigte Tonspur nicht auf die musikalischen Aktivitäten des Patienten.

Dennoch erscheint es möglich, durch die verbale Erklärung der Aufgabe etwas von der therapeutischen Situation in die experimentelle hinüber zu retten. Dies gelingt zum einen durch die Entscheidung, die Probanden im Unwissen über das Ziel der Aufgabe, den flexiblen Umgang mit musikalischen Tempoveränderungen zu messen, zu belassen. Denn auch beim musiktherapeutischen Improvisieren werden nur selten weder vor dem gemeinsamen Musizieren Absprachen über konkrete musikalische Spielweisen getroffen noch während des Improvisierens musikalische Veränderungen verbalisiert. Zudem erscheint es notwendig, eine gewisse emotionale Beteiligung beim Musizieren aufrecht zu erhalten und eine rein kognitiv-motorische Bewältigung der Aufgabe zu vermeiden. Denn das Experiment zur Tempoflexibilität leitet sich aus der musikpsychologisch begründeten Annahme her, dass der flexible Umgang mit musikalischem Tempo in einem engen Zusammenhang zur emotionalen Flexibilität und Expressivität steht.

Patientenerklärung In der Erklärung für die Patienten wird berichtet, dass mit dem Experiment der Einfluss des aktiven Musizierens auf den Pulsschlag untersucht wird, und darauf hingewiesen, dass Musik beruhigende oder belebende Wirkungen entfalten kann, was die Probanden aus eigener Erfahrung nachvollziehen können. Diese Erklärung ermöglicht es, den Fokus auf musikalische Tempoänderungen nicht verbalisieren zu müssen und gleichzeitig das Interesse an emotionalen Aspekten beim Musizieren in den Vordergrund zu stellen. Dies gelingt zum einen, da den Probanden unmittelbar einsichtig ist, dass sich am Pulsschlag emotionale Zustände (wie Wut, Aufregung, Gelassenheit) widerspiegeln. Zum anderen kann vermittelt werden, dass beim Musizieren (zumal beim gemeinsamen Musizieren) emotionale Prozesse involviert sind. Entsprechend werden die Probanden gebeten, sich vorzustellen, dass ein ihnen vertrauter Mensch für sie musiziert. Die Probanden werden aufgefordert sich ganz auf diese Musik, die sie über Kopfhörer hören, zu konzentrieren und mit der eigenen musikalischen Aktivität an der „elektronischen Trommel" auf dieses musikalische Angebot so gut wie möglich einzugehen, also darauf musikalisch zu reagieren und mit der gehörten Musik mitzugehen. Um sich besser auf diese Situation und die Vorstellung, dass ein vertrauter Mensch für sie musiziert, einlassen zu können, werden die Probanden ermutigt, die Augen zu schließen.

Experimentelle Umsetzung   Der musikalische Stimulus wird als Vibraphon-Klang realisiert, der den Probanden ebenso wie Klänge anderer Perkussionsinstrumente aus der Musiktherapie vertraut ist, und den Probanden mittels Kopfhörer dargeboten. Die Lautstärke der Wiedergabe wird für jeden Probanden auf den präferierten Wert eingestellt. Für den Test zur Tempoflexibilität dienen die beiden großen, dem Probanden zugewandten MIDI-Pads als Spielfläche. Die Probanden sitzen am HPD-15 und können mit beiden Händen anschlagen, der gleichzeitige Anschlag mit beiden Händen ist jedoch nicht gestattet. Die musikalische Aktivität der Probanden wird als Conga-Klang realisiert und erklingt gleichzeitig mit dem musikalischen Stimulus.

Vor der eigentlichen Testdurchführung erhalten die Probanden die Möglichkeit, sich mit dem Klang und der Handhabung des HPD-15 vertraut zu machen. Es wird darauf hingewiesen, dass eine gute Klangerzeugung beispielsweise durch prägnante Anschläge der Hand mit geschlossenen Fingern erzielt wird. Nach einer freien Probephase wird den Probanden über Kopfhörer eine einminütige Tonspur im Vibraphon-Klang und mit einem festen Tempo von 120 bpm (*beats per minute*) dargeboten, zu der sie wie beim darauf folgenden Test zur Tempoflexibilität aufgefordert sind, auf der „elektronischen Trommel" musikalisch mitzugehen.

Tempokurve des Stimulus   Der musikalische Stimulus dauert insgesamt 228 Sekunden und setzt sich aus 37 Zeitfenstern zusammen, die jeweils eine Dauer von drei, fünf oder zehn Sekunden aufweisen. Zur Hälfte pausiert der Stimulus für zehn Sekunden, so dass dieses Zeitfenster nicht mitgezählt wird. Zu Beginn und am Ende folgen jeweils zwei Zeitfenster von zehn Sekunden Dauer und mit identischem Metronomtempo aufeinander. Ansonsten ändert sich das metronomische Tempo pro Zeitfenster, wird aber innerhalb eines Zeitfensters konstant gehalten. Entsprechend gibt es keine gleitenden Tempoveränderungen, sondern stets für eine bestimmte Zeitdauer ein diskretes metronomisches Tempo. Allerdings ist anzunehmen, dass die aufeinander folgenden Drei-Sekunden-Zeitfenster mit jeweils einem Tempo eher als graduelle denn als stufenweise Tempoänderungen wahrgenommen werden. Doch auch diese kurzen Zeitfenster sollten zumeist eine Aufnahme des neuen metronomischen Tempos im Spiel der Probanden ermöglichen, da zumindest bei gesunden Probanden schon nach zwei bis drei periodischen

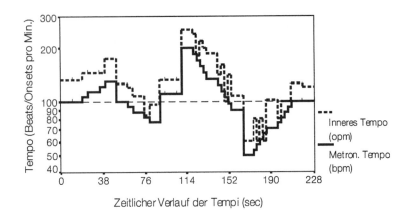

Abbildung 7.2.: Metronomische und innere Tempokurve des musikalischen Stimulus

Stimulustönen eine Synchronisation etabliert ist (u.a. Fraisse 1982, Thaut et al. 1998).

Abbildung 7.2 zeigt anhand der durchgezogenen Linie, den metronomischen Verlauf der Tempokurve. Insgesamt werden metronomische Tempi zwischen 50 und 200 bpm bezogen auf Viertelnoten als Zählzeit erreicht mit einem mittleren Bezugstempo um 100 bpm, entsprechend einem Inter-Beat-Intervall (IBI) von 600 Millisekunden. Dieses mittlere Bezugstempo ergibt sich aus Angaben, nach denen das Mitklopfen zu akustischen Tonfolgen in einem IBI-Bereich von 1800 bis 200 Millisekunden möglich ist, jedoch am besten in einem IBI-Bereich von 800 bis 400 Millisekunden gelingt (Fraisse 1982: 155). Zudem liegt der präferierte Tempobereich zur Wahrnehmung eines Grundpulses in etwa um 60 bis 120 bpm (Duke 1989b, Parncutt 1994). Die extremen Tempi wurden so ausgewählt, dass sie im musikalischen Kontext noch plausibel erscheinen, mit dem mittleren Bezugtempo im gleichen proportionalen Verhältnis stehen und deutlich im Bereich der erwähnten Synchronisierungsgrenzen von 33 bis 300 bpm liegen.

Die metronomische Tempokurve unterteilt sich in zwei annähernd symmetrisch aufgebaute Bereiche und bietet sowohl allmähliche als auch abrupte Tempoänderungen. Allmählichen Tempoänderungen umfassen Folgen von Veränderungen um 6,4%, 6,8% und 7,2% zum jeweils vorangegangenen Metronomtempo, während abrupte Tempowechsel metronomische Veränderungen von 23,1%, 44,4% und 80,0% darstellen. Bei aufeinander folgenden Zeitfenstern mit allmählichen Tempoveränderungen liegen die Tempi in logarithmisch gleichen Abständen zueinander. Bei den abrupten Tempowechseln steht das neue Tempo nicht in einem einfachen ganzzahligen Verhältnis zum vorangegangenen Tempo, so dass keine Tempoverdopplungen oder -halbierungen vorkommen. Die prozentualen Veränderungen fallen im zweiten Teil des musikalischen Stimulus etwas größer aus als im ersten Teil, was möglicherweise die Wahrnehmbarkeit von Tempoänderungen in extremeren Tempobereichen der Wahrnehmbarkeit von Tempoänderungen im mittleren Tempobereich annähert. Denn nach Vos et al. (1997) werden Tempoabnahmen oberhalb von 120 bpm und Tempozunahmen unterhalb von 86 bpm schlechter wahrgenommen als innerhalb dieses Tempobereichs, da ein vermuteter interner Zeitgeber mit einer Frequenz um 500 bis 700 Millisekunden schlägt und somit die Tempowahrnehmung in diesen Bereich tendiert. Generell liegen die Tempoänderungen des Stimulus mit einer Minimalveränderung über 6% im Rahmen der mit verschiedenen Studiendesigns ermittelten Werte (u.a. Ellis 1991, Levitin und Cook 1996). Die konstruierten Tempoveränderungen fallen insgesamt größer aus als die durch das Weber'sche Gesetz beschriebene *Just Noticable Difference* (JND) einer Veränderung in verschiedenen Sinnesmodalitäten von 5% oder als der von Drake und Botte (1993) gefundene Schwellenwert um 3%, der bei einer Tonfolge im Bereich von 300 bis 800 Millisekunden sogar bis auf 1,5% sinkt. Auch Repp (2001) berichtet von sehr niedrigen Schwellenwerten zur Wahrnehmung von Tempoänderungen von etwa 2,4% für Tempozunahmen und 1,8% für Tempoabnahmen. Das metronomische Tempo von 111,11 bpm stellt die Mitte der Tempokurve dar und wird von jenem Zehn-Sekunden-Zeitfenster unterbrochen, in dem der musikalische Stimulus pausiert und der Proband allein weiter musiziert. Hierdurch kann geprüft werden, ob das Stimulus-Tempo weitergeführt wird oder aber ein anderes Tempo beim freien Musizieren präferiert wird.

Gestaltung der Tempokurve   Diese konstruierte metronomische Tempokurve wird einem Musiktherapeuten per Metronomklick über Kopfhörer mehrfach dargeboten. Anschließend spielt der Musiktherapeut parallel zu dieser Tempovorgabe auf dem HPD-15 eine musikalische Vorgabespur ein. Melodisch stehen dabei vier Tonhöhen im Terzabstand zur Verfügung, die jeweils durch Anschlag eines der vier großen MIDI-Pads aktiviert werden können. Rhythmisch werden nur Viertel- und Achtelnoten ohne Punktierungen oder Synkopierungen realisiert, da zum einen rhythmische Zweiergliederungen besser reproduziert werden als Dreiergliederungen (Drake 1993b). Zum anderen scheint die Synchronisierungsleistung präziser zu sein, wenn die isochronen Pulsfolgen durch zusätzliche Töne ausgefüllt sind (Wohlschlä-

ger und Koch 2000). Die pro Zeitfenster periodisch wiederkehrende Zählzeit
(Viertelnote) kann entsprechend durch Achtelnoten von dem Musiktherapeuten untergliedert werden.

Aufgrund dieser Kombination von Viertel- und Achtelnoten wird der Stimulus nicht nur durch metronomische Tempi beschrieben, sondern auch
durch „innere Tempi". In Anlehnung an musikethnologische Forschung beschreibt das innere Tempo die gesamte Aktivität in einem bestimmten Zeit-
rahmen und dient zur Evaluation von gespieltem Tempo (Christensen 1960,
Kolinski 1959). Denn häufig stehen Musikethnologen vor der Problematik,
dass sich die zu erforschende Musik nicht adäquat mit den in der westlichen
Musikkultur üblichen Einheiten Takt, Zählzeit oder Metrum beschreiben
lässt. Bei den musikalischen Aktivitäten der Probanden wird dies auch nicht
ohne zu starke Deutungen möglich sein, so dass das innere Tempo eine angemessene Beschreibungsgröße für Tempo darstellt. Das innere Tempo des
Stimulus bezieht sich entsprechend auf sämtliche Onsets (Viertel- und Achtelnoten) pro Zeitfenster, die auf eine Minute normiert werden. Während das
metronomische Tempo auf die Zählzeiten (Viertelnoten) bezogen ist, spiegelt das innere Tempo somit die rhythmische Aktivität des Stimulus wider.
Die Werte für inneres Tempo werden als *onsets-per-minute* (opm) bzw. als
Inter-Onset-Intervalle (IOI) angegeben und umfassen beim Stimulus einen
Bereich von 60 bis 252 opm, wie in Abbildung 7.2 mit der gestrichelten Linie
verdeutlicht wird.

Standardisierung des Stimulus Anschließend wird die Einspielung des
Musiktherapeuten in *CubaseScore* in Bezug auf exakte Anschlagszeitpunkte
und eine einheitliche metrische Gewichtung korrigiert, da die Lautstärkenak-
zente wesentliche Informationen zur Metrumerkennung bieten (u.a. Langner
2002). So werden die verschiedenen Tempi durch eine metrische Gewichtung
verdeutlicht, in der die erste Zählzeit mit Velocity 90, die dritte Zählzeit mit
Velocity 70 und die zweite und vierte Zählzeit mit Velocity 60 realisiert werden. Da als Zählzeit die Viertelnoten dienen, wird zur Verdeutlichung eines
neuen Tempos die Einspielung des Musiktherapeuten dahingehend verändert, dass zu Beginn eines neuen Tempos die melodische Bewegung nur in
Viertelnoten fortschreitet, soweit dies die Länge des Zeitfensters zulässt.
Rhythmisch ist die Vorgabespur insgesamt sehr schlicht gehalten, da die
Viertelnoten lediglich durch Achtelnoten ersetzt werden können, von denen
zumeist zwei und selten mehr als vier aufeinander folgen. Melodisch umfasst
die musikalische Vorgabe die Töne c', e', g' und h' und bietet somit zwar etwas mehr Abwechslung, stellt aber ebenfalls keine erhöhten Anforderungen
an den Hörer, so dass hinreichend Aufmerksamkeit für die Wahrnehmung

der Tempoveränderungen zur Verfügung stehen sollte. Eine Schwierigkeit ergibt sich jedoch daraus, dass sich die Tempowechsel ausschließlich nach einem zeitlichen Raster richten und nicht nach einem metrischen. Das heißt, wenn beispielsweise ein Zehn-Sekunden-Zeitfenster abgelaufen ist, wird ein neues Tempo realisiert unabhängig davon, ob die zeitliche Position des Tempowechsels mit einer betonten oder unbetonten Zählzeit zusammenfällt oder ob der Tempowechsel zwischen zwei Anschlagszeitpunkten liegt. Obgleich neue Tempi nach Möglichkeit durch eine Folge von Viertelnoten eingeführt werden und somit eine neue metrische Orientierung erleichtert wird, erfordert das Musizieren zum musikalischen Stimulus ein hohes Maß an Flexibilität.

8. Analyse des Datenmaterials

8.1. Aufbereitung der experimentellen Daten

Im Rahmen des experimentellen Settings werden Daten im Standard-MIDI-Format gewonnen. Sie beinhalten unter anderem die jeweiligen Anschlagszeitpunkte (Onset-Time) sowie die Anschlagsgeschwindigkeit (Velocity) der experimentellen Aktivitäten der Probanden. Die Analyse des Datenmaterials wird mit der Statistik-Software SPSS (*Statistical Package for the Social Sciences*, Version 11.5 für Windows) durchgeführt, wozu es der Aufbereitung und Konvertierung der MIDI-Dateien bedarf. Diese werden zunächst in die Software *Winjammer* eingelesen, um jeweils die Tonspur und die Tempospur in einer Spur zusammenzufügen. Anschließend werden die resultierenden MIDI-Dateien mit dem Programm *midi2txt* in Text-Dateien konvertiert und in einem weiteren Schritt auf die notwendigen Angaben bezüglich Zeitkode, Onset-Time und Velocity reduziert. Darauffolgend kann das Datenmateriel zur Analyse in die Statistik-Software eingelesen werden.

8.2. Variablen zum Tapping-Verhalten

Die Analyse der Tapping-Aktivität geschieht in Anlehnung an Ottensmeier et al. (2000), deren Maße zur Beschreibung des mittleren Tapping-Tempos und der Regelmäßigkeit des Tappings übernommen werden. Von den aufgezeichneten dreißig Sekunden Tapping-Aktivität gehen jeweils die mittleren zwanzig Sekunden in die Berechnungen ein, während die ersten und letzten fünf Sekunden im Zuge eines möglichst homogenen Tapping-Samples vernachlässigt werden. Aus der Folge der Zeitpunkte des Auftippens mit dem Finger werden die Inter-Tap-Intervalle (ITI) in Millisekunden berechnet, also das Zeitintervall von einem Zeitpunkt des Auftippens zum folgenden. ITIs kleiner als fünfzig Millisekunden werden als unplausibel aussortiert. Folgende Tapping-Maße werden berechnet:

- bevorzugtes Tapping-Tempo
- maximales Tapping-Tempo
- Regelmäßigkeit des bevorzugten Tappings
- Regelmäßigkeit des maximalen Tappings

Als Maß für das mittlere Tapping-Tempo wird der Median der ITI-Folge berechnet. Ein hoher Wert (also ein durchschnittlich langes ITI) bedeutet ein niedriges mittleres Tapping-Tempo. Als Maß für die Regelmäßigkeit der Tapping-Aktivität dient die Standardabweichung der ITI-Folge. Ein hoher Wert steht entsprechend für eine hohe Unregelmäßigkeit der Tapping-Aktivität.

8.3. Variablen zur Tempoflexibilität

Zur Beschreibung der musikalischen Aktivität beim Test zur Tempoflexibilität werden verschiedene Maße entwickelt, die sich nach der Dichte der Anschläge, dem Zeitpunkt der Anschläge und der Geschwindigkeit der Anschläge (d.h. der Anschlagsintensität) kategorisieren lassen. Diese Angaben stehen für sämtliche 37 Zeitfenster des Stimulus zur Verfügung, wobei das erste Zeitfenster und das letzte Zeitfenster nicht berücksichtigt werden und somit insgesamt die Daten von 35 Zeitfenstern in die Analyse eingehen. Während die Maße zur Anschlagsdichte und Anschlagsintensität über alle 35 Zeitfenster berechnet werden, werden bei den Maßen zum Anschlagszeitpunkt nur zwölf Zeitfenster von jeweils zehn Sekunden Dauer einbezogen.

8.3.1. Maß basierend auf Anschlagsintensität

Obgleich in der vorliegenden Studie die Analyse des Tempos und Timings der musikalischen Aktivität der Probanden von Interesse ist, erscheint es sinnvoll, auch die Intensität der Anschläge zu berücksichtigen. Dies ergibt sich aus der Annahme, dass vor allem bei musikalischen Laien ein starker Anschlag Ausdruck einer prägnanten Tempovorstellung sein kann. Unsicherheiten bezüglich der Anschlagszeitpunkte äußern sich nach dieser Annahme vermutlich in einer geringeren Velocity, also einem sanfteren Anschlag. Die enge Verbindung von Tempo und Dynamik ist sowohl für die Wahrnehmung als auch Produktion von Musik nachgewiesen, obgleich keineswegs von einer einfachen Koppelung beider Parameter ausgegangen werden kann (u.a. Kopiez 1997). Das folgende Maß geht in die Analysen ein:

- *Intensity*: mittlere Anschlagsintensität

Beim Maß zur Anschlagsintensität wird nicht nach verschiedenen Tempobereichen differenziert, sondern der Mittelwert aus den Velocity-Werten der 35 Zeitfenster gebildet. In den MIDI-Dateien wird nach Velocity-Werten von 0 bis 127 differenziert. Es sei jedoch darauf hingewiesen, dass diese Differenzierung nicht wahrnehmungspsychologisch begründet ist. Dies bedeutet beispielsweise, dass ein Velocity-Wert von 100 gegenüber einem Velocity-Wert von 50 nicht als doppelt so laut wahrgenommen wird. Für den vorliegenden Kontext ist es jedoch hinreichend, die Velocity-Werte im Sinne einer Rangordnung (stärker, schwächer) zu interpretieren. Für das Maß *Intensity* bedeuten somit hohe Werte eine hohe und geringe Werte eine geringe durchschnittliche Anschlagsintensität.

8.3.2. Maße basierend auf Anschlagsdichte

Bei der Analyse des musikalischen Tempos der Probanden ergibt sich die Problematik, dass sich aus den Anschlagsfolgen pro Zeitfenster nicht unmittelbar metronomische Tempi ableiten lassen, da keine Angaben vorliegen, ob ein Proband in seiner musikalischen Aktivität Viertelnoten, Achtelnoten, Triolen etc. zu realisieren versucht. Hierfür ließe sich zwar durch Kategorisierung der Inter-Onset-Intervalle eine Lösung finden, doch erscheint es im vorliegenden Kontext sinnvoller, einen weniger interpretativen Zugang zu wählen und das Tempo der musikalischen Aktivität über die Anzahl an Onsets pro Zeitfenster zu bestimmen. Diese Vorgehensweise ist gerechtfertigt, da die Probanden kontinuierlich während des Experiments musizieren und innerhalb der einzelnen Zeitfenster ebenfalls eine gleichmäßige Aktivität zeigen. Die Normierung der Anschlagshäufigkeiten auf eine Minute wird als inneres Tempo bezeichnet und ermöglicht einen Vergleich mit dem metronomischen und dem inneren Tempo des Stimulus. Abbildung 8.1 stellt beispielhaft die musizierten inneren Tempi von drei Probanden der Vorstudie sowie das innere und metronomische Tempo des Stimulus dar. Es wird deutlich, dass die Probanden in ihrem Verhalten auf den Stimulus differieren. So zeigt Proband 3 eine recht hohe Anpassung an den Stimulus, für Proband 1 gilt dies ebensfalls, allerdings auf einem höheren Temponiveau, während Proband 2 seine musikalische Aktivität in einem hohen Tempo und scheinbar unabhängig vom Stimulus entfaltet. Die folgenden vier Maße basieren auf der Anschlagsdichte bzw. Anschlagshäufigkeit:

- *OnsetFit*: Zusammenhang zwischen Anschlagshäufigkeiten der Probanden und des Stimulus
- *Range*: Spannweite der von Probanden realisierten inneren Tempi
- *InnerFit*: Adaption der inneren Tempi des Stimulus in Probandenaktivität
- *MetroFit*: Adaption der metronomischen Tempi des Stimulus in Probandenaktivität

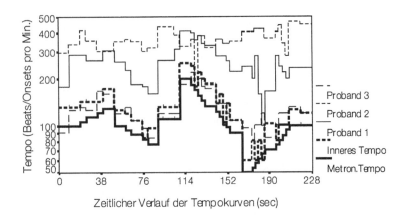

Zeitlicher Verlauf der Tempokurven (sec)

Abbildung 8.1.: Beispielhafte Darstellung von Verläufen des inneren Tempos drei-
er Probanden im Vergleich mit der metronomischen und der inneren Tempokurve des Stimulus

OnsetFit berücksichtigt die Anschlagshäufigkeiten der 35 Zeitfenster und
basiert auf der linearen Korrelation (Pearson) zwischen den Anschlagshäufigkeiten der Probanden und den Onset-Häufigkeiten des Stimulus. Als
Kennwert für dieses Maß dient pro Proband der Fisher-Z-transformierte
Korrelationskoeffizient. Durch diese Transformation werden die Korrela-
tionskoeffizienten annähernd normalverteilt und stellen Maßzahlen einer
Kardinalskala dar, wodurch die Werte direkt zwischen den Probanden vergleichbar sind und in weitere Analysen eingehen können (Bortz 1999: 209f.).
Das Maß beschreibt den Grad an exakter Übereinstimmung der Anschlagshäufigkeiten, was zur überblicksartigen Beschreibung des Datenmaterials
dient, jedoch für die detaillierte Analyse aufgrund der Reduzierung auf lineare Komponenten nicht hinreicht.

Range ergibt sich aus den inneren Tempi der musikalischen Aktivität der
Probanden, die für jedes der 35 Zeitfenster aus der auf eine Minute nor-
mierten Anschlagshäufigkeiten errechnet werden. Das Maß besteht aus dem
Quotienten des maximalen und des minimalen inneren Tempos. Es verdeutlicht, ob die Probanden sehr verschiedene Tempi realisieren, oder aber ihre
musikalische Aktivität beispielsweise durch Halbierungen und Verdopplungen des vorgegebenen Stimulus-Tempos nur einen geringen Tempobereich
umfasst.

InnerFit bezieht sich auf die inneren Tempi der 35 Zeitfenster. Pro Zeitfenster wird geprüft, ob das innere Tempo der Probandenaktivität mit dem inneren Tempo des Stimulus übereinstimmt, wobei ein Tempobereich von plus/minus zehn Prozent als Tempogleichheit gewertet wird. Diese Prüfung wird für das originale, das halbe und das doppelte Stimulus-Tempo durchgeführt. Bei hinreichender Übereinstimmung der inneren Tempi wird der Wert 1 vergeben, ansonsten der Wert 0, so dass dieses Maß aufsummierte Werte von 0 bis 35 annehmen kann. Je höher der Wert, desto häufiger erreichen die Probanden das innere Tempo des Stimulus, was als Adaption der rhythmischen Struktur des Stimulus bzw. als Orientierung der musikalischen Tempoperformance an dem Rhythmus des Stimulus interpretiert wird.

MetroFit wird analog zu *InnerFit* berechnet, allerdings mit dem Unterschied, dass die Probandenaktivität mit dem metronomischen Tempo des Stimulus verglichen wird. Hohe Werte für dieses Maß bedeuten somit, dass die Probanden häufig das metronomische Tempo des Stimulus erreichen, was als Adaption der Zählzeiten-Abfolge des Stimulus bzw. als Orientierung der musikalischen Aktivität am Metrum des Stimulus interpretiert wird.

8.3.3. Maße basierend auf Anschlagszeitpunkt

Die Maße basierend auf Anschlagszeitpunkten widmen sich dem Aspekt des Timings der musikalischen Aktivität der Probanden. Diese detaillierte Analyse erscheint nur sinnvoll für Bereiche, in denen eine gute Orientierung der Probanden bezüglich des aktuellen Tempos anzunehmen ist. Die kurzen Zeitfenster von drei und fünf Sekunden Dauer werden daher nicht berücksichtigt und die Maße anhand von zwölf Zehn-Sekunden-Zeitfenstern errechnet. Von diesen Zehn-Sekunden-Zeitfenstern gehen nur die jeweils letzten sechs Sekunden in die Berechnung ein, während die ersten vier Sekunden als Orientierungsphase für das neue Tempo zugestanden werden und unberücksichtigt bleiben. Aus den Anschlagszeitpunkten für jedes der zwölf Zeitfenster werden dichotome Zeitreihen erstellt, bei denen alle zehn Millisekunden geprüft wird, ob ein Onset stattfindet (Wert 1) oder nicht (Wert 0). Entsprechend werden die Anschlagszeitpunkte zuvor auf zehn Millisekunden gerundet, so dass jeder Anschlagszeitpunkt maximal um fünf Millisekunden verschoben in die Analyse eingeht. Das Zeitintervall der Anschlagsprüfung von zehn Millisekunden beschreibt die Einheit – das sogenannte *Lag* – der Zeitreihen. Da jede Zeitreihe aus der Prüfung von sechs Sekunden (entspricht 6000 msec) hervorgeht, besteht eine Zeitreihe aus insgesamt 600 Lags (6000 msec : 10 msec = 600). Analog werden Zeitreihen für die Onset-

Zeitpunkte des Stimulus der entsprechenden zwölf Zeitfenster erstellt. Die
Zeitreihen der Probanden werden in Bezug auf Synchronisation mit den
Zeitreihen des Stimulus sowie auf interne Strukturiertheit analysiert, was
zu den folgenden zwei Timing-Maßen mit jeweils einem Nebenmaß führt:

- *Synchro*: Synchronisation der Probandenaktivität mit der Stimulus

    - *Phase:* Phasenverschiebung der Probandenaktivität gegenüber
      dem Stimulus

- *Structure*: Innere Strukturiertheit der Probandenaktivität

    - *Period*: Periodenlänge der Probandenaktivität

Synchro entsteht durch Kreuzkorrelationsberechnungen (CCF, Voß 2000:
241ff.) zwischen den Anschlagszeitpunkten der Probanden und den Onset-
Zeitpunkten des Stimulus. Hierzu werden für jedes der zwölf Zeitfenster
die Zeitreihen der Probanden mit den Zeitreihen des Stimulus verglichen,
indem die Zeitreihen mehrfach um eine Einheit (ein Lag) gegeneinander
verschoben werden und jede Verschiebung durch Kreuzkorrelationsberechnungen auf gemeinsame Periodizitäten hin überprüft wird. Aufgrund der
Verschiebung der Zeitreihen gegeneinander kann festgestellt werden, inwieweit die Anschlagszeitpunkte der Probanden mit den Onset-Zeitpunkten des
Stimulus synchronisieren und inwieweit diese Synchronisation beispielsweise
durch eine gewisse Verzögerung der Probandenaktivität auftritt, d.h. welche Phasenverschiebung vorhanden ist. Abbildung 8.2 stellt beispielhafte
Kreuzkorrelationsberechnungen für Tonfolgen in Tempo 100 bpm dar. Die
Höhe der Balken gibt die Stärke der CCF-Koeffizienten für die jeweiligen
Lagpositionen an. In beiden Abbildungen handelt es sich um jeweils zwei
identische Tonfolgen, die eine exakte Synchronisation bei einer Verschiebung gegeneinander von fünf Lags zeigen. In der oberen Abbildung zeigen
sich signifikante CCF-Koeffizieten in einem Abstand von sechzig Lags, was in
Tempo 100 bpm der Dauer einer Viertelnote entspricht (600 msec), während
in der unteren Abbildung zusätzlich signifikante CCF-Koeffizienten im Abstand von dreißig Lags auftreten, da neben Viertelnoten auch Achtelnoten
(300 msec) realisiert wurden. Für jedes Zeitfenster wird aus den resultierenden Kreuzkorrelationskoeffizienten der Maximalwert in einem Bereich von
plus/minus 14 Lags extrahiert und einer Fisher-Z-Transformation unterzogen. Der Mittelwert dieser transformierten Werte stellt den Kennwert für
das Maß *Synchro* dar. Lediglich bei der Detailanalyse zum Timing (vgl. Abschnitt 16) gehen die nach Zeitfenstern differenzierten *Synchro*-Werte ein.

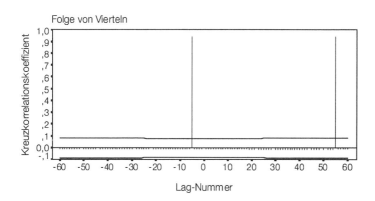

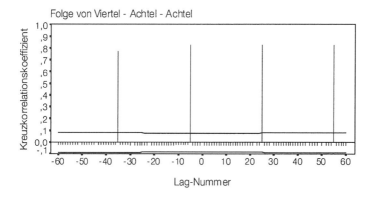

Abbildung 8.2.: Beispielhafte   Darstellung   von   Kreuzkorrelationsberechnungen
              zwischen zwei identischen, aber gegeneinander verschobenen Ton-
              folgen (Tempo 100 bpm)

Ein hoher Wert bedeutet (unabhängig vom Ausmaß der Phasenverschiebung) ein hohes Maß an Synchronisation, ein niedriger Wert entsprechend
eine geringere Stärke der Synchronisation der Probanden mit dem Stimulus.

Phase ergibt sich aus der Lagposition, an der der Maximalwert bei der
Kreuzkorrelationsberechnung zum Maß *Synchro* auftritt. Beim mehrfachen
Auftreten des Maximalwertes innerhalb des berücksichtigten Lag-Bereichs
geht die niedrigste Lag-Position ein. Tritt der Maximalwert wie im beschrieben Beispiel bei einem Lag von -5 auf, entspricht -5 dem Kennwert für
das Maß *Phase* und bedeutet, dass die maximale Synchronisationsleistung
der Probanden durch eine negative Verschiebung (negative Asynchronizität)
gegenüber den Stimulus-Onsets bzw. durch eine Antizipation der Stimulus-
Onsets um fünfzig Millisekunden gekennzeichnet ist, da jedes der fünf Lags
zehn Millisekunden umfasst. Das Maß *Phase* geht sowohl pro Zeitfenster als
auch über die Zeitfenster gemittelt in die Detailanalyse zum musikalischen
Timing ein (vgl. Abschnitt 16).

Structure liegen Autokorrelationsberechnungen (ACF, Voß 2000: 231ff.)
zugrunde, die an den zwölf Zeitreihen der Probanden durchgeführt werden und Periodizitäten innerhalb einer Zeitreihe aufzeigen. Jede Zeitreihe
wird dabei mehrfach um ein Lag gegen sich selbst verschoben und für jede
Verschiebung der Autokorrelationskoeffizient errechnet. Abbildung 8.3 zeigt
die Autokorrelationskoeffizienten für zwei regelmäßige Tonfolgen in Tempo
100 bpm. In der oberen Darstellung wird deutlich, dass der stärkste ACF-
Koeffizient im Bereich der Viertelnoten (60 Lags entsprechen 600 msec) liegt
und mit jeder Vielfachen schwächer ausfällt. Die Folge von Viertelnote–
Achtelnote–Achtelnote verdeutlicht in der unteren Darstellung, dass der
stärkste ACF-Koeffizient bei Lag 120 liegt, was in Tempo 100 bpm einer halben Noten und damit der Dauer der gesamten periodisch wiederkehrenden
Notenfolge (1200 msec) entspricht. Pro Zeitreihe wird der maximale Autokorrelationskoeffizient ermittelt und Fisher-Z-transformiert, wobei sich der
berücksichtigte Lag-Bereich für jedes Zeitfenster aus der Dauer einer halben Note plus 10% ergibt: für ein Zeitfenster mit Tempo 100 bpm werden
beispielsweise 132 Lags berücksichtigt, da die Dauer einer halben Note 1200
Millisekunden (120 Lags) entspricht ($120 + 10\% = 132$). Die resultierenden
Werte der zwölf Zeitreihen werden gemittelt und bilden den Kennwert für
das Maß der inneren Strukturiertheit der Probandenaktivität unabhängig
vom Stimulus. Bei der Analyse werden neben diesem Gesamtwert auch die
Werte pro Zeitfenster berücksichtigt. Ein hoher Wert bedeutet eine hohe
innere Strukturiertheit, ein niedriger Wert eine geringe interne Periodizität.

Period beschreibt (analog zum Maß *Phase*) die niedrigste Lagposition
mit dem maximalen Autokorrelationskoeffizienten, der für das Maß *Struc-*

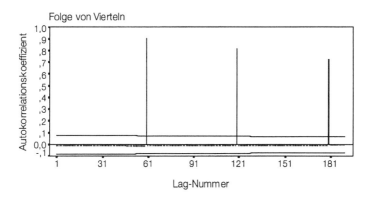

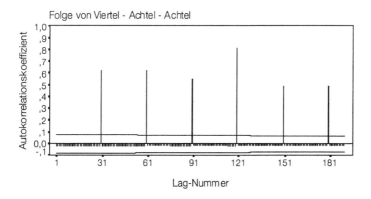

Abbildung 8.3.: Beispielhafte Darstellung von Autokorrelationsberechnungen anhand von zwei regelmäßigen Tonfolgen (Tempo 100 bpm)

ture ermittelt wird. Aus diesem Maß lässt sich ableiten, dass die beobachtete Regelmäßigkeit am höchsten ist, wenn eine Periodizität bei der entsprechenden Lagposition angenommen wird. Eine Lagposition von beispielsweise 60 bedeutet, dass die höchste Periodizität bei einer angenommenen Periodendauer von 600 Millisekunden vorliegt, was in Tempo 100 bpm der Dauer einer Viertelnote entspräche. Die Werte der zwölf Zeitreihen gehen nach den verschiedenen metronomischen Tempi der zwölf Zeitfenster differenziert in die Detailanalysen zum Timing ein (siehe Abschnitt 16).

8.3.4. Anmerkung zu musikalischen Variablen

Im Verlauf der Analyse wurden verschiedene Auswertungsmethoden erprobt, bevor es zur Entscheidung für die beschriebenen Maße zur Tempoflexibilität kam. Bei einer Auswertungsvariante wurde beispielsweise die musikalische Tempoperformance der Probanden nicht nur in Bezug auf den Stimulus, sondern auch in Bezug auf die jeweils anfängliche Synchronisationsleistung analysiert. Hierzu diente die musikalische Aktivität eines Probanden zum ersten berücksichtigten Zehn-Sekunden-Zeitfenster des ersten Messzeitpunktes als Bezugsgröße. Diese Normierung an der anfänglichen Fähigkeit eines jeden Probanden kann zu detaillierten Beschreibungen der einzelnen musikalischen Entwicklungen im Verlauf der Musiktherapie führen, die den einzelnen Probanden gerecht werden und somit unter anderem zur Festlegung von personenspezifischen Erfolgskriterien verhelfen können. Da in der vorliegenden Studie jedoch weniger die Beurteilung der einzelnen musikalischen Veränderungen als vielmehr die Veränderung des psycho-musikalischen Zusammenhangs im Vordergrund steht und die Variablen zur psychologischen Expressivität ebenfalls nicht an den jeweiligen Ausgangswerten der Probanden normiert sind, wurde auf diese Normierung der musikalischen Aktivität in der vorliegenden Analyse des Datenmaterials verzichtet zugunsten eines Vergleichs der absolut erreichten Werte.

Des Weiteren wurden Verfahren zur Zusammenfassung der beschriebenen musikalischen Maße zu einem Gesamtmaß für Tempoflexibilität erprobt. Hierbei wurden die einzelnen Maße einer Z-Standardisierung unterzogen und aufgrund faktorenanalytischer Berechnungen Summenwerte für verschiedene Faktoren erstellt. Für den vorliegenden Kontext hat sich jedoch eine solche zusammenfassende Analyse als wenig hilfreich erwiesen. Da die Vereinfachung des Datenmaterials zu stark auf Kosten des Informationsgehalts ging, wurden diese Überlegungen ebenfalls nicht weiter verfolgt.

9. Psychologische Messinstrumente

9.1. Messinstrumente zur psychologischen Expressivität

Bei der Messung verschiedener Aspekte von Expressivität kommen folgende psychologischen Fragebögen zum Einsatz, die sich auf nonverbales Verhalten, Probleme im zwischenmenschlichen Bereich sowie Persönlichkeitseigenschaften beziehen:

- Fragebogen zum expressiven Verhalten (FEX)
- Inventar zur Erfassung interpersonaler Probleme (IIP-D)

  - IIP-Skala „zu expressiv"
  - IIP-Skala „zu introvertiert"

- Freiburger Persönlichkeitsinventar (FPI)

  - FPI-Skala „Extraversion"
  - FPI-Skala „Gehemmtheit"

Es handelt sich jeweils um Fragebögen, die mittels *paper-pencil*-Methode von den Probanden selbständig ausgefüllt werden.

9.1.1. Fragebogen zum expressiven Verhalten (FEX)

Der „Fragebogen zum expressiven Verhalten" (FEX) ist die von Traue (1998: 154f.) erstellte deutsche Version des „Affective Communication Test" (ACT), den Friedman et al. (1980) zur Erfassung nonverbaler Expressivität entwickelt haben. Der FEX umfasst 13 Fragen, die Probanden mittels Selbstbeurteilung ihres expressiven Stils auf einer bipolaren neunstufigen Skala beantworten („trifft zu" 432101234 „trifft nicht zu"). Ein Gesamtwert beschreibt die Ausgeprägtheit der subjektiv empfundenen nonverbalen Expressivität, wobei ein hoher FEX-Gesamtwert für eine hohe selbsteingeschätzte Fähigkeit steht, Gefühle mitteilen, andere begeistern, mitreißen und beeinflussen zu können. Diese expressive Fähigkeit wird als charismatisch bezeichnet und unter anderem Führungspersönlichkeiten und Schauspielern zugeschrieben (Friedman et al. 1980).

Die englischsprachige Originalversion des Fragebogens, der ACT, kann aufgrund von Ergebnissen an einer studentischen Stichprobe als reliables und valides Messinstrument angesehen werden. So ergeben sich positive Korrelationen zwischen Selbstbeurteilung und Fremdbeurteilung von Expressivität sowie zwischen Selbstbeurteilung von Expressivität und Persönlichkeitsmerkmalen, wie Extraversion, und sozial-kommunikativen Aspekten, wie Anschlussfreudigkeit (Friedman et al. 1980) .

Für die verwendete deutsche Version FEX hat Melcher (2002) eine testtheoretische Prüfung anhand einer Stichprobe von neunzig Probanden vorgenommen, die Studenten, Ältere und Musiker umfasst. Melcher prüft die Reliabilität des Fragebogens mittels interner Konsistenz (Cronbach's Alpha) und Test-Retest-Korrelation und gelangt zu dem Ergebnis, dass der FEX vor allem bei der Kürze des Fragebogens ein hohes Maß an Genauigkeit aufweist. Die Validitätsprüfung erfolgt durch Fremdbeurteilungen der emotionalen Expressivität und verschiedener Verhaltensmerkmale. Der FEX-Gesamtwert korreliert unter anderem positiv mit dem Gesamtwert der Fremdbeurteilung, mit der Häufigkeit von Sozialkontakten sowie mit Persönlichkeitsmerkmalen, wie Extraversion, Offenheit und Dominanz (Melcher 2002: 104ff.). Zudem hängt eine höhere Expressivität mit geringer ausgeprägten Somatisierungssymptomen sowie mit einer geringer ausgeprägten sozialen Unsicherheit zusammen (ebd. 97). Insgesamt kann der FEX somit als verlässliches Messinstrument der Eigenschaftsdimension „nonverbale emotionale Expressivität" bezeichnet werden (ebd. 108).

9.1.2. Inventar zur Erfassung interpersonaler Probleme (IIP-D)

Die deutschsprachige Version des „Inventars zur Erfassung interpersonaler Probleme" (IIP-D) ist von Horowitz et al. (2000) entwickelt worden und stellt ein etabliertes Messinstrument zur Erfassung von verschiedenen psychologischen Problemen im zwischenmenschlichen Bereich dar. Das IIP-D liegt in verschiedenen Formaten vor und umfasst in der Langform 127 Fragen, die die Probanden auf einer fünfstufigen Ratingskala von 0 bis 4 beantworten. Die verschiedenen Items werden zu acht Skalen zusammengefasst, die als Oktanten eines Kreismodells zur Klassifizierung interpersonalen Verhaltens dienen (Horowitz et al. 2000: 41). Das Circumplex-Modell interpersonalen Verhaltens geht auf Leary (1957) zurück, der mit diesem Modell Sullivans (1953) Theorie „reziproker Emotionen" empirisch stützt, wonach bestimmte Verhaltensweisen einer Person im interpersonalen Kontakt bestimmte, komplementäre Verhaltensweisen einer anderen Person hervorrufen (Horowitz et al. 2000: 7). Entsprechend sind die acht Skalen des IIP-

D im Kreismodell einander gegenüber nach Komplementarität angeordnet, so dass beispielsweise die Skala „zu autokratisch/dominant" den Gegenpol zur Skala „zu selbstunsicher/unterwürfig" bildet. Interpersonale Probleme werden als Ausdruck und Teil der Persönlichkeit angesehen, und als Basis für die Entwicklung des IIP wird die Tatsache angegeben, „daß die Klage über zwischenmenschliche Probleme häufig die Ausgangssituation in psychotherapeutischen Gesprächen ist" (ebd. 9) und zumindest ein Ziel der Psychotherapie die Korrektur ungünstiger Verhaltensmuster sei (ebd. 8). Das IIP-D wurde an einer repräsentativen Stichprobe von 3047 Probanden normiert und dient als valides, reliables Messinstrument der Psychotherapie und Psychotherapieforschung zur individuellen Status- und Veränderungsdiagnostik. In der vorliegenden Studie werden nur jene Skalen des IIP-D berücksichtigt, die sich unmittelbar auf Expressivität beziehen:

- IIP-Skala „zu expressiv/aufdringlich"
- IIP-Skala „zu introvertiert/sozial vermeidend"

Die Skala „zu expressiv/aufdringlich" umfasst acht Fragen. Sie ist im Kreismodell den Skalen „zu fürsorglich/freundlich" und „zu autokratisch/dominant" benachbart, bildet den Gegenpol zur Skala „zu introvertiert/sozial vermeidend" und wird wie folgt beschrieben:

> „Personen mit hohen Werten auf dieser Skala berichten über Schwierigkeiten, Dinge für sich zu behalten, sie erzählen zu oft Persönliches über sich, öffnen sich zu sehr; sie beschreiben sich als Personen, die zuviel Wert auf Beachtung durch andere legen, zu oft den Clown spielen oder Schwierigkeiten haben, allein zu sein; sie fühlen sich zu sehr für andere verantwortlich, haben Schwierigkeiten, sich aus den Angelegenheiten anderer herauszuhalten." (Horowitz et al. 2000: 22)

Die Skala „zu introvertiert/sozial vermeidend" umfasst ebenfalls acht Fragen. Benachbarte Skalen im Kreismodell interpersonalen Verhaltens sind die Skalen „zu abweisend/kalt" und „zu selbstunsicher/unterwürfig". Die Skala erhält folgende Beschreibung:

> „Personen mit hohen Werten auf dieser Skala berichten über Probleme, Kontakte zu knüpfen, auf andere zuzugehen oder mit anderen etwas zu unternehmen; sie beschreiben Schwierigkeiten, ihre Gefühle zu zeigen." (Horowitz et al. 2000: 21)

Die individuellen Antworten auf der Ratingskala des Fragebogens, die Itemrohwerte, werden pro Skala aufsummiert und bilden die Skalenrohwerte. Zur besseren Vergleichbarkeit der Skalenwerte zwischen den Probanden und über verschiedene Skalen werden die Skalenwerte standardisiert. Diese Standardisierung erfolgt durch Tranformation der Skalenwerte in sogenannte Stanine (*Standard-Nine*), die eine prozentuale Kategorisierung der Skalenwerte nach neun Kategorien darstellen, wobei Stanine-Werte von 4 bis 6 den mittleren Bereich umfassen, 54% der Normstichprobe abdecken und als „unauffällig" (funktional) gelten. Bei der Transformation wird eine Differenzierung nach Alter und Geschlecht der Probanden vorgenommen, so dass die resultierenden Stanine-Werte direkt zwischen verschiedenen Alters- und Geschlechtsgruppen verglichen werden können.

9.1.3. Freiburger Persönlichkeitsinventar (FPI)

Das „Freiburger Persönlichkeitsinventar" (FPI) wurde von Fahrenberg et al. (1978) entwickelt und stellt einen mehrdimensionalen Persönlichkeitstest zur Erfassung bedeutsamer Eigenschaftsbereiche dar, dessen Reliabilität und Validität umfangreich von verschiedenen Autoren und für verschiedene Stichprobengruppen bestätigt wird. Das FPI setzt sich aus neun faktorenanalytisch begründeten Skalen zusammen, die sich beispielsweise auf Nervosität, Geselligkeit, Depressivität, Offenheit und Gehemmtheit beziehen. In drei zusätzlichen Skalen wird unter anderem die Eysenck'sche Persönlichkeitsdimension „Extraversion – Introversion" berücksichtigt (ebd. 27). Insgesamt umfasst das FPI 212 Items, die von den Probanden dichotom durch Ankreuzen von „stimmt" oder „stimmt nicht" beantwortet werden. In der vorliegenden Studie wird die für Wiederholungsuntersuchungen erstellte Halbform FPI-A verwendet, die aus 114 Items besteht. In der Analyse werden folgende zwei Skalen berücksichtigt:

- FPI-Skala „Gehemmtheit"
- FPI-Skala „Extraversion"

Die Eigenschaftsdimensionen werden generell als latente Eigenschaften verstanden, auf deren Kontinuum jedem Individuum gemäß der spezifischen Eigenschaftsausprägung eine Zahl zugeordnet werden kann (ebd. 8).

Die Skala „Gehemmtheit" besteht aus 10 Items und beschreibt ein Kontinuum von „gehemmt, gespannt" bis „ungezwungen, kontaktfähig". Die Skala korreliert positiv mit den Skalen „Depressivität" und „Nervosität" und negativ mit den Skalen „Geselligkeit" und „Gelassenheit". Ein hoher Testwert bedeutet:

> „Schüchternheit, verlegen, gehemmt im Umgang mit anderen, vor allem in Gruppensituationen, u.U. kontaktgestört und kontaktunfähig;

Lampenfieber und körperliche Beschwerden vor bestimmten Anläs-
sen oder bei Aufregung (Unruhe, Zittern, weiche Knie, Erblassen,
Erröten, Stottern, Stuhl- und Harndrang); geringe Tatkraft, entschei-
dungsunsicher, wenig durchsetzungsbereit, ängstlich, stark irritiert,
wenn von anderen beobachtet." (Fahrenberg et al. 1978: 51)

Ein niedriger Testwert auf der Skala „Gehemmtheit" wird hingegen beschrieben als:

„Ungezwungenheit, selbstsicher, selbstbewusst, von anderen Menschen
unabhängig, sicheres Auftreten und Handeln, kontaktfähig; geringe
körperliche Erwartungsspannung, geringe körperliche Affektbeteili-
gung; Aktionsbereitschaft, einsatzbereit, experimentierfreudig, unternehmungslustig." (ebd.)

Die Skala „Extraversion" umfasst 12 Items, die ein Kontinuum von „extravertiert" bis „introvertiert" beschreiben. Für einen hohen Testwert gilt
folgende Deutung:

„Geselligkeit, kontaktbedürftig, kontaktsuchend und kontaktfähig, um-
gänglich, schließt schnell Freundschaften, ungezwungen; Lebhaftig-
keit, ungezwungen, impulsiv, gesprächig, liebt Abwechslung und Un-
terhaltung; Aktivität und Erregbarkeit, unternehmungslustig, domi-
nierend, tonangebend, durchsetzungsfähig, erregbar, u.U. unbeherrscht."
(ebd. 52)

Niedrige Testwerte auf der Skala „Extraversion" sind hingegen wie folgt zu
interpretieren:

„Ungeselligkeit, lieber für sich sein, schließt nur selten Freundschaften, selbstgenügsam, geringes Kontaktbedürfnis; Ruhe und Zurückhaltung, wenig unternehmungslustig, beständig, gleichmäßig, beherrscht,
u.U. passiv, trocken, wenig unterhaltsam oder mitteilsam, vermeidet
Aufsehen, möchte in Ruhe gelassen werden." (ebd. 52)

Die Rohwerte der Skalen werden in Stanine-Werte transformiert, wobei analog zur Standardisierung beim IIP-D nach Alter und Geschlecht differenziert
wird und somit eine direkte Vergleichbarkeit gewährleistet ist.

9.2. Messinstrumente zum therapeutischen Erfolg

Bei der Beurteilung, ob eine musiktherapeutische Schmerzbehandlung erfolgreich verlaufen ist oder nicht, werden die von Hillecke (2002) entwickelten Ergebniskriterien angewandt (vgl. Abschnitt 4.3.3). Diese drei Kriterien

umfassen reliable relative bzw. klinisch signifikante Veränderung folgender Bereiche, mit denen weitgehend unabhängige Dimensionen der Schmerzerkrankung erfasst werden (ebd. 134):

- aktuelle Schmerzstärke (VAS)
- affektive Schmerzempfindung (SES)
- komorbide psychologische Symptome (OQ-45.2)

Da diese Dimensionen in der vorliegenden experimentellen Studie nicht berücksichtigt werden, erscheinen sie als Außenkriterium sehr gut geeignet für die Analyse des Zusammenhangs von musikalischer Flexibilität und emotionaler Expressivität.

In der vorliegenden Studie sind für die Erfolgsbeurteilungen die reliablen relativen Veränderungen relevant, wobei bei erfolgreichen Therapieverläufen Verbesserungen auf mindestens einem der drei Kriterien auftreten müssen und sich keine Verschlechterungen ergeben dürfen. Sobald eine Verschlechterung auf einem Kriterium auftritt, wird die Therapie als nicht erfolgreich gewertet, selbst wenn sich Verbesserungen auf den beiden übrigen Kriterien finden.

Hillecke (2002: 133) verwendet zur Berechnung reliabler relativer Veränderungen das Modell des *Reliable Change-Index* von Jacobson und Truax (1991). Dieser Index stützt sich auf das Konzept der kritischen Differenz (Kordy und Hannöver 2000), das bei Veränderungsmessungen angibt, ob eine beobachtete Differenz zwischen zwei Messwerten von Relevanz ist oder aber durch die Messfehler zu erklären ist, die jeder Messung anhaften. Zur Erhebung der Ergebniskriterien, die in der beschriebenen Kombination die Gesamtbeurteilung der musiktherapeutischen Behandlungen bestimmen, werden analog zu Hillecke (2002) die folgenden Messinstrumente ausgewählt.

9.2.1. Visuelle Analogskala zur Schmerzstärke (VAS)

Die „Visuelle Analogskala" (VAS) gilt als anerkanntes Messinstrument in der Schmerzdiagnostik und -forschung und gibt Aufschluss über die subjektiv empfundene Schmerzintensität. Hierbei bestimmen die Probanden entlang einer visualisierten Skala von 0 bis 10 (dargestellt in einem zehn Zentimeter langen Strahl) ihre Schmerzstärke, wobei 0 für Schmerzfreiheit und 10 für die stärksten vorstellbaren Schmerzen steht.

Als Ergebniskriterium werden die VAS-Angaben für die Schmerzstärke „der letzten vier Tage einschließlich heute" verwendet, da bei diesem größeren Zeitintervall (im Gegensatz zur aktuellen Schmerzstärke) verlässlichere

Angaben bezüglich periodisch auftretender Schmerzen erwartet werden (Hillecke 2002: 135). In Ermangelung testtheoretischer Kennwerte, die für die Berechnung des Standardmessfehlers notwendig sind, wird für die VAS auf der Grundlage klinischer Erfahrung festgelegt, dass relevante relative Veränderungen der Schmerzintensität bei Veränderungen um mindestens 20% vorliegen (ebd. 134).

9.2.2. Schmerzempfindungs-Skala (SES)

Die „Schmerzempfindungs-Skala" (SES) ist von Geissner (1996) an einer Gesamtstichprobe von über 4000 Schmerzpatienten entwickelt und validiert worden, gilt als Standardmessinstrument und dient zur Erfassung subjektiv erlebter chronischer und akuter Schmerzen (ebd. 5). Bei der SES wird Schmerz als multifaktorielles Phänomen angesehen, dass über den rein sensorischen Bereich hinausgeht und beispielsweise affektive Aspekte von Schmerzen berücksichtigt (ebd. 9).

Die SES umfasst 24 Items, mit denen Schmerzerleben semantisch differenziert beschrieben wird, wie beipielsweise mit den Begriffen „quälend", „grausam", „brennend" oder „schneidend". Für jedes Item gibt der Proband auf einer Skala von 4 „trifft genau zu" bis 1 „trifft nicht zu" an, wie sehr die vorgegebene Aussage mit seiner persönlichen Situation übereinstimmt. Die Items werden zu zwei Globaldimensionen zusammengefasst, die sich auf die „affektive Schmerzempfindung" (14 Items) und die „sensorische Schmerzempfindung" (10 Items) beziehen und nicht zu einem Gesamtwert verrechnet werden können.

Als Ergebniskriterium dient die Skala der affektiven Schmerzempfindung, da bei einer (musik-)psychotherapeutischen Behandlung von einer besonderen emotionalen Ansprache der Probanden und emotionalen Wirksamkeit ausgegangen wird, was sich entsprechend in besonderem Maße auf die affektive Komponente des Schmerzes auswirken sollte (Hillecke 2002: 135). Zur Bestimmung reliabler relativer Veränderungen liegen testtheoretische Angaben vor (Geissner 1996).

9.2.3. Outcome Questionnaire (OQ-45.2)

Der „Outcome Questionnaire" (OQ-45.2) wurde von Lambert et al. (1996) gezielt zur Wiederholungsmessung im Rahmen psychotherapeutischer Behandlungen entwickelt, um den Fortschritt der Patienten im Therapieverlauf zu messen. Der OQ-45.2 stellt ein valides und reliables Messinstrument dar und besteht aus 45 Items, die sich auf psychische Belastungen, auf interpersonale Beziehungen und auf das Ausfüllen sozialer Rollen beziehen. Die

Probanden bewerten die Aussagen der einzelnen Items in Bezug auf ihre persönliche Lage auf einer fünfstufigen Skala von 0 „nie" bis 4 „fast immer". Die Item-Werte werden zu drei Skalen zusammengefasst: Die Skala *Symptom Distress* bezieht sich auf psychische Probleme, wie sie sich in den komorbiden Symptomen Depression und Angst und im Drogenmissbrauch äußern. Die Skala *Interpersonal Relations* umfasst Aspekte der zwischenmenschlichen Bereiche Familie, Freundschaft und Partnerschaft, die für die Lebenszufriedenheit eines Menschen von großer Bedeutung sind, sowie Fragen zu interpersonalen Konflikten, Zurückgezogenheit und Isolation. Die Skala *Social Role* beschreibt Unzufriedenheiten, Konflikte und Belastungen, die ein Proband beim Ausfüllen verschiedener sozialer Rollen am Arbeitsplatz, in der Familie und in der Freizeit empfindet, da die Fähigkeit zum Ausfüllen sozialer Rollen durch intrapsychische Probleme beeinflusst wird (Lambert et al. 1996). Die drei Skalen des OQ-45.2 können zu einem Gesamtwert aufsummiert werden, der Auskunft über die generelle psychische Belastung eines Patienten und damit über den Therapieerfolg gibt.

Dieser OQ-45.2-Gesamtwert dient als drittes Ergebniskriterium zur Beurteilung des therapeutischen Erfolges, wobei Hillecke (2002: 119) testtheoretische Kennwerte einer deutschen Referenzstichprobe von 252 Probanden zur Verfügung gestellt wurden.

9.3. Fragebogen zum Umgang mit Musik (FUM)

Der „Fragebogen zum Umgang mit Musik" (FUM) wurde im Rahmen der vorliegenden Studie erstellt, um verschiedene Aspekte der musikalischen Sozialisation und des emotionalen Erlebens von Musik zu erfassen[1]. Entsprechend wird im FUM nach dem Erlernen von Musikinstrumenten und der aktuellen musikalischen Aktivität sowie nach durchschnittlichen Dauern des Musikhörens gefragt. Der FUM ist bezüglich der Fragen 1 (Musikausbildung), 3 und 4 (Hördauern) fast deckungsgleich mit den Fragen 16, 9 und 10 des ausführlichen „Fragebogens zum Umgang mit Musik" von Langenbach (1994: 34ff.). Langenbachs Fragebogen ist explizit für Schüler formuliert und erhebt unter anderem den Musikgeschmack sowie den sozialen Kontext des rezeptiven und aktiven musikalischen Verhaltens (Diskothekenbesuche, Walkman-Verwendung, Singverhalten).

Beim FUM steht hingegen ein Fragenblock von sieben Items im Vordergrund, mit dem erhoben wird, welche psychologischen Wirkungen der Proband Musik zuschreibt (Entspannung, Aktivierung, Emotionsregulation,

---

[1] Der Fragebogen ist im Anhang zu dieser Studie dokumentiert.

Ablenkung) und ob Musik bewusst oder eher nebenbei gehört wird (Frage 5.1 bis 5.7). Auf einer fünfstufigen Skala von 4 „sehr" bis 0 „nicht" beurteilen die Probanden, inwieweit die vorgegebenen Aussagen für sie zutreffen. Diese sieben Items zur „musikalischen Ansprechbarkeit" werden zu einem Gesamtwert aufsummiert, was durch die Überprüfung der internen Konsistenz dieser Items durch Melcher (2002: 92) gerechtfertigt ist. Zusätzlich geben die Probanden eine Einschätzung der generellen Bedeutung von Musik in ihrem Leben sowie der Bedeutung von Musik seit der Schmerzerkrankung ab.

Bei der Analyse des Datenmaterials wird der Gesamtwert zur emotionalen Ansprechbarkeit durch Musik berücksichtigt sowie die Frage, ob ein Musikinstrument erlernt wurde oder nicht, da diese Aspekte sich im Zusammenhang mit emotionaler Expressivität als bedeutsam erwiesen haben (ebd. 91ff.).

Teil III.

Darstellung der Ergebnisse

10. Datenerhebung

10.1. Erhebungszeitraum

Die experimentelle Studie wurde in der Zeit von November 2000 bis August 2002 am Deutschen Zentrum für Musiktherapieforschung (Viktor Dulger Institut) DZM e.V. in Kooperation mit der Musiktherapeutischen Ambulanz am Fachbereich Musiktherapie der Fachhochschule Heidelberg und dem Schmerzzentrum der Klinik für Anästhesiologie der Universitätsklinik Heidelberg durchgeführt.

10.2. Überprüfung des experimentellen Settings

In einer Vorstudie wurde überprüft, ob sich das entworfene experimentelle Studiendesign in einer Testsituation mit Schmerzpatienten umsetzen lässt, da befürchtet wurde, dass der hohe technische Aufwand möglicherweise verunsichernd auf die Schmerzpatienten wirkt. Des Weiteren sollte geklärt werden, ob die Schmerzpatienten überhaupt differenzierte Reaktionen auf den musikalischen Stimulus zeigen oder aber sich ein einheitliches Bild ergibt.

Im Rahmen der methodischen Erläuterungen wurden bereits die musikalischen Reaktionen von drei der sieben Schmerzpatienten der Vorstudie dargestellt (siehe Seite 96). Insgesamt kann bestätigt werden, dass die experimentelle Tempoperformance deutlich zwischen den Probanden differiert. Zudem hat sich die Durchführung des experimentellen Settings als problemlos erwiesen, was gemeinsam mit den verbalen Angaben der Probanden darauf hinweist, dass die Probanden die Aufgabenstellungen verstanden haben und nicht ablehnend oder ängstlich dem experimentellen Setting gegenüber standen.

11. Beschreibung der Stichproben

Die experimentelle Studie wurde mit einer Gesamtstichprobe von 67 Probanden durchgeführt, die sich folgendermaßen auf die Stichproben aufteilen:

- Klinische Stichprobe: Schmerzgruppe n=37
    - Musiktherapiegruppe n=16
    - Klinische Kontrollgruppe n=21
- Nicht-klinische Stichprobe: Gesunde Kontrollgruppe n=30

11.1. Klinische und nicht-klinische Stichprobe

Klinische Stichprobe   Die klinische Stichprobe wird als Schmerzgruppe bezeichnet und besteht aus 37 Probanden mit chronischer Schmerzerkrankung (v.a. Rücken- und Kopfschmerzen), die medizinische Schmerztherapie erhalten haben.

Nicht-klinische Stichprobe   Die nicht-klinische Stichprobe stellt die gesunde Kontrollgruppe dar und setzt sich aus 30 Probanden zusammen, die sich als physisch und psychisch gesund bezeichnen und weder medizinisch noch psychologisch behandelt wurden.

11.1.1. Soziodemographische Verteilungen

Tabelle 11.1 stellt die Daten der soziodemographischen Erhebungen für die klinische und die nicht-klinische Stichprobe sowie die Gesamtstichprobe dar. Bei der Darstellung sind die differenziert erhobenen Kategorien der Variablen Bildungsstand, Erwerbstätigkeit, Berufsgruppe und Größe des Wohnorts in wenige übergreifende Kategorien zusammengefasst.

Die Stichproben bestehen zum überwiegenden Anteil aus weiblichen Probanden und weisen im Durchschnitt ein Alter von etwas über 50 Jahren auf. 70% der Probanden sind verheiratet, über 80% haben Kinder und leben mit einem Partner zusammen.

Während die Mehrheit der nicht-klinischen Stichprobe die Realschule besucht hat, ergibt sich für die klinische Stichprobe der größte prozentuale Anteil für den Hauptschulabschluss. Mehr als zwei Drittel der nicht-klinischen

Soziodemographische Verteilung	Klinische Stichprobe	Nicht-klinische Stichprobe	Gesamtstich-probe
Geschlecht	73% weiblich	83% weiblich	78% weiblich
Alter	53 Jahre +/-10	51 Jahre +/-18	52 Jahre +/-14
Familienstand:			
verheiratet	70%	70%	70%
verwitwet	8%	7%	8%
getrennt	8%	10%	9%
ledig	14%	13%	13%
zusammenlebend	81%	87%	84%
alleinlebend	19%	13%	16%
Kinder	81% ja	87% ja	84% ja
Schulausbildung:			
bis Hauptschule	46%	40%	45%
bis Realschule	32%	53%	43%
ab Oberschule	16%	7%	12%
Erwerbstätigkeit:			
erwerbstätig	41%	67%	52%
berentet	30%	27%	28%
arbeitslos	11%	0%	6%
sonstiges	18%	7%	14%
Berufsgruppe:			
Nicht-leit. Angestellter	53%	63%	58%
Leitender Angestellter	23%	13%	18%
Sonstiges	24%	24%	24%
Wohnortgröße:			
bis 10.000 Einwohner	38%	67%	51%
bis 100.000 Einwohner	43%	0%	24%
ab 100.000 Einwohner	19%	33%	25%

Tabelle 11.1.: Soziodemographische Verteilungen der klinischen, nicht-klinischen und gesamten Stichprobe (Angaben in Prozent bzw. Mittelwert und Streuung)

Stichprobe sind erwerbstätig und die übrigen gesunden Probanden berentet. Bei der klinischen Stichprobe sind hingegen nur die Hälfte der Probanden erwerbstätig und über ein Drittel berentet. Für die Schmerzpatienten zeigt sich zudem eine Arbeitslosenquote von über 10%. Als Berufsgruppe geben über 60% der nicht-klinischen Stichprobe und über 50% der klinischen Stichprobe nicht-leitender Angestellter an.

Die Wohnorte der nicht-klinischen Stichprobe umfassen zu zwei Drittel bis zu 10.000 Einwohner und zu einem Drittel mehr als 100.000 Einwohner. Von der klinischen Stichprobe lebt der größte Anteil der Probanden in Orten mit Einwohnerzahlen von 10.000 bis 100.000.

Die Verteilungen der soziodemographischen Daten sind nach den differenziert erhobenen Kategorien mittels Kolmogorov-Smirnov-Test auf Normalverteilung überprüft worden. Es zeigen sich für etliche Verteilungen signifikante Abweichungen von der Normalverteilung. Somit wird mittels nonparametrischem Verfahren (Mann-Whitney-U-Test) geprüft, ob die klinische und die nicht-klinische Stichprobe aus der gleichen Grundgesamtheit stammen. Es ergibt sich lediglich für die Variable Erwerbstätigkeit ein signifikanter Unterschied ($p = ,008$). Insgesamt kann somit von soziodemographisch vergleichbaren Stichproben ausgegangen werden.

11.1.2. Musikspezifische Verteilungen

Die Ergebnisse der musikspezifischen Befragung sind in Tabelle 11.2 für die klinische, die nicht-klinische und die gesamte Stichprobe dargestellt.

Etwa 40% der Probanden beider Stichproben geben jeweils an, irgendwann in ihrem Leben ein Musikinstrument erlernt zu haben. Die durchschnittliche Dauer der musikalischen Ausbildung beträgt für die nicht-klinische Stichprobe über fünf Jahre und für die klinische Stichprobe vier Jahre. Zum Zeitpunkt der Erhebung sind jedoch kaum Probanden Mitglied in einer Musikgruppe und musikalisch aktiv. Die Dauer des Musikhörens beläuft sich bei der nicht-klinischen Stichprobe unabhängig von Arbeitstag oder freiem Tag auf etwa drei Stunden. Die klinische Stichprobe hört hingegen etwa zwei Stunden an einem Arbeitstag oder einem freien Tag Musik.

Die Verteilungen weisen für etliche Variablen Abweichungen von der Normalverteilung auf. Signifikante Unterschiede zwischen der nicht-klinischen und der klinischen Stichprobe zeigen sich jedoch nur bezüglich der Dauer des Musikhörens an einem Arbeitstag ($p = ,003$). Insgesamt kann somit von der Vergleichbarkeit der Stichproben hinsichtlich der musikspezifischen Erhebung ausgegangen werden.

Musikspezifische Verteilungen	Klinische Stichprobe	Nicht-klinische Stichprobe	Gesamtstich- probe
Musikausbildung	38% ja	43% ja	40% ja
Ausbildungsdauer	4,0 Jahre +/–3	5,6 Jahre +/–5	4,8 Jahre +/–4
Musikalisch aktiv	5% ja	3% ja	5% ja
Hördauer am Arbeitstag	2,1 h +/–0,9	3,0 h +/–1,3	2,5 h +/–1,2
Hördauer am freien Tag	2,4 h +/–0,8	2,8 h +/–1,2	2,6 h +/–1,0

Tabelle 11.2.: Musikspezifische Verteilungen der klinischen, nicht-klinischen und gesamten Stichprobe (Angaben in Prozent bzw. Mittelwert und Streuung)

11.2. Musiktherapiegruppe und Kontrollgruppen

Der Schwerpunkt der Studie liegt auf der Analyse der Musiktherapiegruppe und ihrem Vergleich mit der klinischen sowie der gesunden Kontrollgruppe. Die Musiktherapiegruppe und die klinische Kontrollgruppe stellen Untergruppen der klinischen Stichprobe (Schmerzgruppe) dar. Die gesunde Kontrollgruppe ist identisch mit der nicht-klinischen Stichprobe.

Musiktherapiegruppe Die Musiktherapiegruppe besteht aus 16 Probanden mit chronischer Schmerzerkrankung, die zusätzlich zur medizinischen Schmerztherapie eine musiktherapeutische Behandlung nach dem „Heidelberger Modell" erhalten haben (siehe Abschnitt 4.3).

Klinische Kontrollgruppe Die klinische Kontrollgruppe setzt sich aus 21 Probanden mit chronischem Schmerzleiden zusammen, die medizinisch betreut wurden.

Gesunde Kontrollgruppe Die gesunde Kontrollgruppe umfasst die bereits beschriebenen 30 gesunden Probanden ohne medizinische oder psychologische Behandlung.

11.2.1. Soziodemographische Verteilungen

Die soziodemographischen Verteilungen der Musiktherapiegruppe und der beiden Kontrollgruppen sind in Tabelle 11.3 dargestellt. Es handelt sich erneut um eine Darstellung, in der die verschiedenen Kategorien einiger Variablen der Übersichtlichkeit halber zu wenigen Kategorien zusammenfasst sind.

Die Musiktherapiegruppe gleicht mit einem Anteil an weiblichen Probanden von über 80% der gesunden Kontrollgruppe, während die klinische Kontrollgruppe nur zu zwei Drittel aus Frauen besteht. Das durchschnittliche Alter beträgt bei allen Untersuchungsgruppen etwas über 50 Jahre. Der Anteil der Verheirateten liegt bei der Musiktherapiegruppe leicht unterhalb und bei der klinischen Kontrollgruppe leicht oberhalb der 70% der gesunden Kontrollgruppe. Es leben von jeder Untersuchungsgruppe über 80% der Probanden mit einem Partner zusammen. Die Probanden der Kontrollgruppen haben zu über 80% bzw. zu 100% Kinder, während dies für gut die Hälfte der Musiktherapiegruppe gilt.

Von der Musiktherapiegruppe haben ähnlich der gesunden Kontrollgruppe die Hälfte der Probanden die Realschule bzw. das Gymnasium ohne Abitur besucht. Hingegen hat die Hälfte der klinischen Kontrollgruppe ihre Schulausbildung mit dem Hauptschulbesuch beendet. Der Anteil der Probanden mit Abitur und eventuell Hochschulstudium ist bei der Musiktherapiegruppe höher als bei den beiden Kontrollgruppen. Die Musiktherapiegruppe zeigt jedoch im Vergleich mit den Kontrollgruppen mit einem Drittel den geringsten Anteil an Erwerbstätigen und mit fast 40% den größten Anteil an Rentnern. Die Arbeitslosenanteile liegen bei der Musiktherapiegruppe und der klinischen Kontrollgruppe bei bzw. über 10%, während keiner der gesunden Probanden arbeitslos ist. Die Hälfte der Musiktherapiegruppe sind als nicht-leitende Angestellte tätig oder tätig gewesen, während diese Berufsgruppe von etwa 60% der Kontrollgruppen angegeben wird.

Mehr als die Hälfte der Musiktherapiegruppe und ein gutes Drittel der klinischen Kontrollgruppe lebt in Orten mit Einwohnerzahlen zwischen 10.000 und 100.000, und knapp 20% der Probanden beider Untersuchungsgruppen lebt in Orten mit mehr als 100.000 Einwohnern.

Die Verteilungen der Daten auf die ursprünglich erhobenen Kategorien weichen für eine Reihe von Variablen von der Normalverteilung ab. Die soziodemographischen Angaben der Musiktherapiegruppe differieren signifikant von denen der klinischen ($p =,001$) und der gesunden ($p =,023$) Kontrollgruppe hinsichtlich der Frage nach eigenen Kindern. Die Musiktherapiegruppe ($p =,011$) und die klinische Kontrollgruppe ($p =,039$) zeigen

Soziodemographische Verteilung	Musiktherapie-gruppe	Klinische Kontrollgruppe	Gesunde Kontrollgruppe
Geschlecht	81% weiblich	67% weiblich	83% weiblich
Alter	53 Jahre +/-11	53 Jahre +/-9	51 Jahre +/-18
Familienstand:			
verheiratet	62%	76%	70%
verwitwet	6%	10%	7%
getrennt	6%	9%	10%
ledig	25%	5%	13%
zusammenlebend	81%	81%	87%
alleinlebend	19%	19%	13%
Kinder	56% ja	100% ja	87% ja
Schulausbildung:			
bis Hauptschule	38%	58%	40%
bis Realschule	31%	37%	53%
ab Oberschule	31%	5%	7%
Erwerbstätigkeit:			
erwerbstätig	31%	48%	67%
berentet	37%	24%	27%
arbeitslos	13%	10%	0%
sonstiges	19%	18%	7%
Berufsgruppe:			
Nicht-leit. Angestellter	50%	57%	63%
Leitender Angestellter	31%	14%	13%
Sonstiges	19%	29%	24%
Wohnortgröße:			
bis 10.000 Einwohner	25%	48%	67%
bis 100.000 Einwohner	56%	33%	0%
ab 100.000 Einwohner	19%	19%	33%

Tabelle 11.3.: Soziodemographische Verteilungen der Musiktherapiegruppe sowie der klinischen und der gesunden Kontrollgruppe (Angaben in Prozent bzw. Mittelwert und Streuung)

in Bezug auf die Variable Erwerbstätigkeit signifikante Differenzen zur gesunden Kontrollgruppe. Insgesamt handelt es sich jedoch um soziodemographisch vergleichbare Stichproben.

11.2.2. Musikspezifische Verteilungen

In Tabelle 11.4 sind die Angaben der musikspezifischen Befragung für die Musiktherapiegruppe und die beiden Kontrollgruppen zusammengefasst.

Musikspezifische Verteilungen	Musiktherapie-gruppe	Klinische Kontrollgruppe	Gesunde Kontrollgruppe
Musikausbildung	50% ja	29% ja	43% ja
Ausbildungsdauer	4,8 Jahre +/–3	2,8 Jahre +/–1	5,6 Jahre +/–5
Musikalisch aktiv	6% ja	5% ja	3% ja
Hördauer am Arbeitstag	2,1 h +/–0,7	2,1 h +/–1,0	3,0 h +/–1,3
Hördauer am freien Tag	2,5 h +/–0,5	2,4 h +/–0,9	2,8 h +/–1,2

Tabelle 11.4.: Musikspezifische Verteilungen der Musiktherapiegruppe sowie der klinischen und der gesunden Kontrollgruppe (Angaben in Prozent bzw. Mittelwert und Streuung)

Die Hälfte der Musiktherapiegruppe hat eine musikalische Ausbildung erfahren, während dies nur für knapp 30% der klinischen und gut 40% der gesunden Kontrollgruppe zutrifft. Die durchschnittliche Dauer der musikalischen Ausbildung beträgt bei der Musiktherapiegruppe fast fünf Jahre, bei der klinischen Kontrollgruppe knapp drei Jahre und bei der gesunden Kontrollgruppe über fünf Jahre. Es finden sich jedoch kaum Probanden, die zum Zeitpunkt der Erhebung berichten, musikalisch aktiv zu sein. Die Dauern des Musikhörens sind für die Musiktherapiegruppe und die klinische Kontrollgruppe sowohl für einen Arbeitstag als auch für einen freien Tag fast identisch und liegen mit eben über zwei Stunden leicht unter den Hördauern der gesunden Kontrollgruppe.

Die Verteilungen weichen zum Teil von der Normalverteilung ab. Hinsichtlich der Hördauer an einem Arbeitstag unterscheidet sich die gesunde

Kontrollgruppe signifikant von der Musiktherapiegruppe ($p =, 022$) sowie der klinischen Kontrollgruppe ($p =, 010$). Die unterschiedlichen prozentualen Anteile von musikalisch ausgebildeten Probanden an den Untersuchungsgruppen erreichen zwar keine statistische Signifikanz, doch verweist der höhere Anteil an musikalisch Ausgebildeten in der Musiktherapiegruppe vermutlich darauf, dass Schmerzpatienten mit Musikausbildung eher ein musiktherapeutisches Behandlungsangebot annehmen bzw. ihnen aufgrund des Auswahlverfahrens ein solches Angebot unterbreitet wird. Insgesamt kann jedoch von einer Vergleichbarkeit der Stichproben bezüglich der musikspezifischen Erhebung ausgegangen werden.

12. Anmerkung zur Statistik

12.1. Beschreibung des Testdesigns

Abbildung 12.1 fasst graphisch zusammen, welche Stichproben zu welchen Messzeitpunkten verglichen werden und wie die Befunde in der vorliegenden Ergebnisdarstellung angeordnet sind. Es wird deutlich, dass die Gesamtstichprobe in verschiedene Stichproben zerfällt.

Berechnungen anhand der Gesamtstichprobe beziehen sich lediglich auf den ersten Messzeitpunkt und dienen einem generellen Überblick über die internen Zusammenhänge der Variablen-Gruppen (vgl. Abschnitt 13).

In Abschnitt 14 (Ergebnisse I) werden die Befunde dargestellt, die sich aus dem Vergleich von Schmerzpatienten (Klinische Stichprobe) und gesunden Probanden (Nicht-klinische Stichprobe) ergeben. Diese Ergebnisse beziehen sich ebenfalls nur auf den ersten Messzeitpunkt, da die Schmerzpatienten zu diesem Zeitpunkt als einheitliche Gruppe gewertet werden. Beide Stichproben werden zudem nach Untergruppen differenziert betrachtet, die sich auf Aspekte wie Geschlecht und Musikausbildung beziehen.

In Abschnitt 15 (Ergebnisse II) steht die Analyse jener Schmerzpatienten im Vordergrund, die musiktherapeutisch behandelt werden. Es werden Veränderungen zwischen den Messzeitpunkten (also im Verlauf der Musiktherapie) berechnet und Vergleiche mit der Gruppe an Schmerzpatienten, die keine Musiktherapie erhalten, sowie mit der gesunden Kontrollgruppe angestellt. Die Überprüfung der Frage, ob Aspekte wie musikalische Ausbildung oder musiktherapeutischer Erfolg zu einer Differenzierung der Musiktherapiegruppe hinsichtlich der verschiedenen Variablen führt, geschieht sowohl anhand der einzelnen Messzeitpunkte als auch anhand der Kombination der drei Messzeitpunkte.

In Abschnitt 16 (Ergebnisse III) werden Detailanalysen bezüglich der Beziehungen zwischen Stimulus-Tempo, Timing-Performance und Tapping-Verhalten dargestellt. Für diese Berechnungen werden die Werte der verschiedenen Messzeitpunkte kombiniert.

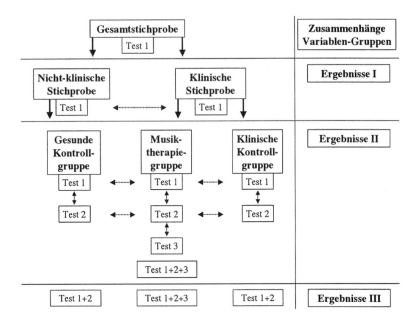

Abbildung 12.1.: Schematische Darstellung des Testdesigns

12.2. Prüfung auf Normalverteilung

Als Variablen der Studie dienen die Werte, die bei den psychologischen Messinstrumenten zur Expressivität (vgl. Abschnitt 9.1), den Maßen zur musikalischen Tempoperformance (vgl. Abschnitt 8.3) sowie den Maßen zur Beschreibung des Tapping-Verhaltens (vgl. Abschnitt 8.2) von den Probanden erreicht werden. Die Verteilungen der Variablen werden mittels Kolmogorov-Smirnov-Test auf Normalverteilung überprüft.

Expressivität   Die Verteilungen der Variablen zur Expressivität weichen für keine Stichprobe zu keinem Messzeitpunkt signifikant von der Normalverteilung ab.

Tempoperformance   Die Variablen zur Tempoperformance sind für die Schmerzgruppe, die Musiktherapiegruppe und die klinische Kontrollgruppe statistisch normalverteilt. Für die gesunde Kontrollgruppe ergibt sich zum ersten Messzeitpunkt eine signifikante Abweichung von der Normalverteilung für *Range* und zum zweiten Messzeitpunkt eine tendenzielle Abweichung für *MetroFit*.

Tapping   Für alle Stichproben zeigen sich hinsichtlich der Variablen zum Tapping-Verhalten Abweichungen von der Normalverteilung, die sich zumeist auf die Regelmäßigkeit des Tappings, aber auch auf das maximale Tapping-Tempo beziehen. Das bevorzugte Tapping-Tempo ist hingegen jeweils statistisch normalverteilt.

12.3. Statistische Verfahren

Bei den folgenden Analysen kommen nonparametrische Verfahren zum Einsatz. Einzige Ausnahme stellt die Detailanalyse des Zusammenhangs von Timing-Performance und Stimulus-Tempo dar (vgl. Abschnitt 16.1). Die Beschränkung auf nonparametrische Verfahren ergibt sich für die Variablen zum Tapping-Verhalten und zum Teil für die Variablen zur Tempoperformance durch die Abweichungen von der Normalverteilung. Zudem zeigen die Diagramme in Abbildung 12.2 beispielhaft, dass selbst statistisch normalverteilte Daten graphisch zu einem abweichenden Urteil führen können. Dargestellt sind die Verteilungen einiger Variablen zur Tempoperformance der Musiktherapiegruppe zum ersten Messzeitpunkt sowie ihre Approximation an die Normalverteilung. Sie verdeutlichen die statistische Problematik, dass bei kleinen Stichprobenumfänge die Abweichungen von der Normalverteilung deutlich stärker ausgeprägt sein müssen als bei größeren Stichprobenumfängen, um die Annahme einer Normalverteilung verwerfen zu können. Da es sich bei den folgenden Analysen (vor allem durch die zusätzliche Unterteilung der Stichproben in verschiedene Untergruppen, z.B. nach Musikausbildung) um recht kleine Stichprobenumfänge handelt, erscheinen nonparametrische Verfahren selbst bei statistisch normalverteilten Daten angebracht.

Zusätzlich liegen für die Musiktherapiegruppe und die beiden Kontrollgruppen relativ unterschiedliche Stichprobenumfänge vor, was vor allem durch die Rekrutierung der Schmerzpatienten für die Kontrollgruppe sowie durch verschiedene Schwierigkeiten im Rahmen der musiktherapeutischen Verlaufsstudie (u.a. Therapieverzögerung durch akute Krankheit, Ferien) bedingt ist. Die unterschiedlichen Stichprobenumfänge stehen zwar einem Datenvergleich nicht im Wege, da sie sich vor allem auf die Streuung der Daten auswirken. Doch erscheint es erneut angebracht, sich auf nonparametrische Verfahren zu konzentrieren.

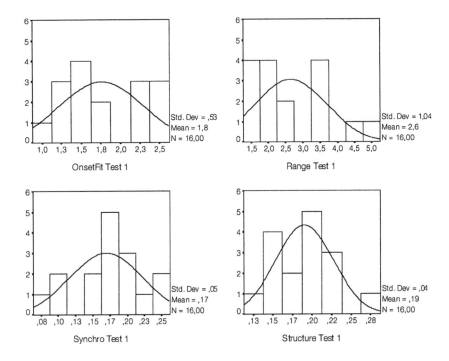

Abbildung 12.2.: Annäherung an Normalverteilung einiger musikalischer Variablen dargestellt für die Musiktherapiegruppe (Test 1)

Des Weiteren liegen nur die Daten zur Tempoperformance und zum Verhalten beim Tapping als Intervallskalen vor, während bei den psychologischen Daten zur Expressivität eher von Ordinalskalen ausgegangen werden sollte. Die Zusammenhangsberechnungen werden somit anhand von verschieden skalierten Variablen durchgeführt, was ebenfalls die Verwendung nonparametrischer Verfahren notwendig erscheinen lässt.

Die statistischen Analysen werden mittels der Software *Statistical Package for the Social Sciences* (SPSS, Version 11.5 für Windows) durchgeführt. Folgende Verfahren kommen zur Anwendung (Voß 2000):

Nonparametrische Verfahren

- Kolmogorov-Smirnov-Test: Test auf Normalverteilung der verschiedenen Verteilungen
- Mann-Whitney-U-Test: Prüfung, ob zwei unabhängige Stichproben aus der gleichen Grundgesamtheit stammen (u.a. Unterschiede zwischen Stichproben, Unterschiede zwischen Untergruppen einer Stichprobe z.B. nach musikalischer Ausbildung)
- Kruskal-Wallis-H-Test: Prüfung, ob mehrere unabhängige Stichproben aus der gleichen Grundgesamtheit stammen (u.a. Unterschiede zwischen den zu bildenden Kategorien für Alter, Expressivität, musikalische Ansprechbarkeit)
- Wilcoxon-Test: Unterschiede in Variablenausprägung bei abhängigen Stichproben (Unterschiede zwischen den Messzeitpunkten Test 1, 2 und 3)
- Rangkorrelation nach Kendall: Zusammenhänge zwischen den verschiedenen Variablen (u.a. Zusammenhänge zwischen Expressivität und Tempoperformance)

Parametrische Verfahren

- T-Test: Unterschiede in zentraler Tendenz bei zwei unabhängigen Stichproben
- Korrelation nach Pearson: Lineare Zusammenhänge zwischen musikalischen Timing-Maßen und Stimulus-Tempo
- Nichtlineare Regression: Quadratische Zusammenhänge zwischen musikalischen Timing-Maßen und Stimulus-Tempo

Für unabhängige und abhängige Stichproben werden maximal drei Paartestungen durchgeführt, um Einzelunterschiede in zentraler Tendenz zu überprüfen (z.B. Test 1 vs Test 2, Test 1 vs Test 3, Test 2 vs Test 3). Bei den (Rang-)Korrelationsberechnungen werden nur mehrfach beobachtete Zusammenhänge bei der Interpretation berücksichtigt.

Das Signifikanzniveau wird auf $a = 0,050$ festgelegt. Wegen des explorativen Charakters der Studie sowie wegen der geringen Stichprobenumfänge werden auch Ergebnisse auf einem Signifikanzniveau von $a = 0,100$ berichtet. Hierdurch wird eine erschöpfende Betrachtung des Ergebnismaterials gewährleistet, was für die Aufgabe einer explorativen Studie zur Generierung von Hypothesen und weiterführenden Fragestellungen sinnvoll erscheint. Ergebnisse mit einer Fehlerwahrscheinlichkeit von 5% gelten als signifikante Ergebnisse, Ergebnisse mit einer Fehlerwahrscheinlichkeit von 10% werden als Tendenzen bzw. tendenzielle Ergebnisse beschrieben. Die Prüfung auf statistische Signifikanz geschieht jeweils zweiseitig.

Graphische Darstellung　　Die Darstellung von Ergebnissen, die mittels nonparametrischer Verfahren berechnet werden, erfolgt durch Boxplots, die den Median einer Verteilung darstellen sowie jenen Bereich, der 50% der Verteilung abdeckt (Interquartilsbereich). Zudem werden Extremwerte der Verteilung angezeigt.

Mittels parametrischer Verfahren erlangte Ergebnisse werden durch Fehlerbalken dargestellt, die den Mittelwerte der Verteilung sowie das Konfidenzintervalls (CI) angeben, welches sich über einen Bereich erstreckt, in dem mit einer festzulegenden Wahrscheinlichkeit (hier 95%) der wahre Mittelwert der Grundgesamtheit erfasst wird.

Zusammenhänge metrischer Daten werden durch Streudiagramme mit der entsprechenden linearen oder quadratischen Anpassung dargestellt.

13. Zusammenhänge innerhalb der Variablen-Gruppen

Die folgenden Rangkorrelationen dienen der Feststellung, inwieweit die verschiedenen psychologischen Variablen, die musikalischen Variablen und die Variablen zum Fingertapping jeweils untereinander zusammenhängen. Entsprechend werden für diese drei Variablen-Gruppen Rangkorrelationen anhand der Daten vom ersten Messzeitpunkt berechnet. Durch diese Rangkorrelationen können Besonderheiten innerhalb der Variablen-Gruppen festgestellt werden und die theoretisch erwarteten Zusammenhänge in Bezug auf „flexible Tempoperformance" und „gehemmte Expressivität" sowie in Bezug auf Tempoperformance und Tapping-Verhalten empirisch überprüft werden. Zudem werden auf der Grundlage der Rangkorrelationen Erwartungen hinsichtlich gleichgerichteter und entgegengerichteter Zusammenhänge der verschiedenen Variablen miteinander formuliert.

Da es sich um einen generellen Überblick über die Rangkorrelationen der Variablen-Gruppen handelt, werden für die Berechnungen der Rangkorrelationen (Kendall) die Daten der klinischen Stichprobe und der nicht-klinischen Stichprobe kombiniert und entsprechend mit der Gesamtstichprobe von 67 Probanden gearbeitet.

13.1. Rangkorrelationen: Variablen zur psychologischen Expressivität

Für die fünf psychologischen Variablen zur Erfassung von Expressivität (vgl. Abschnitt 9.1) ergeben sich die in Tabelle 13.1 dargestellten Rangkorrelationen.

Es zeigt sich eine Vielzahl an signifikanten Zusammenhängen in zumeist erwarteter Richtung. So stellen FPI-Gehemmtheit und FPI-Extraversion gegenpolige Dimensionen von Persönlichkeit dar und gehen sinnfällige Beziehungen zu Aspekten des expressiven Verhaltens (FEX) sowie interpersonaler Probleme (IIP) ein. Entsprechend zeigen gehemmte Persönlichkeiten ein wenig expressives Verhalten und beklagen häufiger, zu introvertiert zu sein und daher mehr Probleme im zwischenmenschlichen Kontakt zu erleben. Extravertierte Persönlichkeiten hingegen weisen ein hohes expressives Verhalten auf und beschreiben keine interpersonalen Probleme durch zu introvertiertes

Rang-korrelation n=67 Test 1	FEX-Verhalten	FPI-Gehemmtheit	FPI-Extraversion	IIP-introvertiert	IIP-expressiv
FEX-Verhalten	$\tau = 1,000$	$\tau = -0,192$ $p = ,032$	$\tau = 0,361$ $p = ,000$	$\tau = -0,220$ $p = ,009$	$\tau = 0,170$ $p = ,044$
FPI-Gehemmtheit	$\tau = -0,192$ $p = ,032$	$\tau = 1,000$	$\tau = -0,318$ $p = ,001$	$\tau = 0,325$ $p = ,000$	$\tau = 0,101$ $p = ,257$
FPI-Extraversion	$\tau = 0,361$ $p = ,000$	$\tau = -0,318$ $p = ,001$	$\tau = 1,000$	$\tau = -0,309$ $p = ,001$	$\tau = 0,160$ $p = ,076$
IIP-introvertiert	$\tau = -0,220$ $p = ,009$	$\tau = 0,325$ $p = ,000$	$\tau = -0,309$ $p = ,001$	$\tau = 1,000$	$\tau = 0,152$ $p = ,071$
IIP-expressiv	$\tau = 0,170$ $p = ,044$	$\tau = 0,101$ $p = ,257$	$\tau = 0,160$ $p = ,076$	$\tau = 0,152$ $p = ,071$	$\tau = 1,000$

Tabelle 13.1.: Rangkorrelationen der Variablen zur psychologischen Expressivität

Auftreten. Sie tendieren allerdings dazu, interpersonale Probleme aufgrund von zu expressivem Verhalten zu empfinden.

Besonders deutlich werden diese Zusammenhänge bei FEX-Verhalten, das als einzige psychologische Variable mit allen anderen Variablen signifikant in den erwarteten Richtungen korreliert. Trotz der Kürze des Fragebogens (13 Items) scheinen sich auf ihm somit verschiedene Aspekte von Expressivität widerzuspiegeln.

Das insgesamt sehr einheitliche Bild der Rangkorrelationen wird lediglich nicht durch die IIP-Skalen gestützt, da diese miteinander tendenziell positiv korrelieren, obgleich sie im Circumplex-Modell interpersonalen Verhaltens Gegenpole darstellen (vgl. Abschnitt 9.1.2) und somit negative Zusammenhänge zu erwarten sind. Verallgemeinernd wird daher „gehemmte Expressivität" definiert als:

- niedrige Werte bei FEX-Verhalten
- niedrige Werte bei FPI-Extraversion
- hohe Werte bei FPI-Gehemmtheit
- hohe Werte bei IIP-introvertiert

Für die Analyse des Zusammenhangs der Variablen zur Expressivität mit den anderen Variablen werden gleichgerichtete Zusammenhänge für FEX-Verhalten und FPI-Extraversion sowie für FPI-Gehemmtheit und IIP-introvertiert erwartet. Die beiden Paare sollten zudem entgegengerichtete Rangkorrelationen mit den anderen Variablen eingehen. Für IIP-expressiv kann hingegen keine eindeutige Erwartung formuliert werden.

13.2. Rangkorrelationen: Variablen zur musikalischen Tempoperformance

Die Rangkorrelationen zwischen den sieben Variablen zur Beschreibung der musikalischen Tempoperformance (ohne *Phase* und *Period*) sind in Tabelle 13.2 dargestellt. Zur Definition der Maße wird auf Abschnitt 8.3 verwiesen.

Rang-korrelation n=67 Test 1	OnsetFit	Range	InnerFit	MetroFit	Synchro	Structure	Intensity
OnsetFit	$\tau = 1,000$	$\tau = 0,307$ $p = ,000$	$\tau = 0,307$ $p = ,000$	$\tau = 0,040$ $p = ,633$	$\tau = 0,264$ $p = ,002$	$\tau = -0,012$ $p = ,888$	$\tau = -0,033$ $p = ,697$
Range	$\tau = 0,307$ $p = ,000$	$\tau = 1,000$	$\tau = 0,242$ $p = ,005$	$\tau = 0,095$ $p = ,257$	$\tau = 0,301$ $p = ,000$	$\tau = 0,126$ $p = ,135$	$\tau = -0,014$ $p = ,871$
InnerFit	$\tau = 0,307$ $p = ,000$	$\tau = 0,242$ $p = ,005$	$\tau = 1,000$	$\tau = -0,322$ $p = ,000$	$\tau = 0,040$ $p = ,644$	$\tau = -0,188$ $p = ,029$	$\tau = 0,239$ $p = ,005$
MetroFit	$\tau = 0,040$ $p = ,633$	$\tau = 0,095$ $p = ,257$	$\tau = -0,322$ $p = ,000$	$\tau = 1,000$	$\tau = 0,372$ $p = ,000$	$\tau = 0,453$ $p = ,000$	$\tau = -0,089$ $p = ,296$
Synchro	$\tau = 0,264$ $p = ,002$	$\tau = 0,301$ $p = ,000$	$\tau = 0,040$ $p = ,644$	$\tau = 0,372$ $p = ,000$	$\tau = 1,000$	$\tau = 0,457$ $p = ,000$	$\tau = 0,046$ $p = ,581$
Structure	$\tau = -0,012$ $p = ,888$	$\tau = 0,126$ $p = ,135$	$\tau = -0,188$ $p = ,029$	$\tau = 0,453$ $p = ,000$	$\tau = 0,457$ $p = ,000$	$\tau = 1,000$	$\tau = -0,028$ $p = ,741$
Intensity	$\tau = -0,033$ $p = ,697$	$\tau = -0,014$ $p = ,871$	$\tau = 0,239$ $p = ,005$	$\tau = -0,089$ $p = ,296$	$\tau = 0,046$ $p = ,581$	$\tau = -0,028$ $p = ,741$	$\tau = 1,000$

Tabelle 13.2.: Rangkorrelationen der Variablen zur musikalischen Tempoperformance

Es ergeben sich zumeist signifikant positive Zusammenhänge, was darauf hindeutet, dass mit den unterschiedlichen Variablen nicht gänzlich unabhängige Dimensionen der musikalischen Tempoperformance beschrieben werden. Dies erscheint sinnfällig, da beispielsweise bei einer hohen linearen Korrelation der Anschlagshäufigkeiten zwischen Probandenaktivität und Stimulus (also hohen Werten bei *OnsetFit*) sich auch ein weiter *Range* an verschiedenen gespielten Tempi ergeben sollte, weil vor allem die originalen Stimulus-Tempi und nicht Halbierungen oder Verdopplungen musikalisch umgesetzt werden. Da beide Maße jeweils sämtliche Onsets (Viertel-

und Achtelnoten) berücksichtigen und nicht nur die Zählzeiten (Viertelnoten), ist es plausibel, dass sich auch positive Rangkorrelationen zu *Inner-
Fit* ergeben, welches ebenfalls auf Onsets basiert. Eine hohe Adaption der
originalen Stimulusaktivität (hohe Werte bei *OnsetFit* und *Range)* hängt
zudem mit einer hohen Präzision der Anschläge in Bezug auf das Timing
zusammen (hohe Werte bei *Synchro*). Für das Maß *InnerFit*, das neben den
originalen auch halbe und doppelte Stimulus-Tempi in der Probandenaktivität zulässt, ergibt sich ein negativer Zusammenhang zu *MetroFit* sowie
zum Timing-Maß *Structure,* während sich keine positive Rangkorrelation zu
Synchro zeigt. Vermutlich geht somit das Bemühen, sowohl die rhythmische
Aktivität des Stimulus im eigenen Spiel aufzugreifen als auch möglichst in
wenig extremen Tempi zu musizieren, auf Kosten der zeitlichen Präzision
der einzelnen Anschläge im Mikrobereich (*Synchro*) sowie auf Kosten der
inneren Strukturiertheit (*Structure).* Die überwiegende Orientierung an den
metronomischen Stimulus-Tempi (hohe Werte bei *MetroFit*) korreliert hingegen positiv mit beiden Timing-Maßen (*Synchro* und *Structure*), so dass
die schwerpunktmäßige Adaption des Metrums mit einer höheren Präzision
der musikalischen Aktivität einhergeht.

Das Maß *InnerFit* scheint insgesamt eine besondere Stellung unter den
musikalischen Variablen einzunehmen. So hat es in dem Maß *MetroFit* einen
eindeutigen Gegenpol, und zudem geht kein anderes Maß gleichgerichtete
Rangkorrelationen mit diesen beiden Maßen ein. Dies bedeutet, dass kein
musikalisches Maß sowohl mit *InnerFit* als auch mit *MetroFit* beispielsweise
positiv zusammenhängt. *InnerFit* zeigt des Weiteren die meisten statistisch
relevanten Rangkorrelationen mit den anderen Variablen und hängt zudem
als einzige Variable mit *Intensity* zusammen, indem eine hohe Adaption der
rhythmischen Struktur des Stimulus mit einer hohen Anschlagsintensität
korreliert. Dieser Zusammenhang lässt sich nicht durch die zur Generierung der musikalischen Maße verwendeten Berechnungen erklären, sondern
scheint die Vermutung zu bestätigen, dass eine hohe Anschlagsintensität
Ausdruck einer guten Orientierung im musikalischen Bereich ist, welche wiederum eine Loslösung vom Mitschlagen des Metrums und Hinwendung zum
Rhythmus ermöglicht.

Ausgehend von dieser Analyse wird konstatiert, dass bei der Bestimmung
des Ausmaßes an Flexibilität einer Tempoperformance der Variable *Inner-
Fit* und ihrem Gegenpol *MetroFit* besondere Bedeutung beigemessen wird.
Zwar verweisen beide Variablen auf die Fähigkeit, die Stimulus-Aktivität
musikalisch aufzunehmen. Doch wird die Fähigkeit, vom Metrum zu abstrahieren und auf die rhythmische Struktur des Stimulus zu fokussieren, als
Ausdruck einer höheren Flexibilität der Tempoperformance angesehen.

Entsprechend wird „flexible Tempoperformance" definiert als:

- hohe Werte bei *InnerFit*
- niedrige Werte bei *MetroFit*
- hohe Werte bei *OnsetFit*
- hohe Werte bei *Range*
- hohe Werte bei *Intensity*

Aufgrund der Rangkorrelationen lässt sich vermuten, dass *OnsetFit*, *Range* und *InnerFit* sowie *Synchro* und *Structure* gleichgerichtete Rangkorrelationen mit den anderen Variablen eingehen. Entgegengerichtete Rangkorrelationen werden für *InnerFit* und *MetroFit* erwartet. Dies bedeutet beispielsweise, falls *InnerFit* positiv mit Variablen zur Expressivität zusammenhängt, sollte *MetroFit* negativ mit Variablen zur Expressivität korrelieren.

13.3. Rangkorrelationen: Variablen zum Tapping-Verhalten

Die Rangkorrelationen der Tapping-Maße (vgl. Abschnitt 8.2) sind in Tabelle 13.3 dargestellt. Es ergeben sich zwischen den Variablen zum Tapping-Verhalten durchgehend positive Zusammenhänge, wobei nur beim bevorzugten Tapping ein höheres Tempo mit einer höheren Regelmäßigkeit zusammenhängt. Eine höhere Regelmäßigkeit im bevorzugten Tapping korreliert generell mit höheren Tempi im Tapping, und Probanden mit höheren Tempi beim bevorzugten Tapping zeigen auch höhere Tempi beim maximalen Tapping. Dies deutet darauf hin, dass auch das maximale Tapping vermutlich keine rein motorische Leistung darstellt, sondern möglicherweise ebenfalls mit dem „inneren Tempo" eines Probanden – ausgedrückt im bevorzugten Tapping-Tempo – zusammenhängt.

Für die Tempi des bevorzugten und des maximalen Tappings sowie die Regelmäßigkeit des bevorzugten Tappings werden gleichgerichtete Rangkorrelationen mit den verschiedenen psychologischen und musikalischen Variablen erwartet.

Rang-korrelation n=67 Test 1	Tempo des bevorzugten Tappings	Regelmäßigkeit des bevorzugten Tappings	Tempo des maximalen Tappings	Regelmäßigkeit des maximalen Tappings
Tempo des bevorzugten Tappings	$\tau = 1,000$	$\tau = 0,288$ $p = ,001$	$\tau = 0,305$ $p = ,000$	$\tau = 0,024$ $p = ,774$
Regelmäßigkeit des bevorzugten Tappings	$\tau = 0,288$ $p = ,001$	$\tau = 1,000$	$\tau = 0,283$ $p = ,001$	$\tau = 0,172$ $p = ,039$
Tempo des maximalen Tappings	$\tau = 0,305$ $p = ,000$	$\tau = 0,283$ $p = ,001$	$\tau = 1,000$	$\tau = 0,124$ $p = ,140$
Regelmäßigkeit des maximalen Tappings	$\tau = 0,024$ $p = ,774$	$\tau = 0,172$ $p = ,039$	$\tau = 0,124$ $p = ,140$	$\tau = 1,000$

Tabelle 13.3.: Rangkorrelationen der Variablen zum Tapping-Verhalten

14. Ergebnisse I: Klinische Stichprobe versus nicht-klinische Stichprobe

Die folgende Ergebnisdarstellung dient der Überprüfung, ob Schmerzpatienten generell Unterschiede in den verschiedenen Variablen der Studie gegenüber gesunden Probanden aufweisen. Es werden Hypothesen geprüft, nach denen Schmerzpatienten eine niedrigere emotionale Expressivität sowie eine geringere Flexibilität in der musikalischen Tempoperformance zeigen als gesunde Probanden und auch durch langsameres und unregelmäßigeres Tapping-Verhalten von der gesunden Kontrollgruppe differieren. Von besonderem Interesse ist, welche Beziehung zwischen der musikalischen Tempoperformance und der psychologischen Expressivität beobachtet werden kann. Die Ergebnisse aus diesem Vergleich ermöglichen eine bessere Einordnung der in Abschnitt 15 dargestellten Ergebnisse der Musiktherapiegruppe.

Die Analyse beschränkt sich auf die Daten des ersten Messzeitpunktes, da die Probanden der Schmerzgruppe nur zu diesem Zeitpunkt als einheitlich behandelt werden können. Denn nach dem ersten Messzeitpunkt beginnt für jene Schmerzpatienten, die die Musiktherapiegruppe bilden, die musiktherapeutische Behandlung, so dass sie ab dem zweiten Messzeitpunkt anderen Bedingungen ausgesetzt sind als die verbleibenden Schmerzpatienten ohne Musiktherapie, die dann die klinische Kontrollgruppe bilden.

14.1. Psychologische Expressivität

14.1.1. Gruppenunterschiede: Schmerzgruppe vs Gesunde Kontrollgruppe

Die Stichproben werden mittels Mann-Whitney-U-Test auf Unterschiede in der Variablenausprägung getestet. Die Schmerzgruppe unterscheidet sich bezüglich ihrer Selbsteinschätzung von Expressivität entgegen der Hypothese nicht statistisch bedeutsam von der gesunden Kontrollgruppe. In Abbildung 14.1 sind die Verteilungen beim Fragebogen zum expressiven Verhalten (FEX) dargestellt. Die Boxplots zeigen zwar einen leicht höheren Median für die gesunde Kontrollgruppe, doch erreicht diese Differenz keine statistische Signifikanz ($p =, 121$). Abbildungen 14.2 und 14.3 verdeutlichen, dass auch die Verteilungen für die FPI-Skalen und die IIP-Skalen nicht zwischen den

Stichproben differieren und im Mittel jeweils im Bereich der als funktional geltenden Stanine-Werte 4 bis 6 liegen.

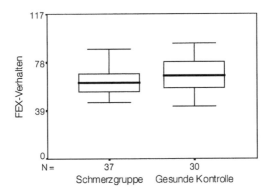

Abbildung 14.1.: Fragebogen zum expressiven Verhalten (FEX) dargestellt für die Schmerzgruppe und die gesunde Kontrollgruppe (Test 1)

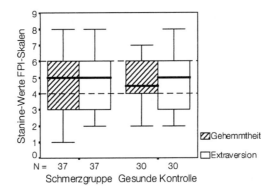

Abbildung 14.2.: Skalen des Freiburger Persönlichkeitsinventars (FPI) dargestellt für die Schmerzgruppe und die gesunde Kontrollgruppe (Test 1)

14.1.2. Gruppenunterschiede: Musikausbildung und Geschlecht

Die Probanden beider Stichproben werden nach der Frage, ob ein Musikinstrument erlernt wurde, sowie nach Geschlecht gruppiert und Unterschiede zwischen diesen Untergruppen berechnet.

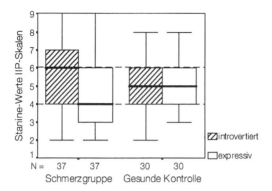

Abbildung 14.3.: Skalen des Inventars zur Erfassung interpersonaler Probleme (IIP) dargestellt für die Schmerzgruppe und die gesunde Kontrollgruppe (Test 1)

Musikausbildung Die Schmerzgruppe differiert bei den Variablen zur Expressivität nicht nach musikalischer Ausbildung.

Gesunde Probanden mit Musikausbildung erreichen signifikant geringere Werte bei dem Persönlichkeitsmerkmal FPI-Gehemmtheit als gesunde Probanden ohne Musikausbildung ($p = ,011$).

Geschlecht Für die Schmerzgruppe ergeben sich keine statistisch relevanten Geschlechtsunterschiede in der selbsteingeschätzten Expressivität.

Gesunde Männer berichten hingegen häufiger von interpersonalen Problemen durch zu introvertiertes Auftreten als gesunde Frauen ($p = ,013$).

14.2. Musikalische Tempoperformance

Die Analyse der musikalischen Tempoperformance erfolgt anhand der sieben Hauptmaße, während die beiden Nebenmaße *Phase* und *Period* nur in die Detailanalyse zum Tapping-Verhalten eingehen (siehe Abschnitt 16).

14.2.1. Gruppenunterschiede: Schmerzgruppe vs Gesunde Kontrollgruppe

Die Schmerzgruppe zeigt gegenüber der gesunden Kontrollgruppe ein signifikant anderes musikalisches Verhalten beim Test zur Tempoflexibilität:

Wie Abbildung 14.4 verdeutlicht, erreichen Schmerzpatienten im Vergleich zu gesunden Probanden signifikant höhere Werte für *MetroFit* ($p =$, 047) und signifikant niedrigere Werte für *InnerFit* ($p =$, 019). Zusätzlich zeigen sie tendenziell niedrigere Werte für *Intensity* ($p =$, 072). Dies bedeutet, dass Schmerzpatienten in ihrer musikalischen Aktivität verstärkt die metrische Struktur des Stimulus (Aufeinanderfolge der Zählzeiten) aufnehmen und weniger die rhythmische Struktur (Aufeinanderfolge der Onsets) adaptieren. Diese Orientierung am Metrum erfolgt insgesamt mit einer geringeren Anschlagsstärke.

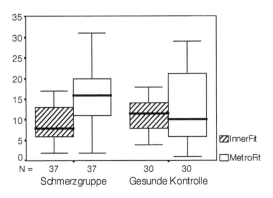

Abbildung 14.4.: Musikalische Variablen *InnerFit* und *MetroFit* dargestellt für die Schmerzgruppe und die gesunde Kontrollgruppe (Test 1)

14.2.2. Gruppenunterschiede: Musikausbildung und Geschlecht

Musikausbildung Die Tempoperformance von Probanden, die irgendwann in ihrem Leben eine musikalische Ausbildung erhalten haben, unterscheidet sich weder für die Schmerzgruppe noch für die gesunde Kontrollgruppe statistisch bedeutsam von der Performance der Probanden ohne musikalische Ausbildung.

Geschlecht Die musikalische Tempoperformance erfährt durch das Geschlecht der Probanden eine Moderierung. So ergeben sich für weibliche Schmerzpatienten bei *OnsetFit* ($p =$, 051) und *Structure* ($p =$, 087) tendenziell höhere Werte und bei *MetroFit* ($p =$, 037) und *Synchro* ($p =$, 019) signifikant höhere Werte als für männliche Schmerzpatienten. Diese zeigen jedoch tendenziell höhere Werte bei *Intensity* ($p =$, 051).

Bei gesunden Probanden ist die geschlechtsspezifische Differenzierung der Anschlagsstärke (*Intensity*) signifikant ($p =, 032$), während sich ansonsten keine Unterschiede ergeben.

14.2.3. Gruppenunterschiede: Kategorien Alter, musikalische Ansprechbarkeit, Expressivität

Zur Analyse der Fragestellung, inwieweit die Tempoperformance der Probanden vom Alter, dem Grad an emotionaler Ansprechbarkeit durch Musik sowie dem Grad an Expressivität beeinflusst wird, werden die Werte dieser Variablen in verschiedene Kategorien eingeteilt und anschließend die Verteilungen der nach Kategorien unterteilten Stichproben mittels Kruskal-Wallis-H-Test auf Unterschiede geprüft. Da der Kruskal-Wallis-H-Test zwar Aussagen über die Unterschiedlichkeit von Stichproben in Bezug auf eine Merkmalsausprägung zulässt, nicht aber über die einzelnen Differenzen, wird im Folgenden jeweils angegeben, bei welcher Kategorie (Untergruppe einer Stichprobe) sich der Maximalwert der getesteten Variable befindet.

Kategorien Alter Die Altersangaben der Schmerzgruppe und der gesunden Kontrollgruppe werden in sechs Kategorien eingeteilt:

- Kategorie 1: Alter unter 30 Jahre
- Kategorie 2: Alter von 30 bis 39 Jahre
- Kategorie 3: Alter von 40 bis 49 Jahre
- Kategorie 4: Alter von 50 bis 59 Jahre
- Kategorie 5: Alter von 60 bis 69 Jahre
- Kategorie 6: über 69 Jahre

Bei der Schmerzgruppe zeigen sich signifikante Unterschiede zwischen den Alterskategorien bezüglich *MetroFit* ($p =, 005$, Maximalwert bei Kategorie 4).

Für die gesunden Probanden ergibt sich ein signifikantes Ergebnis in Bezug auf *Intensity* ($p =, 013$), wobei die maximale Anschlagsstärke bei Probanden im Alter von 40 bis 49 Jahren liegt (Kategorie 3).

Kategorien musikalische Ansprechbarkeit Die Gesamtwerte zur emotionalen Ansprechbarkeit durch Musik (FUM, siehe Abschnitt 9.3) werden nach Quantilsrängen geordnet, wodurch jedem Wert der prozentuale Rang und somit die relative Position innerhalb der Verteilung zugeordnet wird. Entsprechend wird bei dieser Rangordnung dem höchsten Wert innerhalb der

Verteilung die Zahl 1 und dem niedrigsten Wert die Zahl 0 zugeteilt. Für die Rangbildung werden die Werte der klinischen und der nicht-klinischen Stichprobe kombiniert zu einer Gesamtstichprobe, um auf diese Weise die Vergleichbarkeit der Werte (ähnlich wie bei der Transformation in Stanine-Werte, vgl. Seite 106) aufrecht zu erhalten. Die Quantilsränge werden in drei Kategorien eingeteilt, die sich entsprechend in Relation zum gesamt vorliegenden Datenmaterial ergeben:

- Kategorie 1: Quantilsränge von 0,00 bis 0,33
  (niedrige musikalische Ansprechbarkeit)
- Kategorie 2: Quantilsränge von 0,34 bis 0,66
  (mittlere musikalische Ansprechbarkeit)
- Kategorie 3: Quantilsränge von 0,67 bis 1,00
  (hohe musikalische Ansprechbarkeit)

Bei der Schmerzgruppe differiert *Intensity* ($p =, 005$) signifikant und *Structure* ($p =, 076$) tendenziell nach den Kategorien zur musikalischen Ansprechbarkeit (Maximalwert jeweils bei Kategorie 3).

Die gesunden Probanden zeigen für *Range* ($p =, 032$) eine signifikante und für *Structure* ($p =, 052$) eine tendenzielle Differenzierung (Maximalwerte jeweils bei Kategorie 3).

Kategorien Expressivität Die Stanine-Werte der FPI-Skalen „Gehemmtheit" und „Extraversion" sowie der IIP-Skalen „zu introvertiert" und „zu expressiv" werden in jeweils drei Kategorien unterteilt:

- Kategorie 1: Stanine-Werte von 1 bis 3
  (niedrige Ausprägung des Merkmals)
- Kategorie 2: Stanine-Werte von 4 bis 6
  (mittlere Ausprägung des Merkmals)
- Kategorie 3: Stanine-Werte von 7 bis 9
  (hohe Ausprägung des Merkmals)

Für die Angaben auf dem Fragebogen zum expressiven Verhalten (FEX) werden analog zur musikalischen Ansprechbarkeit (FUM) drei Kategorien mittels Quantilsrängen über die Gesamtstichprobe gebildet.

Die Tempoperformance der Schmerzgruppe zeigt vielfältige Differenzierungen nach den Kategorien zur Expressivität. *InnerFit* ($p =, 013$) differiert signifikant nach den Kategorien für FPI-Gehemmtheit (siehe Abbildung 14.5) und *Intensity* ($p =, 083$) tendenziell (Maximalwerte jeweils bei Kategorie 1). Für *Structure* ($p =, 086$) zeigt sich eine tendenzielle Differenzierung

nach FPI-Extraversion (Maximalwert bei Kategorie 1). Zudem ergibt sich
für *OnsetFit* ($p =, 069$) ein tendenzielles und für *MetroFit* ($p =, 042$) ein
signifikantes Ergebnis in Bezug auf IIP-expressiv (Maximalwerte jeweils bei
Kategorie 1).

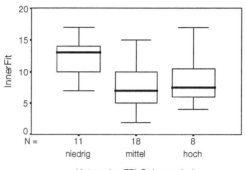

Abbildung 14.5.: Musikalische Variable *InnerFit* differenziert nach kategorialen
Unterschieden in FPI-Gehemmtheit dargestellt für die Schmerzgruppe (Test 1)

Im Gegensatz zu der Schmerzgruppe erfährt die Tempoperformance der
gesunden Kontrollgruppe keine Differenzierung nach den Persönlichkeits-
Skalen (FPI). Stattdessen ergibt sich für *OnsetFit* ($p =, 097$) ein tendenzielles und für *Range* ($p =, 049$) ein signifikantes Ergebnis nach FEX-Verhalten,
wie Abbildung 14.6 zeigt (Maximalwerte jeweils bei Kategorie 3). Des Weiteren differiert *Synchro* ($p =, 015$) signifikant nach IIP-expressiv (Maximalwert bei Kategorie 1).

14.3.   Zusammenhänge zwischen Tempoperformance und Expressivität

14.3.1.   Häufigkeiten an Rangkorrelationen: Tempoperformance und Expressivität

Der folgenden Analyse liegen Rangkorrelationsberechnungen (nach Kendall)
zugrunde, die differenziert nach klinischer und nicht-klinischer Stichprobe
durchgeführt werden. Zunächst werden die Häufigkeiten beschrieben, mit
denen die einzelnen Variablen zur Expressivität mit den musikalischen Variablen zur Tempoperformance im Zusammenhang stehen, wobei sowohl si-

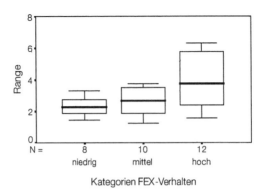

Abbildung 14.6.: Musikalische Variable *Range* differenziert nach kategorialen Unterschieden in FEX-Verhalten dargestellt für die gesunde Kontrollgruppe (Test 1)

gnifikante ($p < ,050$) als auch tendenzielle ($p < ,100$) Ergebnisse der Zusammenhangsberechnungen berücksichtigt werden. Tabelle 14.1 zeigt die Häufigkeiten der berücksichtigten Rangkorrelationen für beide Stichproben sowie jeweils differenziert nach musikalischer Ausbildung.

Ergebnisse beider Stichproben Für die Schmerzgruppe zeigt sich keine und für die gesunde Kontrollgruppe nur eine Rangkorrelation zu FEX-Verhalten. Die IIP-Skalen und die FPI-Skalen korrelieren bei beiden Stichproben etwa gleichhäufig mit den Variablen zur Tempoperformance.

Musikausbildung Gliedert man die beiden Stichproben nach musikalischer Ausbildung, so ergibt sich ein differenzierteres Bild. Während die Tempoperformance der Schmerzpatienten ohne Musikausbildung insgesamt wenige statistisch relevante Rangkorrelationen mit den psychologischen Variablen aufweist, zeigen musikalisch ausgebildete Schmerzpatienten eine Vielzahl an psycho-musikalischen Zusammenhängen. Diese betreffen FEX-Verhalten und die IIP-Skalen gleich häufig, während statistisch bedeutsame Rangkorrelationen am häufigsten zwischen den Variablen zur Tempoperformance und den FPI-Skalen auftreten.

Für die Tempoperformance der gesunden Probanden mit Musikausbildung ergeben sich lediglich Rangkorrelationen zu FEX-Verhalten, während bei gesunden Probanden ohne musikalische Ausbildung FEX-Verhalten nicht

Häufigkeit an Rang-korrela-tionen zur Tempoper-formance	Schmerzgruppe			Gesunde Kontrollgruppe		
	Gesamt-gruppe n=37	Mit Musik-ausbildung n=14	Ohne Musik-ausbildung n=23	Gesamt-gruppe n=30	Mit Musik-ausbildung n=13	Ohne Musik-ausbildung n=17
FEX-Verhalten	0	3	2	1	3	0
IIP-Skalen	3	3	1	2	0	5
FPI-Skalen	2	6	2	2	0	2
Gesamt	5	12	5	5	3	7

Tabelle 14.1.: Anzahl an Zusammenhängen zwischen Tempoperformance und den Variablen zur Expressivität dargestellt für die Schmerzgruppe und die gesunde Kontrollgruppe

mit Tempoperformance korreliert. Stattdessen zeigen sich statistisch relevante Rangkorrelationen zwischen der Tempoperformance und den FPI-Skalen, vor allem aber den IIP-Skalen.

Zusammenfassung Insgesamt lässt sich festhalten, dass die Zusammenhänge zwischen den musikalischen Maßen zur Tempoperformance und den psychologischen Variablen zur Expressivität nach musikalischer Ausbildung und Gesundheitszustand differieren. Die auffälligsten Unterschiede ergeben sich für musikalisch Ausgebildete, die als Schmerzpatienten vielfältige psycho-musikalische Rangkorrelationen zeigen, wobei die musikalische Aktivität vor allem mit Persönlichkeitsmerkmalen in Beziehung steht. Die Tempoperformance von gesunden Probanden mit Musikausbildung scheint hingegen vielmehr Ausdruck des expressiven Stils (FEX-Verhalten) zu sein und nicht mit Persönlichkeitsaspekten zusammenzuhängen.

14.3.2. Rangkorrelationen: Tempoperformance und Expressivität

Aus der Analyse zur Differenzierung der Tempoperformance nach den kategorisierten Expressivitäts-Variablen (siehe Seite 142) lassen sich einige Zusammenhänge ableiten, die zwischen Tempoperformance und den nicht kategorisierten Expressivitätswerten erwartet werden können. Nimmt man die Tempoperformance der gesunden Probanden als eine Art „Normwert" dann sollte unter Annahme der positiven Alternativhypothese erwartet werden, dass eine höhere Selbsteinschätzung als expressiv (hohe Werte bei FEX-Verhalten) mit höheren Werten für *OnsetFit* und *Range* korreliert. Eine höhere Einstufung interpersonaler Probleme durch zu expressives Auftreten (hohe Werte bei IIP-expressiv) sollte hingegen negativ mit dem Timing-Wert *Synchro* zusammenhängen.

Für die Schmerzgruppe kann aufgrund der Differenzierung der Tempoperformance durch die kategorisierten Expressivitäts-Variablen erwartet werden, dass eine geringere Ausprägung des Persönlichkeitsmerkmals FPI-Gehemmtheit mit höheren Werten für *InnerFit* und *Intensity* korreliert. Eine höhere Ausprägung von FPI-Extraversion sollte mit geringeren Werten für das Timing-Maß *Structure* zusammenhängen. Bezüglich der Einschätzung interpersonaler Probleme durch zu expressives Auftreten können negative Rangkorrelationen zu *OnsetFit* und *MetroFit* erwartet werden.

Bei der folgenden Beschreibung der psycho-musikalischen Zusammenhänge werden erneut Ergebnisse mit statistischer Signifikanz und Ergebnisse mit statistischer Tendenz berücksichtigt.

Ergebnisse beider Stichproben Für die Schmerzgruppe ergeben sich negative Rangkorrelationen zwischen FPI-Gehemmheit ($\tau = -0,267$; $p =,033$) und IIP-introvertiert ($\tau = -0,215$; $p =,071$) zu *InnerFit*, was der positiv formulierten Alternativhypothese entspricht. FPI-Gehemmtheit hängt zudem negativ mit *Synchro* ($\tau = -0,246$; $p =,042$) zusammen, und IIP-expressiv korreliert negativ mit *OnsetFit* ($\tau = -0,247$; $p =,032$) und *MetroFit* ($\tau = -0,301$; $p =,010$).

Die positiv formulierte Alternativhypothese wird bei der gesunden Kontrollgruppe durch die positive Rangkorrelation zwischen FEX-Verhalten und *Range* ($\tau = 0,391$; $p =,003$) unterstützt. Doch zeigen sich auch unerwartete Zusammenhänge von höherer FPI-Extraversion ($\tau = -0,292$; $p =,033$) und von niedrigerem IIP-introvertiert ($\tau = 0,279$; $p =,031$) mit jeweils schwächerer *Intensity*. Des Weiteren hängt höhere FPI-Gehemmtheit mit niedrigerer *Structure* ($\tau = -0,351$; $p =,012$) zusammen und niedrigeres IIP-expressiv mit höherer *Synchro* ($\tau = -0,276$; $p =,034$).

Während sich die Tempoperformance zwischen gesunden Probanden und Schmerzpatienten unterscheidet (mit generell „flexiblerer Tempoperformance" bei gesunden Probanden, vgl. Abschnitt 14.2.1), kann dies für die Zusammenhänge zwischen den Variablen zur Tempoperformance und den Variablen zur Expressivität nicht mit entsprechender Deutlichkeit beobachtet werden.

Musikausbildung   Eine wesentliche Verschärfung erfahren die Berechnungen bei Differenzierung der Stichproben nach musikalischer Ausbildung.

Bei Schmerzpatienten mit musikalischer Ausbildung ergibt sich ein recht eindeutiges und erwartetes Bild im Sinne der positiv formulierten Alternativhypothese, wie Tabelle 14.2 belegt (statistisch relevante Ergebnisse sind fett gedruckt): niedrigere FPI-Gehemmtheit korreliert mit höherem *Onset-Fit*; höheres FEX-Verhalten, niedrigere FPI-Gehemmtheit und niedrigeres IIP-introvertiert korrelieren jeweils mit höherem *InnerFit*; niedrigeres FEX-Verhalten, niedrigere FPI-Extraversion und höheres IIP-introvertiert hängen jeweils mit höherem *MetroFit* zusammen. Zudem zeigen sich negative Rangkorrelationen zwischen FPI-Extraversion mit den Timing-Werten *Synchro* und *Structure* sowie für FEX-Verhalten mit *Structure*. In Bezug auf *Intensity* wird erstmals der erwartete negative Zusammenhang zu FPI-Gehemmtheit und IIP-introvertiert deutlich.

Rang-korrelation n=14 Test 1	FEX-Verhalten	FPI-Gehemmtheit	FPI-Extraversion	IIP-introvertiert	IIP-expressiv
OnsetFit	$\tau = 0{,}221$ $p = {,}273$	$\tau = -0{,}533$ $p = {,}011$	$\tau = 0{,}050$ $p = {,}817$	$\tau = -0{,}246$ $p = {,}226$	$\tau = -0{,}331$ $p = {,}100$
Range	$\tau = 0{,}189$ $p = {,}351$	$\tau = 0{,}012$ $p = {,}956$	$\tau = 0{,}013$ $p = {,}954$	$\tau = -0{,}169$ $p = {,}408$	$\tau = -0{,}144$ $p = {,}475$
InnerFit	$\tau = 0{,}495$ $p = {,}017$	$\tau = -0{,}530$ $p = {,}013$	$\tau = 0{,}235$ $p = {,}291$	$\tau = -0{,}349$ $p = {,}094$	$\tau = -0{,}035$ $p = {,}867$
MetroFit	$\tau = -0{,}393$ $p = {,}054$	$\tau = 0{,}141$ $p = {,}503$	$\tau = -0{,}522$ $p = {,}017$	$\tau = 0{,}398$ $p = {,}053$	$\tau = -0{,}124$ $p = {,}545$
Synchro	$\tau = -0{,}300$ $p = {,}138$	$\tau = -0{,}221$ $p = {,}290$	$\tau = -0{,}365$ $p = {,}093$	$\tau = 0{,}236$ $p = {,}247$	$\tau = -0{,}278$ $p = {,}170$
Structure	$\tau = -0{,}367$ $p = {,}070$	$\tau = -0{,}012$ $p = {,}956$	$\tau = -0{,}428$ $p = {,}049$	$\tau = {,}303$ $p = {,}137$	$\tau = -0{,}278$ $p = {,}170$
Intensity	$\tau = 0{,}287$ $p = {,}154$	$\tau = -0{,}486$ $p = {,}020$	$\tau = 0{,}326$ $p = {,}132$	$\tau = -0{,}380$ $p = {,}061$	$\tau = -0{,}243$ $p = {,}228$

Tabelle 14.2.: Rangkorrelationen (Kendall) zwischen den Variablen zur Tempoperformance und den Variablen zur Expressivität dargestellt für die Probanden der Schmerzgruppe mit Musikausbildung (Test 1)

Schmerzpatienten ohne Musikausbildung zeigen deutlich weniger bedeutsame Rangkorrelationen, und diese laufen den Ergebnissen der Schmerzpatienten mit Musikausbildung zum Teil zuwider. So korreliert FEX-Verhalten tendenziell negativ mit *OnsetFit* ($\tau = -0,256$; $p =,090$) und *Intensity* ($\tau = -0,263$; $p =,081$). Höheres *Synchro* hängt mit höherer FPI-Extraversion ($\tau = 0,347$; $p =,029$) und niedrigerer FPI-Gehemmtheit ($\tau = -0,277$; $p =,077$) zusammen, und IIP-expressiv korreliert negativ mit *MetroFit* ($\tau = -0,445$; $p =,004$).

Bei gesunden Probanden mit Musikausbildung zeigen sich erneut Ergebnisse gemäß der positiv formulierten Alternativhypothese, nach der eine flexiblere Tempoperformance mit höherer Expressivität zusammenhängt. Entsprechend korreliert höheres FEX-Verhalten jeweils mit höherem *OnsetFit* ($\tau = 0,416$; $p =,050$) und höherem *Range* ($\tau = 0,484$; $p =,023$). Zudem zeigt sich eine positive Rangkorrelation zwischen FEX-Verhalten und *Synchro* ($\tau = 0,397$; $p =,075$).

Für gesunde Probanden ohne Musikausbildung ergeben sich hingegen wiederum teilweise unerwartete Zusammenhänge: schwächere *Intensity* korreliert jeweils mit höherer FPI-Extraversion ($\tau = -0,410$; $p =,029$), niedrigerer FPI-Gehemmtheit ($\tau = 0,321$; $p =,090$) sowie niedrigerem IIP-introvertiert ($\tau = 0,362$; $p =,043$). Des Weiteren ergeben sich negative Zusammenhänge von IIP-expressiv zu *OnsetFit* ($\tau = -0,305$; $p =,090$) und *Synchro* ($\tau = -0,397$; $p =,028$) sowie von IIP-introvertiert zu *Range* ($\tau = -0,296$; $p =,099$) und *Structure* ($\tau = -0,296$; $p =,099$).

Zusammenfassung Zusammenfassend kann festgehalten werden, dass sich vor allem bei musikalisch ausgebildeten Probanden der klinischen und der nicht-klinischen Stichprobe Zusammenhänge zwischen den Variablen zur Tempoperformance und den Variablen zur Expressivität zeigen, die die positiv formulierte Alternativhypothese stützen: flexiblere Tempoperformance hängt mit höhere Expressivität zusammen. Diese Zusammenhänge treten bei der Schmerzgruppe häufiger und einheitlicher auf als bei der gesunden Kontrollgruppe.

14.4. Zusammenhänge zwischen Tempoperformance und weiteren Variablen

14.4.1. Rangkorrelationen: Tempoperformance und musikalische Ansprechbarkeit

Es ergeben sich kaum Zusammenhänge zwischen der Tempoperformance und dem Grad an musikalischer Ansprechbarkeit (FUM). Lediglich für die Schmerzgruppe zeigt sich, dass höhere Werte für musikalische Ansprechbarkeit mit höheren Werten für das musikalische Maß *Synchro* korrelieren ($\tau = 0,277$; $p =,019$).

Für die gesunde Kontrollgruppe liegen hingegen keine statistisch relevanten Ergebnisse vor.

14.4.2. Rangkorrelationen: Tempoperformance und Pulsschlag

In Bezug auf den Pulsschlag ergeben sich wenige, aber einheitliche Ergebnisse, nach denen generell ein niedrigerer Pulsschlag mit einer höheren Flexibilität in der musikalischen Tempoperformance einhergeht.

Für die Schmerzgruppe zeigen sich negative Zusammenhänge zwischen dem Pulsschlag vor dem Experiment (Puls 1: $\tau = -0,274$; $p =,019$) sowie dem Pulsschlag nach dem Experiment (Puls 2: $\tau = -0,247$; $p =,034$) und *OnsetFit*.

Bei der gesunden Kontrollgruppe gilt, dass niedrigere Werte für Puls 1 ($\tau = -0,245$; $p =,069$) und für Puls 2 ($\tau = -0,341$; $p =,012$) jeweils mit höheren Werten für *InnerFit* korrelieren. Des Weiteren zeigen sich für Puls 2 ($\tau = -0,323$; $p =,015$) negative Rangkorrelationen zur *Intensity* (niedrigerer Pulsschlag, stärkerer Anschlag).

14.4.3. Rangkorrelationen: Tempoperformance und Schmerzintensität

Die musikalische Tempoperformance der Schmerzgruppe ergibt bezüglich der Anschlagsintensität, dass stärkere Schmerzen der letzten Tage (VAS 2) mit niedrigerer *Intensity* korrelieren ($\tau = -0,200$; $p =,090$). Die aktuelle Schmerzstärke (VAS 1) zeigt hingegen keine Zusammenhänge mit den musikalischen Maßen.

14.4.4. Rangkorrelationen: Tempoperformance und Tapping

Für die Schmerzgruppe zeigen sich mehrere Zusammenhänge, nach denen zusammenfassend eine flexiblere Tempoperformance mit höherer Regelmäßigkeit im Tapping korreliert. Höhere Regelmäßigkeit im bevorzugten Tapping korreliert mit höheren Werten für *InnerFit* ($\tau = -0,246; p =,038$) und *Intensity* ($\tau = -0,285; p =,013$) sowie mit niedrigeren Werten für *MetroFit* ($\tau = 0,292; p =,012$), jedoch auch mit niedrigeren Werten für *Synchro* ($\tau = 0,191; p =,097$) und *Structure* ($\tau = 0,257; p =,025$). Regelmäßigeres maximales Tapping hängt zudem mit höherem *OnsetFit* ($\tau = -0,195; p =,089$) zusammen. Des Weiteren zeigt sich, dass niedrigeres bevorzugtes Tapping-Tempo mit höherer *Synchro* ($\tau = 0,213; p =,065$) korreliert und niedrigeres maximales Tapping-Tempo mit höheren Werten für *MetroFit* ($\tau = 0,241; p =,039$) und *Structure* ($\tau = 0,200; p =,082$).

Bei der gesunden Kontrollgruppe zeigt sich lediglich ein signifikanter Zusammenhang von höherer *Intensity* mit höherem maximalen Tapping-Tempo ($\tau = -0,350; p =,007$) und ein tendenzieller Zusammenhang von niedrigerem *MetroFit* und höherer Regelmäßigkeit im bevorzugten Tapping ($\tau = 0,238; p =,068$).

14.5. Tapping-Verhalten

14.5.1. Gruppenunterschiede: Schmerzgruppe vs Gesunde Kontrollgruppe

Wie in Abbildung 14.7 dargestellt, unterscheiden sich die Stichproben hinsichtlich des Tapping-Tempos. Die Schmerzgruppe führt das bevorzugte Tapping in signifikant niedrigerem Tempo aus als die gesunde Kontrollgruppe ($p =,023$). Beim maximalen Tapping zeigt die Schmerzgruppe ein tendenziell niedrigeres Tempo als die gesunden Probanden ($p =,056$). Höhere Werte beim Inter-Tap-Intervall bedeuten größere Abstände zwischen den Zeitpunkten des Auftippens mit dem Finger und somit niedrigere Tempi.

Das regelmäßigere bevorzugte Tapping der gesunden Probanden erreicht gegenüber der Regelmäßigkeit des bevorzugten Tappings der Schmerzgruppe keine statistische Relevanz.

14.5.2. Gruppenunterschiede: Musikausbildung und Geschlecht

Musikausbildung Schmerzpatienten mit musikalischer Ausbildung führen das bevorzugte Tapping in signifikant niedrigerem Tempo aus als Schmerzpatienten ohne Musikausbildung ($p =,036$; siehe Abbildung 14.8, oben).

Bei der gesunden Kontrollgruppe zeigt sich ein tendenzieller Effekt der musikalischen Ausbildung in Bezug auf die Regelmäßigkeit des bevorzugten Tappings. Musikalisch Ausgebildete führen das bevorzugte Tapping regel-

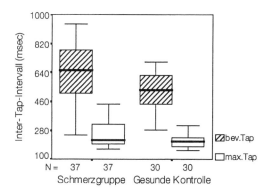

Abbildung 14.7.: Tempi des bevorzugten und maximalen Tappings dargestellt für
die Schmerzgruppe und die gesunde Kontrollgruppe (Test 1)

mäßiger aus als Probanden ohne Musikausbildung ($p =, 063$; siehe Abbildung 14.8, unten).

Geschlecht   Für die Schmerzgruppe ergibt sich, dass Frauen das bevorzugte Tapping signifikant unregelmäßiger ausführen als Männer ($p =, 020$).

Dieser Unterschied wird bei der gesunden Kontrollgruppe tendenziell bestätigt ($p =, 090$). Zudem erreichen gesunde Männer signifikant höhere Tempi beim maximalen Tapping als gesunde Frauen ($p =, 015$).

14.5.3. Rangkorrelationen: Tapping und verschiedene Variablen

Expressivität   Es zeigen sich nur wenige Zusammenhänge zwischen den Variablen zum Tapping-Verhalten und den Variablen zur Expressivität. So ergibt sich, dass geringere Werte für FPI-Gehemmtheit bei der Schmerzgruppe signifikant mit niedrigerem bevorzugten Tapping-Tempo ($\tau = -0, 265$; $p =, 028$) und bei der gesunden Kontrollgruppe tendenziell mit höherer Regelmäßigkeit im maximalen Tapping korreliert ($\tau = 0, 239$; $p =, 085$).

Pulsschlag   Bei den Schmerzpatienten hängen sowohl ein höherer Pulsschlag vor dem Experiment (Puls 1: $\tau = 0,296$; $p =, 011$) als auch ein höherer Pulsschlag nach dem Experiment (Puls 2: $\tau = 0, 316$; $p =, 007$) signifikant mit einem niedrigeren Tempo beim maximalen Tapping zusammen. Zusätzlich korreliert tendenziell ein höherer Puls 2 mit einer geringeren

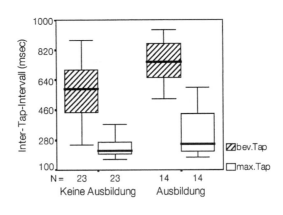

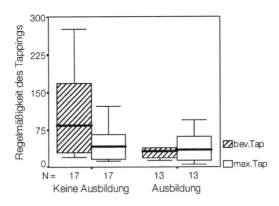

Abbildung 14.8.: Tempo bzw. Regelmäßigkeit des bevorzugten und maximalen
Tappings dargestellt für die Schmerzgruppe bzw. gesunde Kontrollgruppe differenziert nach Musikausbildung (Test 1)

Regelmäßigkeit sowohl im bevorzugten ($\tau = 0,198$; $p =,088$) als auch im maximalen Tapping ($\tau = 0,195$; $p =,093$).

Für die gesunden Probanden ergibt sich ein signifikanter Zusammenhang zwischen einem höheren Puls 2 und einem niedrigeren Tempo beim maximalen Tapping ($\tau = 0,283$; $p =,033$).

Schmerzintensität   Die Intensität der Schmerzen, wie sie bei der Schmerzgruppe erhoben wird, hängt auf folgende Weise mit dem Tapping-Verhalten zusammen: Schmerzpatienten mit stärkeren aktuellen Schmerzen (VAS 1: $\tau = 0,244$; $p =,039$) sowie stärkeren Schmerzen der letzten vier Tage (VAS 2: $\tau = 0,200$; $p =,090$) zeigen eine geringere Regelmäßigkeit im bevorzugten Tapping. Zudem korreliert eine stärkere VAS 2 tendenziell mit einer niedrigeren Regelmäßigkeit des maximalen Tappings ($\tau = 0,200$; $p =,090$). Des Weiteren zeigen sich Zusammenhänge zwischen einer stärkeren VAS 1 ($\tau = 0,232$; $p =,050$) und einer stärkeren VAS 2 ($\tau = 0,259$; $p =,028$) mit einem jeweils niedrigeren Tempo beim maximalen Tapping.

14.6. Fazit: Vergleich klinische und nicht-klinische Stichprobe

Die wesentlichen Ergebnisse des Vergleichs der klinischen mit der nicht-klinischen Stichprobe sind in Tabelle 14.3 dargestellt und werden für die einzelnen Variablen im Folgenden erläutert.

Expressivität   Die erhobenen Aspekte von Expressivität in Bezug auf Verhalten, interpersonale Probleme sowie Persönlichkeitsmerkmale hängen bedeutsam zusammen und erscheinen – mit Ausnahme der IIP-Skala „zu expressiv" – als geeignete Maße zur allgemeinen Beschreibung von Expressivität.

Nach der bisherigen Ergebnislage kann die für das „Heidelberger Modell" der Musiktherapie bei chronischen Schmerzen grundlegende Annahme einer „gehemmten Expressivität" von Schmerzpatienten nicht durch statistisch signifikante Unterschiede zwischen der Schmerzgruppe und der gesunden Kontrollgruppe bestätigt werden. Allerdings ist zu beachteten, dass die Frage nach statistischer Signifikanz für den klinischen Kontext häufig von geringerer Bedeutung ist als die Frage, ob Patienten auf psychologischen Messinstrumenten Werte oberhalb oder unterhalb von Normwerten (*cutoff*-Werte) erreichen und ob sich diese Werte im Verlauf einer Behandlung für jeden einzelnen Patienten reliabel verändern (vgl. Seite 59 zu Kriterien

Ergebnisse I: Gruppenvergleiche	Klinische vs nicht-klinische Stichprobe	Klinische Stichprobe	Nicht-klinische Stichprobe
	Gesamtgruppen	Musikausbildung vs Keine Musikausbildung	Musikausbildung vs Keine Musikausbildung
Psychologische Expresssivität	=	=	(>)
Flexibilität in Tempoperformance	<	=	=
Tempo (T) und Regelmäßigkeit (R) im Tapping-Verhalten	T < R (<)	T <	R (>)

Tabelle 14.3.: Zusammenfassung der Ergebnisse aus dem Vergleich der klinischen und der nicht-klinischen Stichprobe

für musiktherapeutischen Erfolg nach Hillecke 2002). Unerwartet ist auch der Befund, dass Expressivität nicht wesentlich zwischen den Geschlechtern unterschieden ist und zudem keine deutlich höhere Expressivität bei Probanden mit musikalischer Ausbildung zu messen ist. Dabei ist jedoch zu beachten, dass die Stichproben lediglich nach der Frage gruppiert werden, ob jemals ein Musikinstrument erlernt wurde, und somit weder nach Dauer noch nach Intensität der Musikausbildung kategorisiert wird.

Tempoperformance Von Flexibilität in der Tempoperformance wird gesprochen, wenn Probanden in der Lage sind, nicht nur die vielfältigen Tempowechsel in ihrer eigenen musikalischen Aktivität widerzuspiegeln, sondern zusätzlich die rhythmische Struktur des Stimulus musikalisch aufzunehmen. Des Weiteren werden die Adaption der Onset-Häufigkeiten des Stimulus, ein weiter Bereich an gespielten Tempi sowie eine hohe Anschlagsintensität im Spiel der Probanden als hohe Flexibilität in der Tempoperformance interpretiert.

Die Analyse hat ergeben, dass gesunde Probanden generell eine flexiblere Tempoperformance zeigen als Probanden mit chronischem Schmerzleiden. Während den gesunden Probanden die musikalische Umsetzung der rhythmischen Bewegung des Stimulus gelingt, halten die Schmerzpatienten eher an der Adaption der Aufeinanderfolge von Zählzeiten (Metrum) fest. Durch

die Akzentstruktur ist das Metrum selbst bei den vielfältigen Tempoänderungen des Stimulus gut erkennbar und bietet somit den Schmerzpatienten
vermutlich die im stärkeren Maße benötigte Orientierung und dadurch Sicherheit im musikalischen Material, als dass sie sich davon lösen und dem
Rhythmus zuwenden könnten. Die geringere Anschlagsstärke der Schmerzgruppe gegenüber der gesunden Kontrollgruppe mag zum einen Ausdruck
größerer musikalisch-metrischer Unsicherheit sein, lässt sich aber auch auf
die Schmerzen der Patienten zurückführen, da eine höhere Schmerzintensität mit einer geringeren Anschlagsintensität zusammenhängt.

Die spieltechnischen und musikalischen Anforderungen des Tests zur Tempoflexibilität scheinen nicht zu hoch zu sein und können von den Probanden
unabhängig von ihrer musikalischen Expertise bewältigt werden. Trotz der
sehr ungleichen Verteilung weiblicher und männlicher Probanden in den
Stichproben wurden auch Geschlechtsunterschiede berechnet. Während bei
der gesunden Kontrollgruppe das fast klischeehafte Ergebnis auftritt, dass
Männer stärker anschlagen als Frauen, ergeben sich bei der Schmerzgruppe
vielfältigere Geschlechtsunterschiede. Generell nehmen weibliche Schmerzpatienten die Onset-Häufigkeiten des Stimulus besser auf als männliche und
zeigen eine stärkere Orientierung am metrischen Tempo. Zudem schneiden
sie im Timing der Anschläge besser ab als Männer, die jedoch erneut in
der Anschlagsstärke überlegen sind. Möglicherweise sind diese Unterschiede ein Hinweis darauf, dass weibliche Schmerzpatienten weniger „experimentierfreudig" und „gelassen" auf den musikalischen Stimulus reagieren
als Männer und sich lieber eng an die metronomischen Tempoveränderungen halten. Durch die schwerpunktmäßige Orientierung am Metrum scheint
die zeitliche Präzision der musikalischen Aktivität begünstigt zu werden,
da das Spiel insgesamt ruhiger verläuft und keine zusätzlichen Irritationen
durch den Versuch, die rhythmische Struktur widerzuspiegeln, entstehen.
Aufgrund der sehr unterschiedlichen Stichprobenumfänge wird jedoch im
weiteren Verlauf der Studie auf eine geschlechtsspezifische Differenzierung
verzichtet.

Die Differenzierung nach Alterskategorien hat kaum relevante Unterschiede in der musikalischen Aktivität gezeigt, so dass auch eine Altersdifferenzie-
rung nicht weiter verfolgt wird. Eine gewisse Unterscheidung der Tempoperformance ergibt sich hinsichtlich der Kategorien für musikalische Ansprechbarkeit, wobei jeweils die höchsten Werte in den Maßen zur Tempoperformance bei hoher musikalischer Ansprechbarkeit erreicht werden. Vermutlich
erleichtert eine hohe emotionale Offenheit und Empfänglichkeit für Musik
die rasche Orientierung im musikalischen Kontext.

Zusammenhänge mit Tempoperformance Statistisch relevante Ergebnisse ergeben sich bei den Rangkorrelationsberechnungen zwischen den musikalischen Variablen zur Tempoperformance und den psychologischen Variablen zur Expressivität bei beiden Stichproben, treten jedoch in besonderem Maße bei Schmerzpatienten mit musikalischer Ausbildung auf. Deren Tempoperformance hängt vor allem mit Persönlichkeitsmerkmalen (FPI) zusammen, während gesunde Probanden mit Musikausbildung aussschließlich Zusammenhänge zum expressiven Stil (FEX) aufweisen. Vermutlich können Schmerzpatienten weniger gut als gesunde Probanden beim musikalischen Test von den psychologischen Merkmalen ihrer Persönlichkeit abstrahieren, während das musikalische Verhalten der gesunden Probanden eher ihr expressives Verhalten widerspiegelt.

In Tabelle 14.4 sind die wichtigsten Befunde der psycho-musikalischen Zusammenhänge zusammengefasst. Die Rangkorrelationen liefern für beide Stichproben Hinweise auf die Annahme, dass höhere Expressivität mit einem flexibleren Umgang mit musikalischen Tempoänderungen einhergeht, die Timing-Maße jedoch eher negativ mit Expressivität zusammenhängen. Dieser Befund differiert sowohl für die klinische als auch die nicht-klinische Stichprobe nach musikalischer Ausbildung. Es zeigt sich, dass musikalisch ausgebildete Probanden verstärkt die erwarteten Zusammenhänge zwischen musikalischer Tempoflexibilität und psychologischer Expressivität aufweisen, während sich für Probanden ohne Musikausbildung eher unerwartete psycho-musikalische Rangkorrelationen ergeben. Der Zusammenhang von flexibler Tempoperformance und hoher Expressivität scheint somit interessanterweise weniger vom Gesundheitszustand als vielmehr von dem Erhalt musikalischer Ausbildung abzuhängen. Insgesamt lässt sich festhalten, dass die Nullhypothese verworfen werden kann zugunsten der positiv formulierten Alternativhypothese.

Die Zusammenhänge zwischen Tempoperformance und verschiedenen Variablen sind in Tabelle 14.5 dargestellt. Sie verdeutlichen, dass die Flexibilität in der Tempoperformance negativ mit dem Pulsschlag der Probanden zusammenhängt. Vermutlich ist ein niedrigerer Pulsschlag als Ausdruck einer geringeren Aufregung und somit eventuell einer besseren Konzentration auf die musikalische Aufgabe zu deuten. Die subjektiv empfundene Schmerzintensität der Schmerzpatienten scheint hingegen kaum mit deren musikalischer Aktivität zu korrelieren. Dies deutet möglicherweise darauf hin, dass die Schmerzpatienten sich durch die Konzentration auf das musikalische Experiment von ihrer Fokussierung auf die Schmerzen haben ablenken lassen. Zudem legen die Befunde zum Zusammenhang von Tempoperformance und Tapping-Verhalten unter anderem die Vermutung nahe, dass ein höheres

Ergebnisse I: Psycho- musikalische Zusammenhänge	Klinische Stichprobe	Nicht-klinische Stichprobe
Gesamtgruppe	+	+/−
Musikausbildung	++	+
Keine Musikausbildung	−	−

Tabelle 14.4.: Zusammenfassung der Zusammenhänge zwischen psychologischer Expressivität und Flexibilität in musikalischer Tempoperformance

Maß an Regelmäßigkeit beim Fingertapping Ausdruck eines besseren „Taktgefühls" ist, was möglicherweise die Loslösung vom schlichten Mitklopfen der Zählzeiten und die Hinwendung zur rhythmischen Bewegung befördert.

Ergebnisse I: Weitere Zusammenhänge mit Tempoperformance	Klinische Stichprobe	Nicht-klinische Stichprobe
Pulsfrequenz	−	−
Schmerzintensität	(−)	
Tempo (T) und Regelmäßigkeit (R) im Tapping-Verhalten	T (−) R +	T + R (+)

Tabelle 14.5.: Zusammenfassung der Zusammenhänge zwischen Flexibilität in musikalischer Tempoperformance und verschiedenen Variablen

Tapping   Die Auswertungen zum Fingertapping ergeben Unterschiede hinsichtlich des Gesundheitszustandes, der musikalischen Ausbildung, des Geschlechts der Probanden sowie der Schmerzintensität. Schmerzpatienten weisen insgesamt niedrigere bevorzugte Tapping-Tempi auf als gesunde Probanden. Des Weiteren zeigen musikalisch Ausgebildete bei der Schmerzgruppe niedrigere bevorzugte Tapping-Tempi und bei der gesunden Kontrollgruppe eine höhere Regelmäßigkeit des bevorzugten Tappings. Zudem führen Frauen generell das bevorzugte Tapping unregelmäßiger aus als Männer, und gesunde Männer erreichen beim maximalen Tapping höhere Tempi als gesunde Frauen. Die Ergebnisse der Rangkorrelationen zwischen dem Tapping-Verhalten und verschiedenen Variablen sind in Tabelle 14.6 zusammengefasst. Es zeigen sich keine einheitlichen Zusammenhänge zur Expressivität, und die niedrigeren bevorzugten Tapping-Tempi der Schmerzpatienten können nicht durch die Intensität der Schmerzen erklärt werden, da eine hohe Schmerzstärke lediglich mit einem niedrigeren Tempo beim maximalen Tempo sowie mit einer geringeren Regelmäßigkeit des Tappings zusammenhängt. Möglicherweise sind die langsameren Geschwindigkeiten beim bevorzugten Tapping somit Ausdruck eines veränderten zeitlichen Erlebens oder einer generellen Antriebsschwäche von Schmerzpatienten, was sich vermutlich durch komorbide Depression erklären ließe.

Ergebnisse I: Weitere Zusammenhänge mit Tapping-Verhalten	Klinische Stichprobe	Nicht-klinische Stichprobe
Expressivität	(−)	(+)
Pulsfrequenz	−	(−)
Schmerzintensität	−	

Tabelle 14.6.: Zusammenfassung der Zusammenhänge zwischen Tempo und Regelmäßigkeit im Tapping-Verhalten und verschiedenen Variablen

Interessanterweise ergeben sich inverse Beziehungen zwischen dem Pulsschlag und dem Tapping-Verhalten. So zeigt sich insgesamt, dass ein höherer Pulsschlag mit niedrigeren maximalen Tapping-Tempi und niedrigerer Regelmäßigkeit des Tappings korreliert. Tapping-Verhalten und Pulsschlag scheinen somit nicht in einem identischen Verhältnis zu einer hypothetischen „inneren Uhr" zu stehen.

15. Ergebnisse II: Musiktherapiegruppe und Vergleich mit Kontrollgruppen

Für die Musiktherapiegruppe (bestehend aus jenen Schmerzpatienten, die eine musiktherapeutische Behandlung erhalten) werden die Untersuchungsvariablen jeweils dreimal erhoben: vor Therapiebeginn, zur Hälfte der Therapie und zum Therapieabschluss. Das psychologische Messinstrument FPI stellt eine Ausnahme dar, da es wegen der geringen Veränderungssensitivität nur prä und post Therapie zum Einsatz kommt.

In der folgenden Ergebnisdarstellung wird überprüft, inwieweit sich Veränderungen im Verlauf der Musiktherapie (Testunterschiede zwischen Test 1, 2 und 3) sowie zwischen verschiedenen Untergruppen der Stichprobe (Gruppenunterschiede z.B. nach musikalischer Ausbildung oder therapeutischem Erfolg) ergeben. Des Weiteren wird ermittelt, auf welche Weise die verschiedenen Variablen zusammenhängen (im Besonderen die Variablen zur musikalischen Tempoperformance und zur psychologischen Expressivität).

Für die Analysen nach Gruppenunterschieden sowie für die Zusammenhangsberechnungen werden aufgrund des relativ geringen Stichprobenumfangs die Daten der drei Messzeitpunkte zu einer Datei zusammengefügt. Diese Testkombination besteht entsprechend bei 16 Probanden und drei Messzeitpunkten aus 48 Fällen. Die Beobachtungen an der Testkombination werden jeweils für die einzelnen Messzeitpunkte überpüft.

Des Weiteren werden Vergleiche mit der gesunden Kontrollgruppe und der klinischen Kontrollgruppe (Schmerzpatienten ohne Musiktherapie) in die Ergebnisdarstellung eingebunden.

15.1. Musiktherapeutischer Erfolg

Bei der Beurteilung, ob eine musiktherapeutische Behandlung erfolgreich verlaufen ist oder nicht, kommt das von Hillecke (2002) entwickelte Erfolgskonzept zur Anwendung, das auf relativen reliablen Veränderungen bei den Messinstrumenten zur Schmerzintensität (VAS), affektiven Schmerzempfindung (SES) und allgemeinen psychischen Belastung durch die Schmerzerkrankung (OQ-45.2) basiert (siehe Abschnitt 9.2). In Abbildung 15.1 sind die Entwicklungen bei den drei Erfolgs-Skalen im Verlauf der Musiktherapie dargestellt. Es zeigt sich, dass die Schmerzpatienten im Bereich der

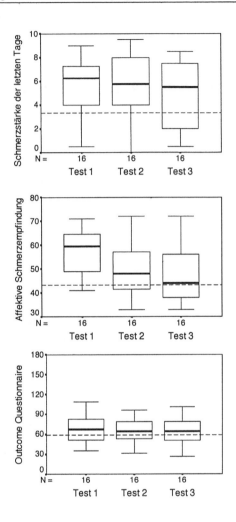

Abbildung 15.1.: Variablen zur Beurteilung des musiktherapeutischen Erfolg dargestellt für die drei Tests der Musiktherapiegruppe

Schmerzstärke und vor allem bezüglich der affektiven Schmerzempfindung von der musiktherapeutischen Behandlung profitieren (Prä-Post-Vergleich: $p =, 006$). Bei der affektiven Schmerzempfindung wird im Mittel die Zielvorgabe (Hillecke 2002: 135; dargestellt als gestrichelte Linie) fast erreicht.

Die musiktherapeutischen Verläufe von elf Probanden können als Erfolg gewertet werden, während fünf Probanden einen als erfolglos beurteilten Therapieverlauf haben. Insgesamt ergibt sich somit für die musiktherapeutische Schmerzbehandlung in Ergänzung zur medizinischen eine Erfolgsquote von 68,75%.

15.2. Psychologische Expressivität

15.2.1. Testunterschiede: Vergleich der Messzeitpunkte

Es zeigen sich bei keinem der Messinstrumente statistisch signifikante Unterschiede zwischen den Messzeitpunkten. Lediglich bei IIP-expressiv ergibt sich eine tendenzielle Zunahme im Vergleich von Test 1 zu Test 3 (Prä-Post-Vergleich: $p =, 083$).

Musikausbildung Bei der Untergliederung der Musiktherapiegruppe nach Musikausbildung ergibt sich für musikalisch ausgebildete Probanden im Prä-Post-Vergleich eine signifikante Zunahme bei IIP-expressiv ($p =, 035$).

Therapieerfolg Die Einteilung der Stichprobe nach therapeutischem Erfolg führt zwar zu keinen statistisch bedeutsamen Veränderungen. Abbildung 15.2 zeigt jedoch die Differenzen zwischen der Prä- und der Post-Messung für FEX-Verhalten und verdeutlicht, dass sich vor allem Probanden mit Therapieerfolg nach der musiktherapeutischen Behandlung expressiver empfinden als zu Therapiebeginn.

15.2.2. Gruppenunterschiede: Musikausbildung und Therapieerfolg

Musikausbildung Berechnungen anhand der Testkombination ergeben für Probanden mit Musikausbildung gegenüber Probanden ohne Musikausbildung signifikant höhere Werte bei FEX-Verhalten ($p =, 004$; vgl. Abbildung 15.3) und signifikant niedrigere Werte bei FPI-Gehemmtheit ($p =, 025$; siehe Abbildung 15.4), während sich keine Differenzen bezüglich FPI-Extraversion und den IIP-Skalen zeigen.

Die Vergleiche für die einzelnen Messzeitpunkte bestätigen das Ergebnis bezüglich FEX-Verhalten tendenziell für Test 2 ($p =, 093$).

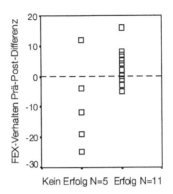

Abbildung 15.2.: Prä-Post-Differenzen beim Fragebogen zum expressiven Verhalten dargestellt für Probanden mit und Probanden ohne
Musiktherapie-Erfolg

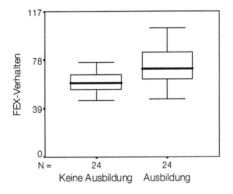

Abbildung 15.3.: Variable FEX-Verhalten dargestellt für die Musiktherapiegruppe
differenziert nach Musikausbildung (Testkombination)

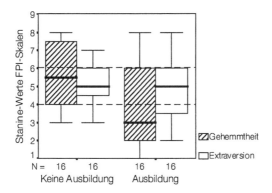

Abbildung 15.4.: Variablen FPI-Gehemmtheit und FPI-Extraversion dargestellt
für die Musiktherapiegruppe differenziert nach Musikausbildung
(Kombination von Test 1 und Test 3)

Therapieerfolg Die Unterteilung der Testkombination in Schmerzpatienten mit und Schmerzpatienten ohne musiktherapeutischen Erfolg führt zu dem unerwarteten Ergebnis, dass erfolgreiche Probanden signifikant niedrigere Werte bei FEX-Verhalten erreichen als erfolglose Probanden ($p =, 004$).

Abbildung 15.5 verdeutlicht, dass dieser Befund tendenziell für Test 1 bestätigt wird. Demnach tendieren Probanden mit späterem Therapieerfolg dazu, ihr Verhalten vor Beginn der Musiktherapie als weniger expressiv einzuschätzen ($p =, 061$).

Die in Abbildung 15.2 dargestellte Abnahme an selbsteingeschätztem expressiven Verhalten bei den Probanden ohne Therapieerfolg findet somit von einem höheren Niveau aus gegenüber den erfolgreichen Probanden statt, so dass es im Therapieverlauf zu einer Annäherung der FEX-Werte kommt.

15.2.3. Gruppenunterschiede: Vergleich mit Kontrollgruppen

Abbildung 15.6 stellt für Test 1 die FEX-Verteilungen der Musiktherapiegruppe denen der klinischen und der gesunden Kontrollgruppe gegenüber. Die gesunden Probanden erreichen zwar die höchsten Werte für selbsteingeschätztes expressives Verhalten, doch erreicht lediglich der Unterschied zur klinischen Kontrollgruppe statistische Signifikanz ($p =, 046$), nicht aber der zur Musiktherapiegruppe. Die Aussage von Abschnitt 14.1.1, dass Schmerzpatienten in ihrer Expressivität nicht von gesunden Probanden differieren, muss somit relativiert werden. Denn nur Schmerzpatienten mit Musikthera-

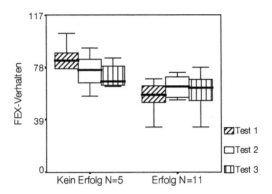

Abbildung 15.5.: Fragebogen zum expressiven Verhalten (FEX) für die drei
Tests dargestellt für Probanden mit und Probanden ohne
Musiktherapie-Erfolg

pie weichen nicht signifikant von der gesunden Kontrollgruppe ab. Möglicherweise ist dies ein Hinweis darauf, dass das Aufnahmeverfahren für eine musiktherapeutische Behandlung zur Auswahl von eher expressiven Schmerzpatienten führt.

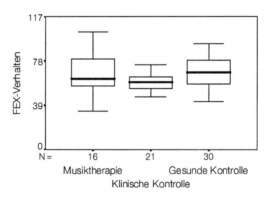

Abbildung 15.6.: Fragebogen zum expressiven Verhalten (FEX) dargestellt für die
Musiktherapiegruppe, die klinische und die gesunde Kontrollgruppe (Test 1)

Die Verteilungen der IIP-Skalen und der FPI-Skalen liegen für alle Gruppen im Bereich der als unauffällig (funktional) geltenden Stanine-Werte (4 bis 6). Insgesamt unterstützen diese Befunde somit nicht die Annahme einer „Schmerzpersönlichkeit", sondern deuten vielmehr auf gehemmte expressive Verhaltensweisen hin.

15.3. Musikalische Tempoperformance

15.3.1. Testunterschiede: Vergleich der Messzeitpunkte

Die musikalische Tempoperformance zeigt von Test 1 zu Test 2 keine statistisch bedeutsamen Veränderungen, und von Test 2 zu Test 3 ergibt sich lediglich eine tendenzielle Erhöhung bei *Range* ($p =, 088$). Der Prä-Post-Vergleich führt hingegen zu umfassenderen Veränderungen: *Range* ($p =, 088$) und *Intensity* ($p =, 088$) nehmen tendenziell zu, und *InnerFit* ($p =, 023$) steigt signifikant, während *MetroFit* ($p =, 033$) signfikant sinkt (siehe Abbildung 15.7). Im Verlauf der Musiktherapie findet somit eine Loslösung vom hauptsächlichen Mitschlagen der Zählzeiten und eine Hinwendung zur musikalischen Aufnahme der rhythmischen Bewegung des Stimulus statt.

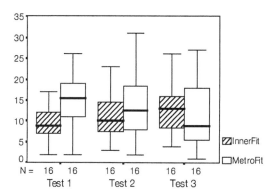

Abbildung 15.7.: Musikalische Variablen *InnerFit* und *MetroFit* dargestellt für die drei Tests der Musiktherapiegruppe

Musikausbildung   Die Differenzierung der Musiktherapiegruppe nach musikalischer Ausbildung ergibt für Probanden ohne Musikausbildung lediglich im Prä-Post-Vergleich eine signifikante Zunahme bei *Intensity* ($p =, 017$). Probanden mit Musikausbildung zeigen hingegen vielfältigere Veränderungen ihrer Tempoperformance: Der Prä-Post-Vergleich führt zu einem signifikanten Anstieg von *InnerFit* ($p =, 012$) und einem signifikanten Abstieg von

MetroFit ($p =, 018$). Der Vergleich von Test 2 zu Test 3 verdeutlicht eine tendenzielle Zunahme bei *OnsetFit* ($p =, 093$) und *InnerFit* ($p =, 092$) sowie eine signifikante Abnahme bei *MetroFit* ($p =, 018$). Die Testunterschiede sind differenziert nach Musikausbildung in Abbildung 15.8 dargestellt.

Therapieerfolg   Die Unterteilung nach Erfolgsgruppen belegt, dass sich lediglich Probanden ohne musiktherapeutischen Erfolg in ihrer musikalischen Aktivität statistisch bedeutsam verändern. Für diese Patientengruppe zeigt sich, dass von Test 2 zu Test 3 die Werte für *MetroFit* ($p =, 042$) signifikant abnehmen. Der Prä-Post-Vergleich ergibt für *InnerFit* ($p =, 088$) eine tendenzielle Zunahme und für *MetroFit* ($p =, 042$) eine signifikante Abnahme. Die Ergebnisse werden in Abbildung 15.9 verdeutlicht.

Zusammenfassung   Insgesamt zeigen die Analysen, dass die Probanden im Verlauf der Musiktherapie eine Flexibilisierung ihrer musikalischen Tempoperformance erfahren. Die Veränderungen scheinen nicht wesentlich durch Gewöhnung an das experimentelle Setting bedingt zu sein, da sich von Test 1 zu Test 2 keine statistisch bedeutsamen Veränderungen zeigen. Signifikante Zunahmen an flexibler Tempoperformance ergeben sich vor allem bei Probanden, die eine musikalische Ausbildung erfahren haben oder aber einen als erfolglos beurteilten Therapieverlauf.

15.3.2. Testunterschiede: Vergleich mit Kontrollgruppen

Ähnlich der Musiktherapiegruppe zeigt die klinische Kontrollgruppe (bestehend Schmerzpatienten ohne Musiktherapie) keine statistisch signifikanten Veränderungen in der musikalischen Aktivität von Test 1 zu Test 2, sondern lediglich eine tendenzielle Abnahme bei *MetroFit* ($p =, 090$). Für die Schmerzpatienten kann somit verallgemeinernd davon ausgegangen werden, dass es keinen stark ausgeprägten Gewöhnungseffekt bezüglich des experimentellen Settings gibt.

Anders verhält es sich bei der gesunden Kontrollgruppe. Diese Probanden weisen von Test 1 zu Test 2 einen signifikanten Anstieg in *OnsetFit* ($p =, 005$) sowie tendenzielle Zunahmen bei *MetroFit* ($p =, 067$) und *Intensity* ($p =, 098$) auf. Zudem ergeben sich tendenzielle Abnahmen für *Range* ($p =, 056$) und *InnerFit* ($p =, 057$). Da die Probanden zwischen den beiden Messzeitpunkten weder therapeutisch betreut noch musikalisch geschult werden, sind die Veränderungen als ein Effekt des zweiten Messzeitpunktes zu interpretieren. Interessanterweise finden die Veränderungen der Werte

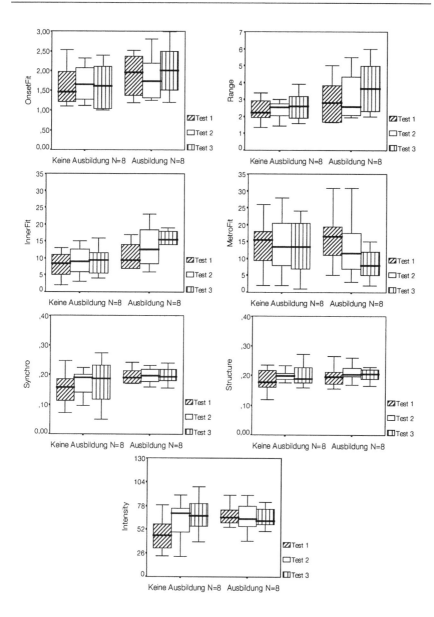

Abbildung 15.8.: Musikalische Variablen zur Tempoperformance dargestellt als Test- und Gruppenvergleich für die Musiktherapiegruppe differenziert nach Musikausbildung

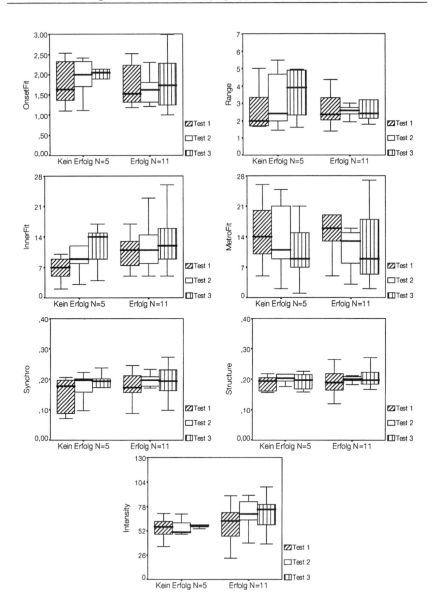

Abbildung 15.9.: Musikalische Variablen zur Tempoperformance dargestellt als Test- und Gruppenvergleich für die Musiktherapiegruppe differenziert nach musiktherapeutischem Erfolg

für *InnerFit* und *MetroFit* im Vergleich zu dem Prä-Post-Vergleich der Musiktherapiegruppe in entgegengesetzter Richtung statt. Gesunde Probanden adaptieren beim zweiten Testdurchlauf somit weniger die rhythmische Struktur des Stimulus und orientieren sich vermehrt am Metrum.

15.3.3. Gruppenunterschiede: Musikausbildung und Therapieerfolg

Musikausbildung Die Gliederung der Testkombination der Musiktherapiegruppe in Probanden mit und Probanden ohne musikalische Ausbildung zeigt für musikalisch Ausgebildete tendenziell höhere Werte bei *OnsetFit* ($p =, 066$) und *Range* ($p =, 093$) sowie signifikant höhere Werte bei *InnerFit* ($p =, 003$).

Für Test 1 ergibt sich für Probanden mit Musikausbildung eine signifikant höhere *Intensity* ($p =, 027$), und für Test 3 zeigen sich signifikant höhere Werte der musikalisch Ausgebildeten bei *InnerFit* ($p =, 013$).

Unabhängig von statistischer Signifikanz lässt sich anhand von Abbildung 15.8 beobachten, dass bei den meisten musikalischen Variablen Entwicklungen stattfinden, die zwischen den Probanden mit und denen ohne Musikausbildung gleichgerichtet sind, wobei die Werte der musikalisch Ausgebildeten für *OnsetFit*, *Range* sowie *InnerFit* auf einem generell höheren Niveau bleiben und bei *MetroFit* ein niedrigeres Niveau erreichen. Ansonsten nähern sich die Probanden ohne Musikausbildung dem Niveau der musikalisch Ausgebildeten an (*Synchro*, *Intensity*).

Therapieerfolg Bei den Berechnungen basierend auf der Testkombination erreichen Probanden mit Therapieerfolg lediglich für *Intensity* ($p =, 036$) signifikant höhere Werte als Probanden ohne therapeutischen Erfolg.

In den einzelnen Erhebungen ergeben sich für Probanden mit Therapieerfolg in Test 1 tendenziell höhere Werte bei *InnerFit* ($p =, 077$).

Jenseits statistischer Signifikanz lässt sich anhand von Abbildung 15.9 feststellen, dass zwischen den Probanden mit und denen ohne musiktherapeutischem Erfolg gleichgerichtete Entwicklungen bezüglich der musikalischen Variablen *OnsetFit*, *InnerFit* und *MetroFit* stattfinden. Dabei erreichen die erfolglosen Probanden bei *InnerFit* das Niveau der erfolgreichen Probanden, doch steigen sie im Mittel bei *OnsetFit* und *Range* auf ein höheres Niveau.

Während sich für die Timing-Werte insgesamt kaum Veränderungen zeigen, erlangen die erfolgreichen Probanden im Verlauf der Musiktherapie bei *Intensity* ein noch höheres Niveau als die erfolglosen Probanden.

Zusammenfassung   Der Faktor, ob ein Proband der Musiktherapiegruppe bereits über Erfahrungen im Umgang mit Musikinstrumenten verfügt bzw. ein gewisses Maß an musikalischer Ausbildung erfahren hat, begünstigt die Bewältigung des musikalischen Experiments sowie die Entwicklung im Therapieverlauf in Richtung einer Flexibilisierung der Tempoperformance. Probanden ohne musikalische Ausbildung erlangen bei den Messwiederholungen zwar nur bei wenigen Variablen das Niveau der Probanden mit Musikausbildung, doch zeigen sie insgesamt dieselben musikalischen Entwicklungen. Die Tempoperformance scheint sich insgesamt lediglich hinsichtlich der Anschlagsintensität in Abhängigkeit von den musiktherapeutischen Entwicklungen (gemessen anhand der Fragebögen zur Erfolgsbeurteilung) zu verändern.

15.3.4. Gruppenunterschiede: Kategorien Alter, musikalische Ansprechbarkeit, Expressivität

Die Testkombination der Musiktherapiegruppe wird nach verschiedenen Kategorien für die Variablen Alter, musikalische Ansprechbarkeit (FUM) und Expressivität gegliedert (analog zu Abschnitt 14.2.3). Die Quantilsränge zur kategorialen Einteilung der Variablen FEX-Verhalten und musikalische Ansprechbarkeit werden anhand der Testkombination der Musiktherapiegruppe gebildet. Eine kategorial hohe, mittlere oder niedrige Ausprägung eines Merkmals ist somit für diese beiden Variablen in Relation zur Musiktherapiegruppe und nicht zur Gesamtstichprobe zu sehen.

Kategorien Alter   Die Tempoperformance differiert hinsichtlich der Alterskategorien signifikant für *MetroFit* ($p =, 000$) und tendenziell für *Synchro* ($p =, 084$) und *Structure* ($p =, 071$), wobei die Maximalwerte jeweils in Kategorie 4 (50 bis 59 Jahre) erreicht werden.

Kategorien musikalische Ansprechbarkeit   Für die musikalische Ansprechbarkeit ergeben sich tendenzielle Unterschiede bei *OnsetFit* ($p =, 071$), *Range* ($p =, 092$) und *Intensity* ($p =, 054$). Maximalwerte werden für die ersten beiden Variablen jeweils in Kategorie 3 (hohe musikalische Ansprechbarkeit) erreicht, während die maximale Anschlagsintensität bei Kategorie 2 (mittlere musikalische Ansprechbarkeit) auftritt.

Kategorien Expressivität   Hinsichtlich der kategorialen Einteilung nach Expressivität ergeben sich für FEX-Verhalten tendenzielle Unterschiede bei *InnerFit* ($p =, 082$) und signifikante Unterschiede bei *MetroFit* ($p =, 003$), wobei der Maximalwert für *InnerFit* in Kategorie 3 (hohes expressives Verhalten) und für *MetroFit* in Kategorie 1 (niedriges expressives Verhalten) liegt (siehe Abbildung 15.10).

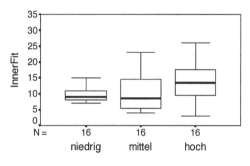

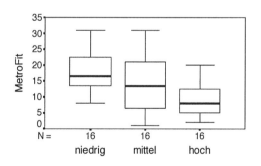

Abbildung 15.10.: Musikalische Variablen *InnerFit* und *MetroFit* differenziert nach kategorialen Unterschieden in FEX-Verhalten dargestellt für die Musiktherapiegruppe (Testkombination)

Die Kategorien für FPI-Gehemmtheit zeigen signifikante Unterschiede für *OnsetFit* ($p =, 023$), *Intensity* ($p =, 020$) (siehe Abbildung 15.11) und *Inner-Fit* ($p =, 008$) mit den jeweiligen Maximalwerten in Kategorie 1 (niedrige Gehemmtheit). Für FPI-Extraversion ergibt sich ein tendenzieller Unterschied bei *Synchro* ($p =, 067$) mit dem Maximalwert in Kategorie 1 (niedrige Extraversion) sowie ein signifikantes Ergebnis für *Intensity* ($p =, 025$) mit dem Maximalwert in Kategorie 3 (hohe Extraversion).

Für die Kategorien von IIP-introvertiert differiert *OnsetFit* ($p =, 069$) tendenziell und *InnerFit* ($p =, 009$) signifikant mit den jeweiligen Maximalwerten bei Kategorie 1 (geringe Einschätzung als „zu introvertiert"). Für IIP-expressiv ergibt sich ein signifikanter Unterschied für *MetroFit* ($p =, 003$) mit dem Maximalwert bei Kategorie 1 (hohe Einschätzung als „zu expressiv") und ein tendenzieller Unterschied bei *Synchro* ($p =, 083$) mit dem Maximalwert bei Kategorie 2 (mittlere Einschätzung als „zu expressiv").

Zusammenfassung   Die Befunde lassen sich dahingehend zusammenfassen, dass die höchste Flexibilität der Tempoperformance bei einer hohen Ausprägung an musikalischer Ansprechbarkeit sowie einer hohen Ausprägung an Expressivität auftritt. Bereits beim Vergleich der klinischen und nicht-klinischen Stichprobe konnten die hiervon abweichenden Ergebnisse hinsichtlich IIP-expressiv beobachtet werden sowie die Begünstigung des Timing-Maßes *Synchro* durch niedrige Expressivität.

15.3.5. Gruppenunterschiede: Vergleich mit Kontrollgruppen

Der Vergleich der musikalischen Aktivität der Musiktherapiegruppe mit der klinischen und der gesunden Kontrollgruppe erfolgt zunächst anhand der Daten von Test 1, da zu diesem Messzeitpunkt die Musiktherapiegruppe noch nicht mit der Musiktherapie begonnen hat und entsprechend analog zu den Kontrollgruppen noch keine Lernprozesse im Umgang mit Musikinstrumenten und dem gemeinsamen Musizieren stattgefunden haben sowie therapeutisch relevante psychische Prozesse befördert wurden.

Sowohl gegenüber der klinischen Kontrollgruppe ($p =, 032$) als auch der gesunden Kontrollgruppe ($p =, 037$) erreicht die Musiktherapiegruppe signifikant höhere Werte für *OnsetFit*. Sie weisen also einen stärkeren linearen Zusammenhang zwischen der eigenen musikalischen Aktivität und der Stimulus-Aktivität auf. Die Musiktherapiegruppe zeigt gegenüber der gesunden Kontrollgruppe zudem eine tendenziell geringere *Intensity* ($p = , 067$).

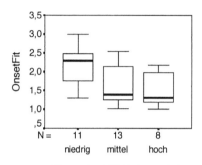

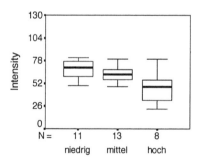

Abbildung 15.11.: Musikalische Variablen *OnsetFit* und *Intensity* differenziert
            nach kategorialen Unterschieden in FPI-Gehemmtheit darge-
            stellt für die Musiktherapiegruppe (Testkombination)

Bei den meisten musikalischen Variablen differiert die musikalische Tempoperformance der Musiktherapiegruppe vor Therapiebeginn jedoch weder signifikant von den Schmerzpatienten ohne Musiktherapie noch von den gesunden Probanden. Die in Abschnitt 14.2.1 beschriebenen Unterschiede in der Tempoperformance zwischen gesunden Probanden und Schmerzpatienten generell sind somit im Wesentlichen auf jene Schmerzpatienten zurückzuführen, die nicht musiktherapeutisch betreut werden. Diese klinische Kontrollgruppe zeigt gegenüber der gesunden Kontrollgruppe signifikant geringere Werte für *InnerFit* ($p =, 025$) und tendenziell höhere Werte für *MetroFit* ($p =, 052$), wie Abbildung 15.12 verdeutlicht.

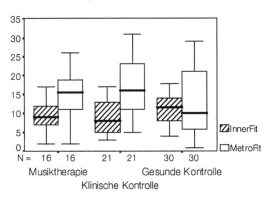

Abbildung 15.12.: Musikalische Variablen *InnerFit* und *MetroFit* dargestellt für die Musiktherapiegruppe, die klinische und die gesunde Kontrollgruppe (Test 1)

Beim Vergleich der jeweils zweiten Messzeitpunkte ergibt sich zwischen der Musiktherapiegruppe und der klinischen Kontrollgruppe eine signifikante Differenz bei *OnsetFit* ($p =, 015$).

Aus dieser Ergebnislage lässt sich erneut folgern, dass die für eine musiktherapeutische Behandlung ausgewählten Schmerzpatienten eine Sondergruppe innerhalb der Schmerzpatienten darstellen und schon vor Therapiebeginn eine eher flexiblere Tempoperformance aufweisen. Die musiktherapeutische Behandlung führt allerdings nicht zu einer statistisch signifikant anderen Tempoperformance gegenüber den Kontrollgruppen.

Die Verteilung der sieben Hauptvariablen zur musikalischen Tempoperformance sind in Abbildung 15.13 vergleichend für die drei Tests der Musiktherapiegruppe und die jeweils zwei Tests der klinischen und der gesunden Kontrollgruppe dargestellt. Es erscheint sinnvoll, die Unterschiede in der

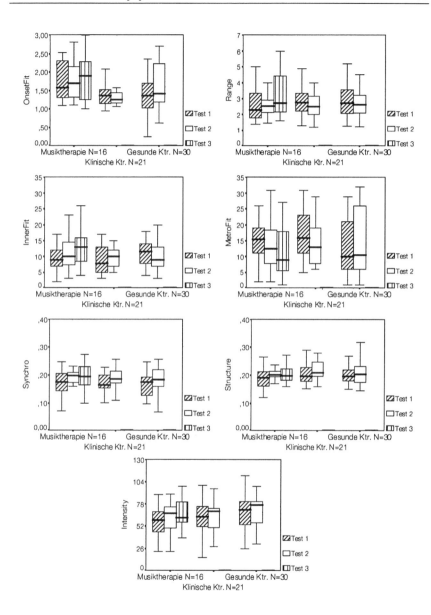

Abbildung 15.13.: Musikalische Variablen zur Tempoperformance dargestellt als Test- und Gruppenvergleich für die Musiktherapiegruppe, die klinische und die gesunde Kontrollgruppe

Tempoperformance erneut jenseits von statistischer Signifikanz zu betrachten.

Einheitliche Entwicklungen zwischen den Messzeitpunkten lassen sich für die drei Untersuchungsgruppen bei den Timing-Werten *Synchro* und *Structure* sowie bei *Intensity* finden. Während die Timing-Werte für alle Stichproben auf einem ähnlichen Niveau liegen, erreichen die beiden Gruppen der Schmerzpatienten in Test 2 durch eine stärkere Zunahme der Anschlagsintensität das Niveau der gesunden Probanden. Weder die musiktherapeutische Behandlung noch die Schmerzerkrankung selbst scheinen diese Aspekte der Tempoperformance maßgeblich zu beeinflussen.

In Bezug auf die Variable *Range* ergibt sich für beide Kontrollgruppen jeweils eine gewisse Abnahme, während die Musiktherapiegruppe eine Zunahme im Verlauf der Musiktherapie zeigt. Möglicherweise kann somit für die Spannweite der realisierten Tempi von einer gewissen Begünstigung durch die Musiktherapie ausgegangen werden.

Zwischen den beiden Kontrollgruppen uneinheitliche Entwicklungen lassen sich in geringem Ausmaß bei *OnsetFit* und in deutlicherem Ausmaß bei *InnerFit* und *MetroFit* beobachten. Hinsichtlich *OnsetFit* verändert sich die Musiktherapiegruppe von einem höheren Niveau ausgehend analog zur gesunden Kontrollgruppe, so dass die Unterschiede zur klinischen Kontrollgruppe deutlicher werden und vermutlich ebenfalls ein Einfluss der Musiktherapie anzunehmen ist. Bei den Variablen *InnerFit* und *MetroFit* zeigt die Musiktherapiegruppe hingegen ähnliche Veränderungen wie die klinische Kontrollgruppe, wodurch ein musiktherapeutischer Effekt unwahrscheinlich ist. Allerdings scheint es auch keinen einheitlichen Gewöhnungseffekt zu geben, da sich diese Variablen bei gesunden Probanden entgegengesetzt verändern. Möglicherweise lässt dies auf unterschiedliches Engagement von Schmerzpatienten und gesunden Probanden gegenüber dem zweiten Testdurchlauf schließen.

Insgesamt kann nicht von einem sehr starken und unmittelbaren Einfluss der musiktherapeutischen Behandlung auf die musikalische Tempoperformance ausgegangen werden. Doch zeigen sich für Schmerzpatienten und gesunde Probanden vor allem bei der Frage, ob überwiegend die Zählzeit oder aber die rhythmische Bewegung mitgeschlagen wird, anfängliche Unterschiede, die sich beim zweiten Testdurchlauf nivellieren.

15.4. Zusammenhänge zwischen Tempoperformance und Expressivität

15.4.1. Rangkorrelationen: Tempoperformance und Expressivität

Für die Testkombination der Musiktherapiegruppe zeigen sich recht einheitliche Zusammenhänge zwischen den Variablen zur musikalischen Tempoperformance und den Variablen zur psychologischen Expressivität, die der positiv formulierten Alternativhypothese entsprechen: flexiblere Tempoperformance bei höherer Expressivität (siehe Tabelle 15.1). So korrelieren niedrigere Werte für IIP-introvertiert mit höheren Werten für *OnsetFit*, *InnerFit* und *Intensity* sowie mit niedrigeren Werten für *MetroFit*. FPI-Gehemmtheit hängt negativ mit *OnsetFit* und *Intensity* zusammen, während FPI-Extraversion positiv mit *Intensity* und negativ mit *MetroFit* und *Synchro* korreliert. Zudem steht FEX-Verhalten mit *InnerFit* in positivem und mit *MetroFit* in negativem Zusammenhang. Nicht einheitlich reagiert IIP-expressiv, da es negative Rangkorrelationen sowohl mit *OnsetFit* als auch mit *MetroFit* eingeht.

Rangkorrelation Testkombination n=48 (FPI n=32)	FEX-Verhalten	FPI-Gehemmtheit	FPI-Extraversion	IIP-introvertiert	IIP-expressiv
OnsetFit	$\tau = 0{,}149$ $p = {,}137$	$\tau = -0{,}297$ $p = {,}023$	$\tau = 0{,}047$ $p = {,}726$	$\tau = -0{,}172$ $p = {,}088$	$\tau = -0{,}225$ $p = {,}025$
Range	$\tau = 0{,}151$ $p = {,}135$	$\tau = -0{,}120$ $p = {,}388$	$\tau = -0{,}065$ $p = {,}628$	$\tau = -0{,}087$ $p = {,}358$	$\tau = -0{,}148$ $p = {,}142$
InnerFit	$\tau = 0{,}218$ $p = {,}033$	$\tau = -0{,}209$ $p = {,}114$	$\tau = 0{,}100$ $p = {,}461$	$\tau = -0{,}262$ $p = {,}011$	$\tau = -0{,}045$ $p = {,}662$
MetroFit	$\tau = -0{,}333$ $p = {,}001$	$\tau = 0{,}054$ $p = {,}681$	$\tau = -0{,}265$ $p = {,}050$	$\tau = 0{,}183$ $p = {,}073$	$\tau = -0{,}275$ $p = {,}007$
Synchro	$\tau = -0{,}080$ $p = {,}428$	$\tau = -0{,}045$ $p = {,}730$	$\tau = -0{,}243$ $p = {,}069$	$\tau = 0{,}061$ $p = {,}545$	$\tau = 0{,}020$ $p = {,}845$
Structure	$\tau = -0{,}110$ $p = {,}274$	$\tau = -0{,}071$ $p = {,}588$	$\tau = -0{,}078$ $p = {,}559$	$\tau = {,}026$ $p = {,}796$	$\tau = -0{,}029$ $p = {,}776$
Intensity	$\tau = 0{,}137$ $p = {,}174$	$\tau = -0{,}331$ $p = {,}011$	$\tau = 0{,}286$ $p = {,}031$	$\tau = -0{,}245$ $p = {,}015$	$\tau = -0{,}043$ $p = {,}669$

Tabelle 15.1.: Rangkorrelationen zwischen den Variablen zur Tempoperformance und den Variablen zur Expressivität dargestellt für die Musiktherapiegruppe (Testkombination)

Diese psycho-musikalischen Zusammenhänge im Sinne der positiven Alternativhypothese zeigen sich in ähnlicher, jedoch weniger ausgeprägten Form bereits vor Therapiebeginn sowie zum Abschluss der Therapie (vgl. Tabelle 15.2). Während bei Test 1 die Variablen zur Tempoperformance am häufigsten statistisch relevante Rangkorrelationen mit den Persönlichkeits-Skalen (FPI) eingehen, zeigen sich bei Test 3 vermehrt Zusammenhänge der musikalischen Variablen zum expressiven Verhalten (FEX). Für die Rangkorrelationsberechnungen zum zweiten Messzeitpunkt (Test 2) stehen nur die IIP-Skalen und FEX-Verhalten zur Verfügung, da die FPI-Skalen lediglich prä und post erhoben werden. Es ergibt sich für Test 2 nur ein tendenziell negativer Zusammenhang von IIP-introvertiert und *Intensity*.

Rangkorrelation Tests 1, 2 und 3; n=16	FEX-Verhalten	FPI-Gehemmtheit	FPI-Extraversion	IIP-introvertiert	IIP-expressiv
OnsetFit	$\tau_1 = 0{,}075; p_1 = {,}685$ $\tau_2 = 0{,}142; p_2 = {,}444$ $\tau_3 = 0{,}200; p_3 = {,}280$	$\tau_1 = -0{,}376; p_1 = {,}050$ $\tau_3 = -0{,}327; p_3 = {,}090$	$\tau_1 = 0{,}091; p_1 = {,}642$ $\tau_3 = 0{,}037; p_3 = {,}852$	$\tau_1 = -0{,}226; p_1 = {,}224$ $\tau_2 = -0{,}150; p_2 = {,}418$ $\tau_3 = -0{,}259; p_3 = {,}162$	$\tau_1 = -0{,}310; p_1 = {,}095$ $\tau_2 = -0{,}276; p_2 = {,}137$ $\tau_3 = -0{,}126; p_3 = {,}499$
Range	$\tau_1 = 0{,}017; p_1 = {,}928$ $\tau_2 = 0{,}110; p_2 = {,}557$ $\tau_3 = 0{,}326; p_3 = {,}079$	$\tau_1 = -0{,}228; p_1 = {,}235$ $\tau_3 = -0{,}106; p_3 = {,}582$	$\tau_1 = 0{,}037; p_1 = {,}852$ $\tau_3 = -0{,}101; p_3 = {,}607$	$\tau_1 = -0{,}185; p_1 = {,}321$ $\tau_2 = 0{,}017; p_2 = {,}928$ $\tau_3 = -0{,}185; p_3 = {,}321$	$\tau_1 = -0{,}303; p_1 = {,}104$ $\tau_2 = -0{,}228; p_2 = {,}223$ $\tau_3 = -0{,}101; p_3 = {,}588$
InnerFit	$\tau_1 = 0{,}138; p_1 = {,}467$ $\tau_2 = 0{,}114; p_2 = {,}442$ $\tau_3 = 0{,}370; p_3 = {,}047$	$\tau_1 = -0{,}342; p_1 = {,}080$ $\tau_3 = -0{,}205; p_3 = {,}291$	$\tau_1 = 0{,}207; p_1 = {,}303$ $\tau_3 = 0{,}074; p_3 = {,}708$	$\tau_1 = -0{,}293; p_1 = {,}123$ $\tau_2 = -0{,}262; p_2 = {,}161$ $\tau_3 = -0{,}245; p_3 = {,}190$	$\tau_1 = -0{,}121; p_1 = {,}525$ $\tau_2 = 0{,}000; p_2 = 1{,}000$ $\tau_3 = 0{,}008; p_3 = {,}964$
MetroFit	$\tau_1 = -0{,}436; p_1 = {,}021$ $\tau_2 = -0{,}245; p_2 = {,}190$ $\tau_3 = -0{,}387; p_3 = {,}038$	$\tau_1 = 0{,}000; p_1 = 1{,}000$ $\tau_3 = 0{,}116; p_3 = {,}551$	$\tau_1 = -0{,}382; p_1 = {,}056$ $\tau_3 = -0{,}295; p_3 = {,}135$	$\tau_1 = 0{,}256; p_1 = {,}174$ $\tau_2 = 0{,}050; p_2 = {,}787$ $\tau_3 = 0{,}329; p_3 = {,}078$	$\tau_1 = -0{,}342; p_1 = {,}070$ $\tau_2 = -0{,}295; p_2 = {,}114$ $\tau_3 = -0{,}177; p_3 = {,}343$
Synchro	$\tau_1 = -0{,}168; p_1 = {,}367$ $\tau_2 = 0{,}017; p_2 = {,}928$ $\tau_3 = -0{,}059; p_3 = {,}752$	$\tau_1 = -0{,}105; p_1 = {,}583$ $\tau_3 = -0{,}044; p_3 = {,}819$	$\tau_1 = -0{,}174; p_1 = {,}377$ $\tau_3 = -0{,}275; p_3 = {,}161$	$\tau_1 = 0{,}118; p_1 = {,}528$ $\tau_2 = -0{,}059; p_2 = {,}752$ $\tau_3 = 0{,}050; p_3 = {,}787$	$\tau_1 = 0{,}000; p_1 = 1{,}000$ $\tau_2 = -0{,}151; p_2 = {,}417$ $\tau_3 = 0{,}151; p_3 = {,}417$
Structure	$\tau_1 = -0{,}218; p_1 = {,}241$ $\tau_2 = 0{,}235; p_2 = {,}207$ $\tau_3 = -0{,}267; p_3 = {,}150$	$\tau_1 = -0{,}053; p_1 = {,}784$ $\tau_3 = -0{,}132; p_3 = {,}492$	$\tau_1 = -0{,}138; p_1 = {,}485$ $\tau_3 = 0{,}018; p_3 = {,}926$	$\tau_1 = 0{,}050; p_1 = {,}787$ $\tau_2 = -0{,}159; p_2 = {,}392$ $\tau_3 = 0{,}126; p_3 = {,}499$	$\tau_1 = -0{,}235; p_1 = {,}207$ $\tau_2 = 0{,}067; p_2 = {,}718$ $\tau_3 = 0{,}092; p_3 = {,}620$
Intensity	$\tau_1 = 0{,}176; p_1 = {,}344$ $\tau_2 = 0{,}192; p_2 = {,}300$ $\tau_3 = 0{,}017; p_3 = {,}928$	$\tau_1 = -0{,}533; p_1 = {,}005$ $\tau_3 = -0{,}203; p_3 = {,}292$	$\tau_1 = 0{,}146; p_1 = {,}457$ $\tau_3 = 0{,}456; p_3 = {,}020$	$\tau_1 = -0{,}393; p_1 = {,}034$ $\tau_2 = -0{,}350; p_2 = {,}059$ $\tau_3 = 0{,}008; p_3 = {,}964$	$\tau_1 = -0{,}192; p_1 = {,}300$ $\tau_2 = -0{,}025; p_2 = {,}892$ $\tau_3 = -0{,}025; p_3 = {,}892$

Tabelle 15.2.: Rangkorrelationen zwischen den Variablen zur Tempoperformance und den Variablen zur Expressivität dargestellt für die drei Tests der Musiktherapiegruppe

Musikausbildung Für Probanden mit Musikausbildung ergeben sich anhand der Testkombination ähnliche Ergebnisse wie für sämtliche Probanden der Testkombination, nach denen generell höhere Expressivität mit flexibler-er Tempoperformance korreliert, jedoch negativ mit den Timing-Werten

Rangkorrelation Testkombination n=24 (FPI n=16)	FEX-Verhalten	FPI-Gehemmtheit	FPI-Extraversion	IIP-introvertiert	IIP-expressiv
OnsetFit	$\tau = 0{,}302$ $p = {,}039$	$\tau = -0{,}461$ $p = {,}017$	$\tau = 0{,}314$ $p = {,}112$	$\tau = -0{,}318$ $p = {,}031$	$\tau = -0{,}258$ $p = {,}078$
Range	$\tau = 0{,}205$ $p = {,}164$	$\tau = -0{,}143$ $p = {,}462$	$\tau = 0{,}093$ $p = {,}639$	$\tau = -0{,}154$ $p = {,}296$	$\tau = -0{,}109$ $p = {,}456$
InnerFit	$\tau = 0{,}345$ $p = {,}021$	$\tau = -0{,}237$ $p = {,}230$	$\tau = 0{,}360$ $p = {,}074$	$\tau = -0{,}384$ $p = {,}010$	$\tau = 0{,}107$ $p = {,}470$
MetroFit	$\tau = -0{,}328$ $p = {,}028$	$\tau = 0{,}100$ $p = {,}612$	$\tau = -0{,}452$ $p = {,}024$	$\tau = 0{,}423$ $p = {,}005$	$\tau = -0{,}178$ $p = {,}231$
Synchro	$\tau = -0{,}208$ $p = {,}157$	$\tau = -0{,}098$ $p = {,}613$	$\tau = -0{,}400$ $p = {,}044$	$\tau = 0{,}084$ $p = {,}568$	$\tau = 0{,}040$ $p = {,}785$
Structure	$\tau = -0{,}109$ $p = {,}456$	$\tau = 0{,}213$ $p = {,}271$	$\tau = -0{,}553$ $p = {,}005$	$\tau = {,}220$ $p = {,}136$	$\tau = 0{,}080$ $p = {,}585$
Intensity	$\tau = 0{,}179$ $p = {,}224$	$\tau = -0{,}231$ $p = {,}233$	$\tau = 0{,}295$ $p = {,}134$	$\tau = -0{,}201$ $p = {,}172$	$\tau = -0{,}040$ $p = {,}785$

Tabelle 15.3.: Rangkorrelationen zwischen den Variablen zur Tempoperformance und den Variablen zur Expressivität dargestellt für die Probanden der Musiktherapiegruppe mit Musikausbildung (Testkombination)

zusammenhängt (siehe Tabelle 15.3). FEX-Verhalten korreliert positiv mit *OnsetFit* und *InnerFit* sowie negativ mit *MetroFit*. FPI-Extraversion hängt positiv mit *InnerFit* zusammen und negativ mit *MetroFit*, *Synchro* und *Structure*. FPI-Gehemmtheit, IIP-introvertiert sowie IIP-expressiv gehen jeweils negative Rangkorrelationen zu *OnsetFit* ein.

Bei Test 1 und Test 3 ergeben sich ähnliche Ergebnisse, während bei Test 2 erneut kaum statistisch relevante psycho-musikalische Rangkorrelationen zu beobachten sind (vgl. Tabelle 15.4).

Für Probanden der Testkombination, die keine musikalische Ausbildung erfahren haben, ergeben sich weniger, aber ebenfalls ähnliche Zusammenhänge zu den Expressivitäts-Variablen wie anhand der gesamten Testkombination. Negative Zusammehänge zeigen sich zwischen *MetroFit* und FEX-Verhalten ($\tau = -0{,}330$; $p = {,}027$) sowie IIP-expressiv ($\tau = -0{,}379$; $p = {,}011$) und zwischen *Intensity* und IIP-introvertiert ($\tau = -0{,}327$; $p = {,}027$) sowie FPI-Gehemmtheit ($\tau = -0{,}365$; $p = {,}060$). FPI-Extraversion korreliert zudem positiv mit *Intensity* ($\tau = 0{,}436$; $p = {,}028$) und *Structure* ($\tau = 0{,}383$; $p = {,}055$). Zusätzlich hängt *Structure* tendenziell negativ mit FEX-Verhalten ($\tau = -0{,}258$; $p = {,}082$) zusammen, was in ähnlicher Weise bei Probanden mit Musikausbildung beobachtet wurde.

Rangkorrelation Tests 1, 2 und 3; n=8	FEX-Verhalten	FPI-Gehemmtheit	FPI-Extraversion	IIP-introvertiert	IIP-expressiv
OnsetFit	$\tau_1 = 0{,}214; p_1 = {,}458$ $\tau_2 = 0{,}357; p_2 = {,}216$ $\tau_3 = \mathbf{0{,}500}; p_3 = {,}083$	$\tau_1 = \mathbf{-0{,}667}; p_1 = {,}024$ $\tau_3 = -0{,}463; p_3 = {,}123$	$\tau_1 = 0{,}197; p_1 = {,}517$ $\tau_3 = \mathbf{0{,}536}; p_3 = {,}081$	$\tau_1 = -0{,}400; p_1 = {,}170$ $\tau_2 = -0{,}143; p_2 = {,}621$ $\tau_3 = -0{,}500; p_3 = {,}083$	$\tau_1 = -0{,}143; p_1 = {,}621$ $\tau_2 = \mathbf{-0{,}643}; p_2 = \mathbf{,026}$ $\tau_3 = -0{,}071; p_3 = {,}805$
Range	$\tau_1 = 0{,}143; p_1 = {,}621$ $\tau_2 = 0{,}214; p_2 = {,}458$ $\tau_3 = 0{,}357; p_3 = {,}216$	$\tau_1 = -0{,}296; p_1 = {,}315$ $\tau_3 = -0{,}231; p_3 = {,}441$	$\tau_1 = 0{,}039; p_1 = {,}897$ $\tau_3 = 0{,}454; p_3 = {,}140$	$\tau_1 = -0{,}255; p_1 = {,}383$ $\tau_2 = 0{,}000; p_2 = 1{,}000$ $\tau_3 = \mathbf{-0{,}500}; p_3 = \mathbf{,083}$	$\tau_1 = -0{,}214; p_1 = {,}458$ $\tau_2 = -0{,}214; p_2 = {,}458$ $\tau_3 = -0{,}214; p_3 = {,}458$
InnerFit	$\tau_1 = 0{,}265; p_1 = {,}373$ $\tau_2 = 0{,}429; p_2 = {,}138$ $\tau_3 = \mathbf{0{,}618}; p_3 = \mathbf{,034}$	$\tau_1 = \mathbf{-0{,}588}; p_1 = \mathbf{,053}$ $\tau_3 = -0{,}196; p_3 = {,}518$	$\tau_1 = 0{,}292; p_1 = {,}352$ $\tau_3 = \mathbf{0{,}756}; p_3 = \mathbf{,015}$	$\tau_1 = \mathbf{-0{,}616}; p_1 = \mathbf{,040}$ $\tau_2 = -0{,}214; p_2 = {,}458$ $\tau_3 = \mathbf{-0{,}618}; p_3 = \mathbf{,034}$	$\tau_1 = -0{,}189; p_1 = {,}524$ $\tau_2 = 0{,}143; p_2 = {,}621$ $\tau_3 = 0{,}109; p_3 = {,}708$
MetroFit	$\tau_1 = \mathbf{-0{,}546}; p_1 = \mathbf{,061}$ $\tau_2 = -0{,}143; p_2 = {,}621$ $\tau_3 = -0{,}445; p_3 = {,}132$	$\tau_1 = 0{,}264; p_1 = {,}376$ $\tau_3 = 0{,}080; p_3 = {,}794$	$\tau_1 = \mathbf{-0{,}803}; p_1 = \mathbf{,009}$ $\tau_3 = \mathbf{-0{,}556}; p_3 = \mathbf{,077}$	$\tau_1 = \mathbf{0{,}741}; p_1 = \mathbf{,012}$ $\tau_2 = 0{,}214; p_2 = {,}458$ $\tau_3 = \mathbf{0{,}593}; p_3 = \mathbf{,044}$	$\tau_1 = -0{,}182; p_1 = {,}533$ $\tau_2 = -0{,}286; p_2 = {,}322$ $\tau_3 = -0{,}074; p_3 = {,}802$
Synchro	$\tau_1 = -0{,}429; p_1 = {,}138$ $\tau_2 = 0{,}000; p_2 = 1{,}000$ $\tau_3 = -0{,}036; p_3 = {,}901$	$\tau_1 = 0{,}000; p_1 = 1{,}000$ $\tau_3 = -0{,}157; p_3 = {,}605$	$\tau_1 = \mathbf{-0{,}591}; p_1 = \mathbf{,052}$ $\tau_3 = -0{,}126; p_3 = {,}686$	$\tau_1 = 0{,}400; p_1 = {,}170$ $\tau_2 = -0{,}214; p_2 = {,}458$ $\tau_3 = 0{,}109; p_3 = {,}708$	$\tau_1 = 0{,}071; p_1 = {,}805$ $\tau_2 = -0{,}286; p_2 = {,}322$ $\tau_3 = \mathbf{0{,}546}; p_3 = \mathbf{,061}$
Structure	$\tau_1 = -0{,}286; p_1 = {,}322$ $\tau_2 = 0{,}214; p_2 = {,}458$ $\tau_3 = -0{,}214; p_3 = {,}458$	$\tau_1 = 0{,}148; p_1 = {,}615$ $\tau_3 = 0{,}231; p_3 = {,}441$	$\tau_1 = \mathbf{-0{,}670}; p_1 = \mathbf{,028}$ $\tau_3 = -0{,}371; p_3 = {,}228$	$\tau_1 = 0{,}473; p_1 = {,}105$ $\tau_2 = -0{,}286; p_2 = {,}322$ $\tau_3 = 0{,}357; p_3 = {,}216$	$\tau_1 = -0{,}357; p_1 = {,}216$ $\tau_2 = 0{,}214; p_2 = {,}458$ $\tau_3 = 0{,}357; p_3 = {,}216$
Intensity	$\tau_1 = 0{,}143; p_1 = {,}621$ $\tau_2 = 0{,}429; p_2 = {,}139$ $\tau_3 = 0{,}214; p_3 = {,}458$	$\tau_1 = \mathbf{-0{,}519}; p_1 = \mathbf{,079}$ $\tau_3 = -0{,}154; p_3 = {,}608$	$\tau_1 = 0{,}276; p_1 = {,}365$ $\tau_3 = 0{,}289; p_3 = {,}348$	$\tau_1 = -0{,}327; p_1 = {,}262$ $\tau_2 = -0{,}357; p_2 = {,}216$ $\tau_3 = 0{,}071; p_3 = {,}805$	$\tau_1 = -0{,}214; p_1 = {,}458$ $\tau_2 = 0{,}000; p_2 = 1{,}000$ $\tau_3 = -0{,}071; p_3 = {,}805$

Tabelle 15.4.: Rangkorrelationen zwischen den Variablen zur Tempoperformance und den Variablen zur Expressivität dargestellt für die drei Tests der Probanden der Musiktherapiegruppe mit Musikausbildung

Zum ersten Messzeitpunkt werden die Zusammenhänge zwischen *MetroFit* und IIP-expressiv ($\tau = -0,546$; $p =,061$) sowie zwischen *Intensity* und FPI-Gehemmtheit ($\tau = -0,519$; $p =,079$) und IIP-introvertiert ($\tau = -0,643$; $p =,026$) bestätigt. Bei Test 2 liegen keine statistisch relevanten Zusammenhänge vorliegen. Bei Test 3 ergibt sich für *Intensity* eine positive Rangkorrelation zu FPI-Extraversion ($\tau = 0,643$; $p =,031$), während *Structure* und FEX-Verhalten ($\tau = -0,500$; $p =,083$) sowie *Range* und FPI-Extraversion ($\tau = -0,539$; $p =,074$) tendenziell negativ zusammenhängen.

Therapieerfolg Die Einteilung der Musiktherapiegruppe nach Therapieerfolg führt anhand der Testkombination zu dem Ergebnis, dass Probanden mit erfolgreicher Therapie überaus deutlich die erwarteten Zusammenhänge aufweisen, wie Tabelle 15.5 verdeutlicht. *OnsetFit*, *Range* und *InnerFit* korrelieren positiv mit FEX-Verhalten und FPI-Extraversion sowie negativ mit FPI-Gehemmtheit und IIP-introvertiert. *Intensity* zeigt die gleichen Zusammenhänge, korreliert jedoch nicht mit FEX-Verhalten. *MetroFit* hängt der Erwartung entsprechend negativ mit FEX-Verhalten und positiv mit IIP-introvertiert zusammen. Zudem ergibt sich eine tendenziell negative Rangkorrelation zwischen *Structure* und FEX-Verhalten.

Rangkorrelation Testkombination n=33 (FPI n=22)	FEX-Verhalten	FPI-Gehemmtheit	FPI-Extraversion	IIP-introvertiert	IIP-expressiv
OnsetFit	$\tau = 0,248$ $p =,044$	$\tau =-0,466$ $p =,004$	$\tau = 0,281$ $p =,085$	$\tau =-0,262$ $p =,034$	$\tau =-0,147$ $p =,233$
Range	$\tau = 0,288$ $p =,020$	$\tau =-0,283$ $p =,080$	$\tau = 0,282$ $p =,085$	$\tau =-0,256$ $p =,039$	$\tau =-0,056$ $p =,653$
InnerFit	$\tau = 0,301$ $p =,017$	$\tau =-0,324$ $p =,047$	$\tau = 0,300$ $p =,070$	$\tau =-0,350$ $p =,005$	$\tau =-0,092$ $p =,465$
MetroFit	$\tau =-0,382$ $p =,002$	$\tau =-0,028$ $p =,863$	$\tau =-0,174$ $p =,292$	$\tau = 0,240$ $p =,056$	$\tau =-0,148$ $p =,237$
Synchro	$\tau =-0,042$ $p =,733$	$\tau =-0,051$ $p =,752$	$\tau =-0,120$ $p =,466$	$\tau = 0,152$ $p =,220$	$\tau = 0,193$ $p =,117$
Structure	$\tau =-0,215$ $p =,082$	$\tau = 0,014$ $p =,931$	$\tau = 0,005$ $p =,977$	$\tau = ,096$ $p =,438$	$\tau = 0,036$ $p =,768$
Intensity	$\tau = 0,198$ $p =,107$	$\tau =-0,411$ $p =,011$	$\tau = 0,338$ $p =,038$	$\tau =-0,262$ $p =,034$	$\tau =-0,097$ $p =,429$

Tabelle 15.5.: Rangkorrelationen zwischen den Variablen zur Tempoperformance und den Variablen zur Expressivität dargestellt für Probanden mit Musiktherapie-Erfolg (Testkombination)

Dieses Muster an psycho-musikalischen Beziehungen lässt sich schon vor Beginn (Test 1) und auch zum Abschluss der Musiktherapie (Test 3) finden, während zum zweiten Messzeitpunkt lediglich *Intensity* tendenziell negativ mit IIP-introvertiert korreliert (vgl. Tabelle 15.6).

Rangkorrelation Tests 1, 2 und 3; n=11	FEX-Verhalten	FPI-Gehemmtheit	FPI-Extraversion	IIP-introvertiert	IIP-expressiv
OnsetFit	$\tau_1 = 0{,}404; p_1 = {,}086$ $\tau_2 = 0{,}273; p_2 = {,}243$ $\tau_3 = 0{,}200; p_3 = {,}392$	$\tau_1 = -0{,}623; p_1 = {,}009$ $\tau_3 = -0{,}428; p_3 = {,}079$	$\tau_1 = 0{,}503; p_1 = {,}042$ $\tau_3 = 0{,}195; p_3 = {,}422$	$\tau_1 = -0{,}345; p_1 = {,}139$ $\tau_2 = -0{,}164; p_2 = {,}484$ $\tau_3 = -0{,}440; p_3 = {,}061$	$\tau_1 = -0{,}018; p_1 = {,}938$ $\tau_2 = -0{,}294; p_2 = {,}212$ $\tau_3 = -0{,}055; p_3 = {,}815$
Range	$\tau_1 = 0{,}257; p_1 = {,}274$ $\tau_2 = 0{,}204; p_2 = {,}389$ $\tau_3 = 0{,}330; p_3 = {,}160$	$\tau_1 = -0{,}434; p_1 = {,}070$ $\tau_3 = -0{,}177; p_3 = {,}471$	$\tau_1 = 0{,}543; p_1 = {,}028$ $\tau_3 = 0{,}059; p_3 = {,}809$	$\tau_1 = -0{,}418; p_1 = {,}073$ $\tau_2 = -0{,}130; p_2 = 1{,}000$ $\tau_3 = -0{,}352; p_3 = {,}137$	$\tau_1 = -0{,}091; p_1 = {,}697$ $\tau_2 = -0{,}299; p_2 = {,}209$ $\tau_3 = 0{,}000; p_3 = 1{,}000$
InnerFit	$\tau_1 = 0{,}434; p_1 = {,}070$ $\tau_2 = 0{,}220; p_2 = {,}349$ $\tau_3 = 0{,}367; p_3 = {,}118$	$\tau_1 = -0{,}583; p_1 = {,}017$ $\tau_3 = -0{,}295; p_3 = {,}229$	$\tau_1 = 0{,}641; p_1 = {,}011$ $\tau_3 = 0{,}098; p_3 = {,}687$	$\tau_1 = -0{,}449; p_1 = {,}059$ $\tau_2 = -0{,}257; p_2 = {,}274$ $\tau_3 = -0{,}426; p_3 = {,}072$	$\tau_1 = -0{,}112; p_1 = {,}637$ $\tau_2 = -0{,}093; p_2 = {,}695$ $\tau_3 = -0{,}073; p_3 = {,}755$
MetroFit	$\tau_1 = -0{,}453; p_1 = {,}058$ $\tau_2 = -0{,}167; p_2 = {,}481$ $\tau_3 = -0{,}587; p_3 = {,}012$	$\tau_1 = -0{,}078; p_1 = {,}750$ $\tau_3 = 0{,}059; p_3 = {,}810$	$\tau_1 = -0{,}165; p_1 = {,}512$ $\tau_3 = -0{,}117; p_3 = {,}469$	$\tau_1 = 0{,}337; p_1 = {,}156$ $\tau_2 = 0{,}093; p_2 = {,}695$ $\tau_3 = 0{,}500; p_3 = {,}034$	$\tau_1 = 0{,}000; p_1 = 1{,}000$ $\tau_2 = -0{,}299; p_2 = {,}209$ $\tau_3 = -0{,}073; p_3 = {,}755$
Synchro	$\tau_1 = -0{,}073; p_1 = {,}755$ $\tau_2 = 0{,}220; p_2 = {,}349$ $\tau_3 = -0{,}127; p_3 = {,}586$	$\tau_1 = -0{,}132; p_1 = {,}581$ $\tau_3 = -0{,}078; p_3 = {,}749$	$\tau_1 = 0{,}101; p_1 = {,}685$ $\tau_3 = -0{,}272; p_3 = {,}261$	$\tau_1 = 0{,}127; p_1 = {,}586$ $\tau_2 = 0{,}183; p_2 = {,}435$ $\tau_3 = 0{,}110; p_3 = {,}639$	$\tau_1 = 0{,}382; p_1 = {,}102$ $\tau_2 = -0{,}167; p_2 = {,}481$ $\tau_3 = 0{,}273; p_3 = {,}243$
Structure	$\tau_1 = -0{,}367; p_1 = {,}118$ $\tau_2 = 0{,}183; p_2 = {,}435$ $\tau_3 = -0{,}455; p_3 = {,}052$	$\tau_1 = 0{,}019; p_1 = {,}937$ $\tau_3 = -0{,}078; p_3 = {,}749$	$\tau_1 = 0{,}020; p_1 = {,}935$ $\tau_3 = -0{,}177; p_3 = {,}630$	$\tau_1 = 0{,}091; p_1 = {,}697$ $\tau_2 = 0{,}073; p_2 = {,}755$ $\tau_3 = 0{,}110; p_3 = {,}639$	$\tau_1 = -0{,}091; p_1 = {,}697$ $\tau_2 = 0{,}130; p_2 = {,}584$ $\tau_3 = 0{,}018; p_3 = {,}938$
Intensity	$\tau_1 = 0{,}220; p_1 = {,}349$ $\tau_2 = 0{,}273; p_2 = {,}243$ $\tau_3 = 0{,}091; p_3 = {,}697$	$\tau_1 = -0{,}585; p_1 = {,}015$ $\tau_3 = -0{,}350; p_3 = {,}150$	$\tau_1 = 0{,}181; p_1 = {,}465$ $\tau_3 = 0{,}467; p_3 = {,}054$	$\tau_1 = -0{,}309; p_1 = {,}186$ $\tau_2 = -0{,}455; p_2 = {,}052$ $\tau_3 = -0{,}073; p_3 = {,}755$	$\tau_1 = -0{,}200; p_1 = {,}392$ $\tau_2 = -0{,}183; p_2 = {,}435$ $\tau_3 = -0{,}091; p_3 = {,}697$

Tabelle 15.6.: Rangkorrelationen zwischen den Variablen zur Tempoperformance und den Variablen zur Expressivität dargestellt für die drei Tests der Probanden der Musiktherapiegruppe mit Therapieerfolg

Für Probanden ohne Therapieerfolg ergeben sich für die Testkombination insgesamt weniger psycho-musikalische Zusammenhänge. Erwartete Rangkorrelationen ergeben sich zwischen *MetroFit* und FEX-Verhalten ($\tau = -0{,}337; p = {,}083$) sowie IIP-expressiv ($\tau = -0{,}529; p = {,}006$), zwischen *Intensity* und FEX-Verhalten ($\tau = 0{,}429; p = {,}026$) sowie zwischen *Synchro* und FPI-Extraversion ($\tau = -0{,}471; p = {,}067$). Unerwartete Rankorrelationen geht *OnsetFit* jedoch mit FEX-Verhalten ($\tau = -0{,}410; p = {,}033$), IIP-expressiv ($\tau = -0{,}505; p = {,}009$) und FPI-Extraversion ($\tau = -0{,}566; p = {,}028$) sowie *Range* mit FPI-Extraversion ($\tau = -0{,}754; p = {,}003$) ein.

Die Ergebnisse sind somit zum Teil denen der erfolgreichen Probanden entgegengesetzt.

Uneinheitlich sind auch die Ergebnisse zu den einzelnen Messzeitpunkten. In Test 1 korreliert *Range* negativ mit FPI-Extraversion ($\tau = -0,800$; $p =,050$) und positiv mit IIP-introvertiert ($\tau = 0,800$; $p =,050$), während sich ansonsten nur negative Rangkorrelationen zwischen IIP-expressiv und *OnsetFit* ($\tau = -1,000$; $p =,014$), *MetroFit* ($\tau = -1,000$; $p =,014$) sowie *Synchro* ($\tau = -0,800$; $p =,050$) ergeben. Für Test 2 liegen erneut keine relevanten Ergebnisse vor. Bei Test 3 lässt sich der erwartete negative Zusammenhang von *MetroFit* und FPI-Extraversion ($\tau = -0,894$; $p =,037$) finden, *Synchro* hängt jedoch entgegen den bisherigen Ergebnissen tendenziell positiv mit FEX-Verhalten ($\tau = 0,800$; $p =,050$) zusammen.

Zusammenfassung   Die Analyse der Beziehungen zwischen musikalischer Tempoperformance und psychologischer Expressivität ergibt für die Musiktherapiegruppe deutliche Hinweise für die Annahme der positiv formulierten Alternativhypothese, nach der flexiblere Tempoperformance mit höherer Expressivität korreliert. Dieser Zusammenhang zeigt sich bereits zum ersten Messzeitpunkt, so dass vermutlich durch das Aufnahmeverfahren solchen Schmerzpatienten eine musiktherapeutische Behandlung angeboten wird, die bereits eine authentische Beziehung zwischen psychischer Befindlichkeit und musikalischer Aktivität zeigen. Musikalisch ausgebildete Schmerzpatienten zeigen den beschriebenen psycho-musikalischen Zusammenhang etwas deutlicher als Probanden ohne Musikausbildung. Während Probanden ohne Therapieerfolg wenige und teilweise unerwartete Zusammenhänge zeigen, können bei Probanden mit erfolgreich verlaufener Musiktherapie im besonderen Maße die erwarteten Zusammenhänge beobachtet werden – und dies bereits vor Therapiebeginn. Somit scheint die beobachtete Beziehung zwischen musikalischer Tempoperformance und psychologischer Expressivität als eine Art Prädiktor für therapeutischen Erfolg fungieren zu können.

15.4.2. Rangkorrelationen: Vergleich mit Kontrollgruppen

Die Rangkorrelationen zwischen den Variablen zur Tempoperformance und zur Expressivität können zum ersten Messzeitpunkt zwischen der Musiktherapiegruppe und den beiden Kontrollgruppen verglichen werden (siehe Tabelle 15.7).

Insgesamt ergeben sich nur wenige statistisch relevante Rangkorrelationen. Die psycho-musikalischen Zusammenhänge der Musiktherapiegruppe weisen gegenüber beiden Kontrollgruppen mehr und vor allem einheitlichere

Rangkorrelation Gruppenvergleich Test 1	FEX-Verhalten	FPI-Gehemmtheit	FPI-Extraversion	IIP-introvertiert	IIP-expressiv
OnsetFit	τ_{MT} = 0,075; p = ,685 τ_{KK} =-0,255; p = ,109 τ_{GK} = 0,205; p = ,116	τ_{MT} =-0,376; p = ,050 τ_{KK} =-0,040; p = ,806 τ_{GK} = 0,080; p = ,566	τ_{MT} = 0,091; p = ,642 τ_{KK} =-0,241; p = ,147 τ_{GK} = 0,042; p = ,757	τ_{MT} =-0,226; p = ,224 τ_{KK} =-0,101; p = ,525 τ_{GK} =-0,113; p = ,382	τ_{MT} =-0,310; p = ,095 τ_{KK} =-0,343; p = ,030 τ_{GK} =-0,182; p = ,158
Range	τ_{MT} = 0,017; p = ,928 τ_{KK} = 0,034; p = ,832 τ_{GK} = 0,391; p = ,003	τ_{MT} =-0,228; p = ,235 τ_{KK} = 0,041; p = ,806 τ_{GK} =-0,114; p = ,415	τ_{MT} = 0,035; p = ,852 τ_{KK} =-0,139; p = ,404 τ_{GK} = 0,176; p = ,202	τ_{MT} =-0,185; p = ,321 τ_{KK} = 0,120; p = ,449 τ_{GK} =-0,178; p = ,169	τ_{MT} =-0,303; p = ,104 τ_{KK} =-0,048; p = ,762 τ_{GK} =-0,077; p = ,555
InnerFit	τ_{MT} = 0,138; p = ,467 τ_{KK} =-0,139; p = ,393 τ_{GK} = 0,100; p = ,451	τ_{MT} =-0,342; p = ,080 τ_{KK} =-0,219; p = ,195 τ_{GK} = 0,153; p = ,281	τ_{MT} = 0,207; p = ,303 τ_{KK} =-0,122; p = ,475 τ_{GK} =-0,043; p = ,756	τ_{MT} =-0,293; p = ,123 τ_{KK} =-0,203; p = ,212 τ_{GK} = 0,128; p = ,333	τ_{MT} =-0,121; p = ,525 τ_{KK} =-0,074; p = ,648 τ_{GK} =-0,062; p = ,641
MetroFit	τ_{MT} =-0,436; p = ,021 τ_{KK} = 0,054; p = ,738 τ_{GK} = 0,040; p = ,761	τ_{MT} = 0,000; p =1,000 τ_{KK} =-0,169; p = ,310 τ_{GK} =-0,078; p = ,578	τ_{MT} =-0,382; p = ,056 τ_{KK} = 0,036; p = ,829 τ_{GK} =-0,051; p = ,715	τ_{MT} = 0,256; p = ,174 τ_{KK} =-0,117; p = ,467 τ_{GK} =-0,168; p = ,198	τ_{MT} =-0,342; p = ,070 τ_{KK} =-0,271; p = ,090 τ_{GK} =-0,080; p = ,543
Synchro	τ_{MT} =-0,168; p = ,367 τ_{KK} = 0,145; p = ,364 τ_{GK} = 0,150; p = ,252	τ_{MT} =-0,105; p = ,583 τ_{KK} =-0,320; p = ,053 τ_{GK} =-0,013; p = ,926	τ_{MT} =-0,174; p = ,377 τ_{KK} = 0,247; p = ,138 τ_{GK} =-0,098; p = ,477	τ_{MT} = 0,118; p = ,528 τ_{KK} =-0,010; p = ,952 τ_{GK} =-0,164; p = ,205	τ_{MT} = 0,000; p =1,000 τ_{KK} =-0,158; p = ,319 τ_{GK} =-0,276; p = ,034
Structure	τ_{MT} =-0,218; p = ,241 τ_{KK} = 0,063; p = ,694 τ_{GK} = 0,147; p = ,260	τ_{MT} =-0,053; p = ,784 τ_{KK} =-0,101; p = ,539 τ_{GK} =-0,351; p = ,012	τ_{MT} =-0,138; p = ,485 τ_{KK} = 0,046; p = ,781 τ_{GK} = 0,143; p = ,299	τ_{MT} = 0,050; p = ,787 τ_{KK} = 0,082; p = ,607 τ_{GK} =-0,203; p = ,116	τ_{MT} =-0,235; p = ,207 τ_{KK} =-0,095; p = ,546 τ_{GK} = 0,000; p =1,000
Intensity	τ_{MT} = 0,176; p = ,344 τ_{KK} =-0,304; p = ,056 τ_{GK} =-0,126; p = ,334	τ_{MT} =-0,533; p = ,005 τ_{KK} = 0,081; p = ,623 τ_{GK} = 0,142; p = ,308	τ_{MT} = 0,146; p = ,457 τ_{KK} =-0,118; p = ,478 τ_{GK} =-0,292; p = ,033	τ_{MT} =-0,393; p = ,034 τ_{KK} = 0,149; p = ,349 τ_{GK} = 0,279; p = ,031	τ_{MT} =-0,192; p = ,300 τ_{KK} =-0,086; p = ,587 τ_{GK} = 0,044; p = ,734

Tabelle 15.7.: Rangkorrelationen zwischen den Variablen zur Tempoperformance und den Variablen zur Expressivität zum ersten Messzeitpunkt dargestellt für die Musiktherapiegruppe (MT), die klinische Kontrollgruppe (KK) und die gesunde Kontrollgruppe (GK)

Zusammenhänge im Sinne der positiv formulierten Alternativhypothese auf. Die Ergebnisse für die klinische Kontrollgruppe verweisen hingegen eher auf negative Zusammenhänge zwischen Tempoperformance und Expressivität, während sich die Befunde für die gesunde Kontrollgruppe nicht einheitlich darstellen. Erneut zeichnet sich somit ab, dass es sich bei der Musiktherapiegruppe um eine Sondergruppe an Schmerzpatienten handelt.

15.5. Zusammenhänge zwischen Tempoperformance und weiteren Variablen

15.5.1. Rangkorrelationen: Tempoperformance und Therapieerfolg

Schmerzintensität (VAS)   Die Maße zur Tempoperformance und zur Intensität der Schmerzen gehen bei der Testkombination der Musiktherapiegruppe wenige, aber sinnfällige Rangkorrelationen ein. So hängen stärkere aktuelle Schmerzen (VAS 1) und niedrigeres *InnerFit* ($\tau = -0,210$; $p =,046$) signifikant sowie stärkere Schmerzen der letzten Tage (VAS 2) und niedrigere *Intensity* ($\tau = -0,170$; $p =,098$) tendenziell zusammen.

Bei den einzelnen Messzeitpunkten zeigt sich lediglich für Test 2 in der Tendenz ein negativer Zusammenhang von VAS 1 mit *InnerFit* ($\tau = -0,355$; $p =,062$) sowie eine positive Rangkorrelation zwischen VAS 2 und *Range* ($\tau = 0,349$; $p =,064$).

Affektive Schmerzempfindung (SES)   In Bezug auf den affektiven Leidensdruck ergibt sich für die Testkombination, dass eine höhere affektive Schmerzbelastung signifikant mit niedrigerer *Intensity* zusammenhängt ($\tau = -0,235$; $p =,020$).

Dieser Befund zeigt sich für Test 2 in der Tendenz ($\tau = -0,329$; $p =,078$).

Psychologische Belastungen (OQ-45.2)   Die Werte auf dem Outcome-Questionnaire weisen bei der Testkombination signifikant negative Rangkorrelationen mit *Intensity* auf ($\tau = -0,225$; $p =,024$), was jedoch nicht durch die Analysen der einzelnen Messzeitpunkte bestätigt wird.

Zusammenfassung   Zusammenfassend ist festzuhalten, dass die Tempoperformance der Musiktherapiepatienten nur im geringen Umfang mit jenen Variablen in Beziehung steht, nach denen der musiktherapeutische Fortschritt und Erfolg beurteilt wird. Die wenigen Zusammenhänge weisen jedoch darauf hin, dass geringere Schmerzen, geringere affektive Belastung durch die Schmerzen sowie geringere psychologische Belastungen vor allem mit einer stärkeren Anschlagsintensität zusammenhängen.

15.5.2. Rangkorrelationen: Tempoperformance und Pulsschlag

Es ergeben sich für die Testkombination keine statistisch relevanten Rangkorrelationen zwischen den Variablen zur Tempoperformance und dem Pulsschlag.

Zum zweiten Messzeitpunkt zeigt sich lediglich ein tendenziell negativer Zusammenhang zwischen dem Pulsschlag vor dem Experiment (Puls 1) und *Range* ($\tau = -0,320$; $p =,092$).

15.5.3. Rangkorrelationen: Tempoperformance und musikalische Ansprechbarkeit

Für die Testkombination der musiktherapeutisch Behandelten zeigen sich signifikante Zusammenhänge von Tempoperformance und musikalischer Ansprechbarkeit. Höhere musikalische Ansprechbarkeit korreliert signifikant mit höheren Werten für *OnsetFit* ($\tau = 0,306$; $p =,003$), *Range* ($\tau = 0,269$; $p =,009$) und *Synchro* ($\tau = 0,251$; $p =,015$).

Für Test 1 ($\tau = 0,348$; $p =,068$) und Test 3 ($\tau = 0,318$; $p =,093$) zeigen sich hinsichtlich *OnsetFit* tendenziell die gleichen Ergebnisse.

15.5.4. Rangkorrelationen: Tempoperformance und Tapping

Die Berechnungen anhand der Testkombination lassen sich dahingehend zusammenfassen, dass eine höhere Regelmäßigkeit im Tapping mit einer flexibleren Tempoperformance zusammenhängt. Regelmäßigeres bevorzugtes Tapping korreliert mit höherem *InnerFit* ($\tau = -0,251$; $p =,014$), höherer *Intensity* ($\tau = -0,188$; $p =,060$) und niedrigerem *MetroFit* ($\tau = 0,233$; $p =,021$). Regelmäßigeres maximales Tapping hängt tendenziell mit höherem *InnerFit* ($\tau = -0,233$; $p =,022$) zusammen. Zudem korrelieren niedrigere bevorzugte Tapping-Tempi mit höheren Werten bei *OnsetFit* ($\tau = 0,277$; $p =,006$) und niedrigere maximale Tapping-Tempi mit höheren Werten bei *MetroFit* ($\tau = 0,193$; $p =,057$) und bei *Structure* ($\tau = 0,192$; $p =,056$).

Die meisten Zusammenhänge ergeben sich auch zum ersten Messzeitpunkt, sind jedoch überwiegend statistische Tendenzen. *OnsetFit* geht tendenzielle Rangkorrelationen in Test 1 ($\tau = 0,360$; $p =,053$) und Test 2 ($\tau = 0,343$; $p =,065$) mit dem bevorzugten Tapping-Tempo ein sowie in Test 1 zudem mit der Regelmäßigkeit des maximalen Tappings ($\tau = -0,317$; $p =,087$). Regelmäßigeres maximales Tapping korreliert in Test 2 auch mit höherem *Range* ($\tau = -0,370$; $p =,047$), und höhere Werte für *Structure* hängen in Test 1 mit unregelmäßigerem bevorzugten Tapping ($\tau = 0,343$; $p =,065$) sowie mit niedrigerem maximalen Tapping-Tempo zusammen ($\tau = 0,444$; $p =,017$). In Test 3 korreliert eine höhere Regelmäßigkeit des bevorzugten Tappings mit höherem *InnerFit* ($\tau = -0,437$; $p =,019$) und niedrigerem *MetroFit* ($\tau = 0,487$; $p =,009$).

15.6. Tapping-Verhalten

15.6.1. Testunterschiede: Vergleich der Messzeitpunkte

Für die Variablen zum Tapping-Verhalten können bei der gesamten Musiktherapiegruppe keine signifikanten Veränderungen zwischen den drei Messzeitpunkten festgestellt werden.

Musikausbildung Die Unterteilung der Musiktherapiegruppe nach Musikausbildung ergibt für musikalisch Ausgebildete keine Testunterschiede und für Probanden ohne Musikausbildung tendenzielle Abnahmen im maximalen Tapping-Tempo von Test 1 zu Test 3 ($p =,069$) sowie von Test 2 zu Test 3 ($p =,092$).

Therapieerfolg Die Differenzierung nach therapeutischem Erfolg ergibt im Prä-Post-Vergleich für Probanden mit Therapieerfolg eine tendenzielle Beschleunigung des bevorzugten Tapping-Tempos ($p =,075$). Probanden ohne Therapieerfolg zeigen eine signifikante Beschleunigung im bevorzugten Tapping-Tempo von Test 2 zu Test 3 ($p =,043$) (siehe Abbildung 15.14).

15.6.2. Testunterschiede: Vergleich mit Kontrollgruppen

Während das Tapping-Verhalten für die Musiktherapiegruppe insgesamt zwischen den Messzeitpunkten stabil bleibt, lässt sich bei der klinischen Kontrollgruppe eine signifikante Zunahme im bevorzugten Tapping-Tempo ($p =,035$) sowie ein tendenzieller Anstieg der Regelmäßigkeit des bevorzugten Tappings ($p =,068$) beobachten. Die gesunde Kontrollgruppe zeigt lediglich eine tendenzielle Zunahme der Regelmäßigkeit des maximalen Tappings ($p =,063$).

15.6.3. Gruppenunterschiede: Musikausbildung und Therapieerfolg

Musikausbildung Für die Untergliederung der Testkombination der Musiktherapiegruppe nach Musikausbildung zeigt sich, dass musikalisch Aus-

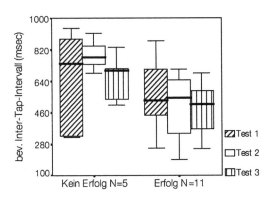

Abbildung 15.14.: Bevorzugte Tapping-Tempi der drei Tests dargestellt für Probanden mit und Probanden ohne Musiktherapie-Erfolg

gebildete im bevorzugten Tapping ($p =, 001$) signifikant und im maximalen Tapping ($p =, 068$) tendenziell niedrigere Tempi aufweisen als Probanden ohne musikalische Ausbildung.

Die Unterschiede im bevorzugten Tapping zeigen sich bei Test 1 ($p =, 052$) tendenziell und bei Test 3 ($p =, 012$) signifikant. Zusätzlich ergibt sich für Test 3 eine tendenziell höhere Regelmäßigkeit im maximalen Tapping ($p =, 074$) der musikalisch Ausgebildeten gegenüber Probanden ohne Musikausbildung.

Therapieerfolg Die Differenzierung der Testkombination nach therapeutischem Erfolg ergibt für erfolgreiche Probanden signifikant höhere bevorzugte ($p =, 003$) und maximale ($p =, 028$) Tapping-Tempi (siehe Abbildung 15.15, oben) sowie eine signifikant höhere Regelmäßigkeit im bevorzugten Tapping gegenüber Probanden ohne Therapieerfolg ($p =, 007$; siehe Abbildung 15.15, unten).

Die Analysen der einzelnen Messzeitpunkte bestätigen die Ergebnisse bezüglich der Regelmäßigkeit des bevorzugten Tappings für Test 1 ($p =, 047$) und Test 2 ($p =, 047$). Die Befunde hinsichtlich des bevorzugten Tapping-Tempos werden für Test 2 ($p =, 003$) und Test 3 ($p =, 062$) bestätigt.

15.6.4. Gruppenunterschiede: Vergleich mit Kontrollgruppen

Das Tapping-Verhalten der Musiktherapiegruppe weicht beim ersten Messzeitpunkt weder signifikant vom Tapping-Verhalten der klinischen noch der

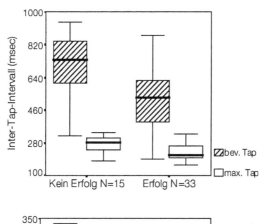

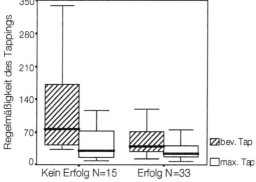

Abbildung 15.15.: Tempo und Regelmäßigkeit des bevorzugten und maximalen
                 Tappings dargestellt für Probanden mit und Probanden ohne
                 Musiktherapie-Erfolg (Testkombination)

gesunden Kontrollgruppe ab. Es ergeben sich lediglich Differenzen zwischen den beiden Kontrollgruppen, wobei die gesunden Probanden signifikant höhere bevorzugte ($p =, 005$) und tendenziell höhere maximale ($p =, 066$) Tapping-Tempi aufweisen als die klinische Kontrollgruppe (siehe Abbildung 15.16).

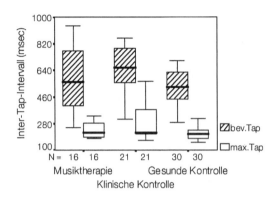

Abbildung 15.16.: Bevorzugte und maximale Tapping-Tempi dargestellt für die Musiktherapiegruppe, die klinische und die gesunde Kontrollgruppe (Test 1)

Beim zweiten Messzeitpunkt ergeben sich für die gesunden Probanden jeweils tendenziell höhere bevorzugte Tapping-Tempi gegenüber der Musiktherapiegruppe ($p =, 074$) und der klinischen Kontrollgruppe ($p =, 075$) sowie eine tendenziell höhere Regelmäßigkeit gegenüber der Musiktherapiegruppe ($p =, 076$). Beim maximalen Tapping erreichen die gesunden Probanden signifikant höhere Geschwindigkeiten als die klinische Kontrollgruppe ($p =, 003$).

15.6.5. Rangkorrelationen: Tapping und verschiedene Variablen

Expressivität Berechnungen anhand der Testkombination der Musiktherapiegruppe ergeben, dass höhere bevorzugte Tapping-Tempi tendenziell mit höheren Werten für FPI-Extraversion ($\tau = -0, 227$; $p =, 089$) und IIP-expressiv ($\tau = -0, 181$; $p =, 070$) zusammenhängen. Höhere Tempi im maximalen Tapping korrelieren signifikant mit höheren Werten für IIP-expressiv ($\tau = -0, 204$; $p =, 042$), aber auch tendenziell mit höheren Werten für FPI-Gehemmtheit ($\tau = -0, 234$; $p =, 074$).

Die Analysen für die einzelnen Erhebungen belegen für Test 1 in der Tendenz den Zusammenhang zwischen maximalem Tapping-Tempo und IIP-expressiv ($\tau = -0,343$; $p =,065$). In Test 3 wird der Zusammenhang zwischen bevorzugtem Tapping-Tempo und FPI-Extraversion bestätigt ($\tau = -0,329$; $p =,093$) und zusätzlich hängt höhere Regelmäßigkeit im bevorzugten Tapping tendenziell mit höheren Werten für FEX-Verhalten zusammen ($\tau = -0,350$; $p =,059$).

Pulsschlag   Sehr eindeutige Ergebnisse lassen sich für die Testkombination bezüglich des Pulsschlages und des Tapping-Verhaltens beobachten (siehe Tabelle 15.8). So führen Probanden mit niedrigerem Pulsschlag (Puls 1 und Puls 2) sowohl das bevorzugte als auch das maximale Tapping in signifikant höherem Tempo und mit signifikant höherer Regelmäßigkeit aus. Diese inversen Zusammenhänge äußern sich in positiven Rangkorrelationskoeffizienten, da höhere Werte beim Tempo eine niedrigere Tapping-Geschwindigkeit bedeuten und ebenfalls höhere Werte für die Regelmäßigkeit als unregelmäßigeres Tapping interpretiert werden.

Diese Zusammenhänge werden anhand der Analyse der einzelnen Messzeitpunkte für das maximale Tapping-Tempo bei allen drei Tests, für die Regelmäßigkeit des maximalen Tapping bei Test 1 und Test 2 und für die Regelmäßigkeit des bevorzugten Tappings für Test 1 bestätigt (vgl. Tabelle 15.9).

Rangkorrelation Testkombination n=48	Tempo des bevorzugten Tappings	Regelmäßigkeit des bevorzugten Tappings	Tempo des maximalen Tappings	Regelmäßigkeit des maximalen Tappings
Pulsschlag vor dem Experiment	$\tau = 0,224$ $p = ,028$	$\tau = 0,288$ $p = ,005$	$\tau = 0,461$ $p = ,000$	$\tau = 0,224$ $p = ,028$
Pulsschlag nach dem Experiment	$\tau = 0,250$ $p = ,014$	$\tau = 0,310$ $p = ,002$	$\tau = 0,420$ $p = ,000$	$\tau = 0,321$ $p = ,002$

Tabelle 15.8.: Zusammenhänge zwischen Tapping-Verhalten und Pulsschlag dargestellt für die Musiktherapiegruppe (Testkombination)

Rangkorrel. Test 1, 2 und 3; n=16	Tempo des bevorzugten Tappings	Regelmäßigkeit des bevorzugten Tappings	Tempo des maximalen Tappings	Regelmäßigkeit des maximalen Tappings
Pulsschlag vor dem Experiment	$\tau_1 = 0{,}256; p_1 = {,}174$ $\tau_2 = 0{,}224; p_2 = {,}237$ $\tau_3 = 0{,}086; p_3 = {,}649$	$\tau_1 = \mathbf{0{,}468}; p_1 = \mathbf{{,}013}$ $\tau_2 = 0{,}283; p_2 = {,}133$ $\tau_3 = 0{,}086; p_3 = {,}649$	$\tau_1 = \mathbf{0{,}570}; p_1 = \mathbf{{,}002}$ $\tau_2 = \mathbf{0{,}431}; p_2 = \mathbf{{,}023}$ $\tau_3 = 0{,}414; p_3 = {,}029$	$\tau_1 = 0{,}230; p_1 = {,}222$ $\tau_2 = \mathbf{0{,}455}; p_2 = \mathbf{{,}016}$ $\tau_3 = 0{,}069; p_3 = {,}716$
Pulsschlag nach dem Experiment	$\tau_1 = 0{,}220; p_1 = {,}240$ $\tau_2 = 0{,}247; p_2 = {,}189$ $\tau_3 = 0{,}203; p_3 = {,}278$	$\tau_1 = \mathbf{0{,}481}; p_1 = \mathbf{{,}010}$ $\tau_2 = 0{,}203; p_2 = {,}278$ $\tau_3 = 0{,}254; p_3 = {,}175$	$\tau_1 = \mathbf{0{,}565}; p_1 = \mathbf{{,}002}$ $\tau_2 = 0{,}264; p_2 = {,}160$ $\tau_3 = \mathbf{0{,}390}; p_3 = \mathbf{{,}037}$	$\tau_1 = \mathbf{0{,}363}; p_1 = {,}052$ $\tau_2 = \mathbf{0{,}576}; p_2 = \mathbf{{,}002}$ $\tau_3 = 0{,}186; p_3 = {,}320$

Tabelle 15.9.: Zusammenhänge zwischen Tapping-Verhalten und Pulsschlag dargestellt für die drei Tests der Musiktherapiegruppe

Schmerzintensität Höhere aktuelle Schmerzintensität (VAS 1) korreliert bei der Testkombination signifikant mit geringerer Regelmäßigkeit im bevorzugten Tapping ($\tau = 0{,}276$; $p = {,}008$).

Dieser Zusammenhang ergibt sich entsprechend bei Test 2 ($\tau = 0{,}581$; $p = {,}002$), und bei Test 1 hängen höhere Schmerzen der letzten Tage (VAS 2) tendenziell mit geringerer Regelmäßigkeit im maximalen Tapping zusammen ($\tau = 0{,}345$; $p = {,}069$).

Musikalische Ansprechbarkeit Zusammenhangsberechnungen anhand der Testkombination zeigen eine signifikante Rangkorrelation zwischen einer höheren musikalischen Ansprechbarkeit (FUM) und einem niedrigeren bevorzugten Tapping-Tempo ($\tau = 0{,}224$; $p = {,}029$).

Dieser Zusammenhang findet sich in der Tendenz bei Test 1 ($\tau = 0{,}323$; $p = {,}091$) und Test 3 ($\tau = 0{,}352$; $p = {,}063$), während bei Test 2 eine höhere musikalische Ansprechbarkeit tendenziell mit einer höheren Regelmäßigkeit im bevorzugten Tapping ($\tau = -0{,}349$; $p = {,}064$) und einem höheren maximalen Tapping-Tempo korreliert ($\tau = -0{,}316$; $p = {,}094$).

Zusammenfassung Insgesamt zeigt sich, dass die Aufgabe zum Fingertapping keine rein motorische Übung ist, die unabhängig von anderen Faktoren bewältigt wird. So hat sich beispielsweise für das bevorzugte Tapping-Tempo ergeben, dass höhere Tapping-Geschwindigkeiten mit höherer Expressivität und niedrigerem Pulsschlag einhergehen, während höhere Werte für musikalische Ansprechbarkeit (analog zur musikalischen Ausbildung) mit langsamerem bevorzugten Tapping zusammenhängen.

15.7. Fazit: Musiktherapiegruppe und Vergleich mit Kontrollgruppen

In Tabelle 15.10 sind die wesentlichen Ergebnisse aus der Analyse der Musiktherapiegruppe bezüglich der Gruppenunterschiede und in Tabelle 15.11 bezüglich der Veränderungen im Therapieverlauf (Testunterschiede) schematisch zusammengefasst. Die folgenden Ausführungen erläutern die Befunde für die einzelnen Variablen.

Ergebnisse II: Gruppenvergleiche für Musiktherapiegruppe	Musikausbildung vs Keine Musikausbildung	Therapieerfolg vs Kein Therapieerfolg
Psychologische Expressivität	>	<
Flexibilität in Tempoperformance	>	(>)
Tempo (T) und Regelmäßigkeit (R) im Tapping-Verhalten	T <	T > R >

Tabelle 15.10.: Zusammenfassung der Gruppenunterschiede für die Musiktherapiegruppe

Expressivität Im Kontext des „Heidelberger Modells" zur musiktherapeutischen Behandlung von Patienten mit chronischen Schmerzen ist der Befund höchst unerwartet, dass Probanden ohne Therapieerfolg auf dem Fragebogen zum expressiven Verhalten (FEX) höhere Werte erzielen als Probanden mit erfolgreichem Therapieverlauf. Erklärungen der behandelnden Musiktherapeuten gehen in die Richtung, dass die sehr hohe Bewertung des eigenen expressiven Verhaltens bei den erfolglosen Probanden Ausdruck einer

Ergebnisse II: Testvergleiche für Musiktherapiegruppe	Gesamt-gruppe	Musik-ausbildung	Keine Musik-ausbildung	Therapie-erfolg	Kein Therapie-erfolg
Psychologische Expressivität	=	(<)	=	(<)	(>)
Flexibilität in Tempo-performance	<	<	(<)	(<)	<
Tempo (T) und Regelmäßigkeit (R) im Tapping-Verhalten	=	=	T (>)	T (<)	T <

Tabelle 15.11.: Zusammenfassung der Testunterschiede für die Musiktherapie-gruppe

mangelnden Selbsteinschätzung ist. Die beobachtbare Minderung der Werte für expressives Verhalten im Verlauf der Musiktherapie sollte entsprechend bei den Probanden ohne Therapieerfolg zumindest als therapeutischer Teilerfolg betrachtet werden, da eine realistischere Selbsteinschätzung erlangt wird. Diese Erklärung erscheint zwar sinnfällig, ist jedoch nicht gänzlich befriedigend, da sämtliche Erhebungen zur psychologischen Expressivität mittels Selbstbeurteilung durchgeführt werden und somit in Frage gestellt wären. Im Methodik-Teil (vgl. Abschnitt 9.1.1) wird aber darauf hingewiesen, dass sich auch beim FEX Selbst- und Fremdbeobachtungen zumindest bei gesunden Probanden entsprechen. Gestützt wird die Annahme der Musiktherapeuten jedoch durch die Tatsache, dass der Fragebogen zum expressiven Verhalten (FEX) das einzige Messinstrument ist, das direkt nach konkreten expressiven Verhaltensweisen fragt und somit anfälliger für „wunschgemäßes" Ankreuzverhalten sein könnte. Möglicherweise sind nun wiederum Schmerzpatienten, die generell zu einer somatischen Erklärung für ihre Schmerzen tendieren und psychologischen Faktoren zunächst ablehnend gegenüber stehen, eher anfällig für wunschgemäßes Ankreuzverhalten. Dass sich solch ein Ankreuzverhalten jedoch nur bei Probanden zeigt, deren musiktherapeutische Behandlung nicht als Erfolg beurteilt wird, deutet vermutlich auf eine mangelnde Therapiemotivation und Compliance vonseiten der Probanden hin.

Ebenfalls unerwartet ist der Befund, dass bei den Expressivitäts-Variablen kaum statistisch bedeutsame Veränderungen im Verlauf der Musiktherapie festzustellen sind. Lediglich Probanden mit Musikausbildung, die generell eine höhere Expressivität aufweisen als Probanden ohne Musikausbildung, äußern zum Abschluss der Therapie stärkere interpersonale Probleme durch „zu expressives" Auftreten als zum Therapie-Beginn. Die geringen Veränderungen in Bezug auf Expressivität sind insofern erstaunlich, als dass das musiktherapeutische Behandlungsmodell explizit über einen Anstieg an Expressivität den schmerztherapeutischen Erfolg zu erreichen sucht. Bei der Analyse der Variablen zur Expressivität muss jedoch berücksichtigt werden, dass Verfahren zur Prüfung von statistisch signifikanten Unterschieden, die für den vorliegenden musikpsychologischen Kontext von hinreichender Bedeutung sind, nicht notwendigerweise die klinische Relevanz von Messergebnissen widerspiegeln. Ein Hinweis auf die Notwendigkeit des Einsatzes alternativer statistischer Verfahren im Rahmen von Psychotherapieforschung ergibt sich aus dem Befund, dass vor allem Schmerzpatienten mit erfolgreich verlaufener Musiktherapie sich zum Therapie-Abschluss expressiver einschätzen als zum Beginn der Musiktherapie, allerdings nicht mit statistischer Signifikanz.

Der Vergleich mit den Kontrollgruppen hat gezeigt, dass sich bei den Persönlichkeits-Skalen FPI und IIP keine Differenzen zwischen den Schmerzpatienten und den gesunden Probanden ergeben. Somit kann die Annahme einer typischen „Schmerzpersönlichkeit" nicht durch die vorliegenden Daten gestützt werden. Unterschiede zeigen sich jedoch in Bezug auf die Selbsteinschätzung des expressiven Verhaltens, wobei Schmerzpatienten ohne Musiktherapie (klinische Kontrollgruppe) signifikant geringere Werte erreichen als gesunde Probanden. Die Werte der Musiktherapiegruppe liegen im Mittel zwischen denen der Kontrollgruppen, was darauf hinweist, dass durch das musiktherapeutische Auswahlverfahren eher Schmerzpatienten mit einer höheren Selbsteinschätzung des expressiven Verhaltens musiktherapeutische Behandlung erhalten. Die Musiktherapiegruppe stellt somit eine besondere Gruppe innerhalb der Gruppe der Schmerzpatienten dar. Die klinische Kontrollgruppe kann hingegen als eine Art Norm für Schmerzpatienten angesehen werden, da diese Probanden zufällig nach Aufnahme im Schmerzzentrum rekrutiert wurden, bevor überhaupt in Erwägung gezogen wurde, sie in das Auswahlverfahren zur Musiktherapie einzubeziehen. Die Annahme einer „gehemmten Expressivität" lässt sich somit für Schmerzpatienten generell zwar nicht in Hinblick auf Persönlichkeitsmerkmale, wohl aber bezüglich des expressiven Verhaltens unterstützen.

Tempoperformance   Die Analyse der musikalischen Aktivität der Musiktherapiegruppe hat gezeigt, dass die Probanden beim Abschluss der Musiktherapie eine flexiblere Tempoperformance zeigen als zum Therapiebeginn. Diese Flexibilisierung im Umgang mit musikalischen Tempoänderungen zeigt sich deutlicher bei Probanden, die eine musikalische Ausbildung erfahren haben. Vor Beginn der Musiktherapie zeigen diese Probanden eine stärkere Anschlagsintensität und ansonsten eine nach Augenschein generell flexiblere Tempoperformance gegenüber Probanden ohne Musikausbildung, die sie im Therapieverlauf zudem in einem größeren Ausmaß steigern.

Bei der Einteilung der Musiktherapiegruppe nach therapeutischem Erfolg zeigt sich erstaunlicherweise, dass eine statistisch signifikante Flexibilisierung der Tempoperformance lediglich bei Probanden zu beobachten ist, deren musiktherapeutische Entwicklung nicht als Erfolg eingestuft wird. Allerdings erreichen diese erfolglosen Probanden durch ihre musikalischen Veränderungen nicht ein signifikant höheres Ausmaß an Flexibilität als erfolgreiche Probanden. Die insgesamt jedoch wenigen Unterschiede in der Tempoperformance zwischen den Erfolgsgruppen lassen sich vermutlich dadurch erklären, dass 60% der Probanden ohne Therapieerfolg und nur 45% der Probanden mit Therapieerfolg eine musikalische Ausbildung erfahren haben. Somit fällt die generell flexiblere Tempoperformance von musikalisch Ausgebildeten bei den erfolglosen Probanden stärker ins Gewicht als bei den erfolgreichen.

Statistisch relevante Veränderungen der musikalischen Aktivität ergeben sich für den Prä-Post-Vergleich, jedoch nicht schon vom ersten zum zweiten Messzeitpunkt. Dies deutet daraufhin, dass die Veränderungen des musikalischen Verhaltens nicht durch einen stark ausgeprägten Gewöhnungseffekt an das experimentelle Setting zu erklären sind. Dies ist insofern ungewöhnlich, als dass die Probanden zum zweiten Messzeitpunkt schon zehn therapeutische Sitzungen erhalten und damit auch Übung im Umgang mit Musikinstrumenten sowie dem gemeinsamen Musizieren erworben haben. Diese Annahme wird durch den Testvergleich der klinischen Kontrollgruppe gestützt, die ebenfalls keine statistisch relevanten Veränderungen von Test 1 zu Test 2 aufweist. Lediglich bei gesunden Probanden ist ein verändertes Verhalten beim zweiten Test zur Tempoflexibilität festzustellen, welches allerdings eher in Richtung einer Abnahme an Flexibilität weist.

Als eine Möglichkeit für diese Differenz sollte die Beobachtung erwähnt werden, dass die gesunden Probanden beim zweiten Messzeitpunkt weniger motiviert und engagiert wirkten als beim ersten, während die Schmerzpatienten die verschiedenen Testdurchläufe äußerlich jeweils mit derselben Konzentration und Aufmerksamkeit durchgeführt haben. Vielfach haben die Schmerzpatienten sich im Anschluss an das Experiment bedankt, da sie vermutlich das Gefühl hatten, durch das experimentelle Setting selbst und die notwendigerweise damit verbundene Zuwendung in ihrem Schmerzleiden ernst genommen zu werden und durch ihre experimentelle Performance zur Erforschung von Schmerzerkrankung und -therapie beitragen zu können. Somit sind unterschiedliche Motivationslagen zwischen den gesunden und den klinischen Probanden nicht auszuschließen, was sich nach dem Wegfall von Interesse und Anspannung der ungewohnten experimentellen Situation gegenüber bei den gesunden Probanden vermutlich beim zweiten Messzeitpunkt in der Tempoperformance niederschlägt. Möglicherweise haben die gesunden Probanden somit am zweiten Testdurchlauf mit weniger Engagement teilgenommen als beim ersten und sich entsprechend vermehrt zu einem schlichten Mitschlagen der Zählzeiten entschlossen im Gegensatz zur musikalisch aufwendigeren Aufnahme der gehörten rhythmischen Bewegung. Insgesamt weisen die gesunden Probanden jedoch eine flexiblere Tempoperformance auf als die Schmerzpatienten, wobei dieser Unterschied nur gegenüber der klinischen Kontrollgruppe statistische Signifikanz erreicht. Wie schon bei den Variablen zur Expressivität deutet diese Beobachtung darauf hin, dass Schmerzpatienten, die für eine musiktherapeutische Behandlung ausgewählt werden, eine Sondergruppe darstellen und flexibler mit musikalischen Tempoänderungen umgehen als die übrigen Schmerzpatienten.

Der Vergleich der Tempoperformance von Musiktherapiepatienten mit kategorial unterschiedlich ausgeprägter musikalischer Ansprechbarkeit und Expressivität hat ergeben, dass generell höhere musikalische Ansprechbarkeit sowie höhere Expressivität eine flexiblere Tempoperformance begünstigen. Das präzise Timing der musikalischen Synchronisation mit dem Stimulus scheint hingegen eher durch eine geringer ausgeprägte Expressivität befördert zu werden.

Zusammenhänge mit Tempoperformance Die Tabellen 15.12 und 15.13 fassen die wesentlichen Befunde der Rangkorrelationsberechnungen für die Musiktherapiegruppe zusammen. Wie schon bei der Analyse der Tempoperformance nach kategorisierten Expressivitäts-Variablen beobachtet, verlaufen die Zusammenhänge zwischen musikalischer Tempoperformance und psychologischer Expressivität für die Musiktherapiegruppe deutlich im Sinne der positiv formulierten Alternativhypothese, wobei auch die Beobachtung unterstützt wird, dass höhere Expressivität für das genaue Timing der Synchronisation mit dem Stimulus eher hinderlich ist. Bei Probanden mit musikalischer Ausbildung zeigen sich die erwarteten psycho-musikalischen Zusammenhänge deutlicher als bei Probanden ohne Musikausbildung. Mar-

Ergebnisse II: Psycho-musikalische Zusammenhänge	Musiktherapiegruppe
Gesamtgruppe	+
Musikausbildung	+
Keine Musikausbildung	+
Therapieerfolg	++
Kein Therapieerfolg	+/−

Tabelle 15.12.: Zusammenfassung der Zusammenhänge zwischen Flexibilität in musikalischer Tempoperformance und psychologischer Expressivität für die Musiktherapiegruppe

Ergebnisse II: Verschiede Zusammenhänge für Musiktherapiegruppe	Flexibilität in Tempoperformance	Tempo (T) und Regelmäßigkeit (R) im Tapping-Verhalten
Psychologische Expressivität	+	T +
Pulsfrequenz	(−)	T − R −
Schmerzintensität	(−)	R −
Musikalische Ansprechbarkeit	+	T −
Tempo (T) und Regelmäßigkeit (R) im Tapping-Verhalten	R +	

Tabelle 15.13.: Zusammenfassung der Zusammenhänge zwischen musikalischer Tempoperformance, Tapping-Verhalten und verschiedenen Variablen für die Musiktherapiegruppe

kante Differenzen ergeben sich hinsichtlich der Unterscheidung nach therapeutischem Erfolg, wobei erfolgreiche Patienten sehr deutlich die erwarteten psycho-musikalischen Zusammenhänge zeigen und erfolglose Patienten zum Teil unerwartete. Da die enge positive Beziehung zwischen Tempoperformance und Expressivität bei Musiktherapie-Probanden generell und im besonderen Maße bei Probanden mit Therapieerfolg schon vor Beginn der Musiktherapie aufzufinden ist, bedeutet dies, dass durch das musiktherapeutische Aufnahmeverfahren diejenigen Schmerzpatienten ausgewählt werden, die eine positive Beziehung zwischen musikalischer Aktivität und psychologischer Expressivität bereits herzustellen imstande sind. Möglicherweise kann somit die Stärke dieses Zusammenhangs prä Therapie zu einer Prognose hinsichtlich des zu erwartenden therapeutischen Erfolgs verhelfen. Die Begünstigung des psycho-musikalischen Zusammenhangs durch musikalische Ausbildung scheint diesen Befund nicht bedeutend zu beeinflussen. Gewisse Kenntnisse im Umgang mit Musikinstrumenten und Musizieren erhöhen zwar die Voraussetzungen für eine musiktherapeutische Behandlung, sind jedoch kein Garant für einen erfolgreichen Therapieverlauf.

Die psycho-musikalischen Zusammenhänge der Musiktherapiegruppe entsprechen zum ersten Messzeitpunkt gegenüber den beiden Kontrollgruppen am deutlichsten den Erwartungen, während sich vor allem bei der klinischen Kontrollgruppe entgegengesetzte Zusammenhänge zeigen. Das „Heidelberger Modell" fordert explizit als Voraussetzung für eine musiktherapeutische Behandlung die Bevorzugung eines nonverbalen (musikalischen) Emotionsausdrucks gegenüber einem verbalen sowie eine emotionale Ansprechbarkeit durch Musik (vgl. Seite 56). Aus den Zusammenhangsberechnungen lässt sich vermutlich ableiten, dass das Auswahlverfahren in dieser Hinsicht zuverlässig ist. Zudem unterstreichen die Analysen die Notwendigkeit der geforderten psycho-musikalischen Voraussetzungen für einen erfolgreichen Therapieverlauf, da sich eine besonders enge positive Beziehung zwischen den musikalischen und psychologischen Variablen bei Probanden zeigt, deren Musiktherapie als Erfolg bewertet wird.

Die musikalische Tempoperformance selbst hängt jedoch nur in geringem Ausmaß mit jenen Variablen zusammen, nach denen die musiktherapeutische Behandlung als erfolgreich oder erfolglos beurteilt wird. Schmerzstärke, affektive Schmerzempfindung und psychologische Belastungen stehen fast aussschließlich mit der Anschlagsintensität in Beziehung, wobei erfolgreiche Probanden einen festeren Anschlag beim Musizieren zeigen. Die Stärke des Anschlags scheint somit von den verschiedenen musikalischen Variablen am unmittelbarsten die psychische und physische Befindlichkeit der Schmerzpatienten in Bezug auf ihre Schmerzen widerzuspiegeln.

Da sich keine nennenswerten Rangkorrelationen zwischen Tempoperformance und Pulsschlag ergeben, scheint das Verhalten beim musikalischen Experiment nicht in besonderem Ausmaß durch Nervosität und Aufregung (als deren Ausdruck der Pulsschlag gedeutet werden kann) gestört zu werden. Hingegen scheint eine höhere Selbsteinschätzung der emotionalen Offenheit gegenüber Musik (höhere musikalische Ansprechbarkeit) nicht nur positiv mit der Flexibilität in der Tempoperformance zusammenzuhängen, sondern auch mit der Stärke der präzisen zeitlichen Synchronisation mit dem Stimulus. Vermutlich fällt es Probanden mit höherer musikalischer Ansprechbarkeit leichter, sich im musikalischen Material rasch zu orientieren, so dass sie mit größerer Gelassenheit auf den Stimulus reagieren können und ihnen mehr Kapazität zum präzisen Timing ihrer musikalischen Aktivität zur Verfügung steht.

Die Zusammenhänge zwischen der musikalischen Tempoperformance und dem Tapping-Verhalten ergeben vor allem in Bezug auf die Regelmäßigkeit des Tappings einheitliche Ergebnisse, nach denen Probanden mit einer regelmäßigeren Tapping-Performance eine generell flexiblere Tempoperformance zeigen. Eine hohe Regelmäßigkeit beim Tapping-Verhalten bietet vermutlich einen Hinweis auf ein recht gutes Empfinden für zeitliche Strukturierung. Dies könnte sich wiederum positiv auf die Tempoperformance auswirken, da ein stabiles Zeitempfinden vermutlich die Internalisierung des metrischen Tempos und die Hinwendung zur Adaption der rhythmischen Aktivität des Stimulus befördert.

Tapping Die Analysen zum Fingertapping zeigen, dass die Musiktherapiegruppe insgesamt ein recht stabiles Tapping-Verhalten im Verlauf der Musiktherapie aufweist. Die Einteilung nach Therapieerfolg deutet jedoch sowohl für die erfolgreichen als auch die erfolglosen Probanden auf einen Anstieg des bevorzugten Tapping-Tempos hin. Allerdings erreichen erfolglose Probanden nicht den höheren Tempobereich der erfolgreichen Probanden. Eine Beschleunigung des bevorzugten Tapping-Tempos zeigt sich auch bei der klinischen Kontrollgruppe, während die gesunde Kontrollgruppe keine bedeutsamen Veränderungen im Tapping-Verhalten aufweist. Da die klinische Kontrollgruppe zum ersten Messzeitpunkt signifikant niedrigere Tempi im bevorzugten Tapping zeigt als die gesunden Probanden, findet beim zweiten Testdurchlauf somit bei den Schmerzpatienten eine Annäherung an die höheren Tempi der gesunden Kontrollgruppe statt.

Innerhalb der Musiktherapiegruppe scheint eine musikalische Ausbildung vor allem niedrigere Tapping-Tempi zu begünstigen, während Probanden mit Therapieerfolg generell höhere Tapping-Tempi und eine höhere Regelmäßigkeit im Tapping-Verhalten zeigen als Probanden ohne Therapieerfolg. Die Regelmäßigkeit im bevorzugten Tapping differiert zwischen den Erfolgsgruppen statistisch relevant schon zum ersten Messzeitpunkt, das bevorzugte Tapping-Tempo jedoch erst im Verlauf der Musiktherapie. Auf die Gefahr hin, die Tapping-Daten zu sehr zu strapazieren, kann vermutet werden, dass die gestiegenen Tempi im bevorzugten Tapping Ausdruck von gestiegenen „inneren Tempi" sind, welche eher den „inneren Tempi" von gesunden Probanden entsprechen. Da im Kontext von chronischer Schmerzerkrankung Depression als häufig beobachtete Komorbidität gilt und ein enger Zusammenhang von Depression und psychophysischer Retardierung und Antriebsschwäche besteht, können gestiegene Tapping-Tempi möglicherweise als Ausdruck einer durch die musiktherapeutische Behandlung zunehmenden Aktivierung gedeutet werden. Diese Annahme wird durch die beobachteten höheren Tapping-Tempi der expressiveren Probanden bekräftigt, da Expressivität und Extraversion ebenfalls auf ein höheres Antriebs- und Aktivitätsniveau zu verweisen scheinen. Der Anstieg im bevorzugten Tapping-Tempo kann jedoch nicht allein als Ergebnis der Musiktherapie betrachtet werden, da auch die klinische Kontrollgruppe eine Zunahme der bevorzugten Tapping-Geschwindigkeiten zeigt. Vermutlich deutet die Ergebnislage darauf hin, dass eine therapeutische Zuwendung, die die Schmerzpatienten entweder nur von ärztlicher oder zusätzlich von musiktherapeutischer Seite erfahren, sich generell positiv auf das „innere Tempo" bzw. das allgemeine Aktivitätsniveau auswirkt, da depressive Verstimmungen aufgrund von neuer Hoffnung auf Heilung und Empathie sowie durch den Abbau des Gefühls von Kontrollverlust gegenüber der Schmerzerkrankung eingeschränkt werden können.

Eine höhere musikalische Ansprechbarkeit ist – analog zur Musikausbildung – mit niedrigeren bevorzugten Tapping-Tempi korreliert. Zudem hat sich ergeben, dass Probanden mit geringeren Schmerzen die Tapping-Aufgaben mit höherer Regelmäßigkeit ausführen, doch führt die Schmerzintensität zu keiner Differenzierung des bevorzugten Tapping-Tempos. Vor allem aber haben sich vielfältige Beziehungen des Tapping-Verhaltens zum Pulsschlag ergeben, nach denen generell ein niedrigerer Pulsschlag mit schnellerem und regelmäßigerem Tapping-Verhalten zusammenhängt. Das bevorzugte Tapping-Tempo und der Pulsschlag stehen somit nicht in einem identischen Verhältnis zu einem möglichen internen Zeitgeber. Obgleich die Probanden vor der Pulsmessung jeweils eine Ruhephase hatten, ist jedoch nicht auszuschließen, dass die Pulsfrequenz durch Aufregung und Nervosität vor und während der experimentellen Situation beeinflusst wird. Möglicherweise gilt dies nicht im gleichen Ausmaß für das bevorzugte Tapping-Tempo, das vermutlich auf ein „inneres Tempo" verweist, welches wiederum als relativ stabil und erst durch längerfristige psychologische Prozesse (z.B. ausgelöst durch Musiktherapie) beeinflussbar angesehen werden sollte.

16. Ergebnisse III: Timing, Tempo, Tapping

Zum Abschluss der Ergebnisdarstellung werden Analysen beschrieben, die die Beziehungen zwischen den musikalischen Timing-Maßen, dem Stimulus-Tempo und dem Tapping-Verhalten detaillierter betreffen. Zum einen wird die Frage verfolgt, ob die zeitliche Präzision der musikalischen Aktivität der Probanden bei bestimmten Stimulus-Tempi besser gelingt oder aber bei unterschiedlichen Tempi des Stimulus gleich gut ausfällt. Zum anderen interessiert, inwieweit die Stimulus-Tempi, bei denen die Probanden ihre jeweils höchsten Timing-Werte erreichen, sowie die Dauern der musizierten Perioden im Zusammenhang mit dem Tapping-Verhalten stehen.

Die Analysen beider Fragestellungen erfolgen anhand von jenen zwölf Zehn-Sekunden-Zeitfenstern, auf deren Grundlage die Timing-Maße berechnet wurden (vgl. Abschnitt 8.3.3). Die betreffenden Zeitfenster sind in Abbildung 16.1 durch Pfeile markiert.

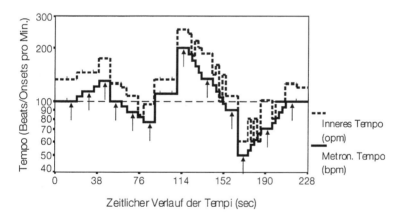

Abbildung 16.1.: Tempokurve des Stimulus mit Markierung der zwölf berücksichtigten Zehn-Sekunden-Zeitfenster

Diese Beschränkung auf die langen Zeitfenster geschieht mit der Begründung, dass die Probanden bei diesen Zeitfenstern mehr Zeit haben, sich auf das jeweilige metronomische Stimulus-Tempo einzustellen und somit vermutlich mit dem geringsten Leistungsverlust aufgrund von metrischer Orientierungslosigkeit bzw. Neuorientierung gerechnet werden kann.

Die Analysen werden differenziert nach der Musiktherapiegruppe, der klinischen und der gesunden Kontrollgruppe durchgeführt, wobei für jede Untersuchungsgruppe die verschiedenen Messzeitpunkte kombiniert werden. Für die Musiktherapiegruppe gehen somit drei Tests und für die beiden Kontrollgruppe jeweils zwei Tests in die Berechnungen ein.

16.1. Zusammenhänge zwischen Timing-Maßen und Stimulus-Tempo

Zur Analyse der Beziehung zwischen musikalischer Timing-Performance und Stimulus-Tempo dienen die musikalischen Timing-Maße *Synchro, Structure, Period* und *Phase*. Es werden für jedes der zwölf berücksichtigten Zeitfenster und für jeden Messzeitpunkt die Werte dieser vier Timing-Maße über die Probanden einer Stichprobe gemittelt. Dadurch liegen für jedes der zwölf Zeitfenster mittlere Angaben der vier Timing-Maße für jeden Test vor. Diese mittleren Angaben pro Test werden nun für jede Stichprobe kombiniert, so dass für die Musiktherapiegruppe insgesamt 36 Fälle eingehen (3 Tests mit jeweils 12 Angaben) und für die beiden Kontrollgruppen jeweils 24 Fälle (2 Tests mit jeweils 12 Angaben).

Diese Verteilungen weichen für keine der drei Untersuchungsgruppen signifikant von der Normalverteilung ab. Da es sich zudem ausschließlich um Intervallskalen handelt, kommen parametrische Verfahren zur Anwendung (Korrelation nach Pearson, Regression). Die mittleren Timing-Werte pro Zeitfenster werden in Beziehung zum metronomischen Tempo des jeweiligen Zeitfensters gesetzt (Angaben als Inter-Beat-Intervall, IBI in Millisekunden).

Asynchronizität Das Timing-Maß *Phase* bedarf einer Anmerkung, da es neben dem Wert Null, der für die exakte musikalische Synchronisation mit dem Stimulus steht, positive und negative Werte annehmen kann. Positive Werte werden als positive Asynchronizität bezeichnet und beschreiben ein Anschlagsverhalten, bei dem die Probanden systematisch nach den Stimulus-Onsets anschlagen (Reaktion auf den Stimulus). Negative Werte hingegen werden als negative Asynchronizität bezeichnet und beschreiben die systematische Vorwegnahme der Stimulus-Onsets durch die musikalische Aktivität der Probanden (Antizipation des Stimulus). Bei den folgenden Berechnungen wird jedoch auf eine Differenzierung nach positiver und negativer Asynchronizität verzichtet, da die durchschnittlichen Werte für

Phase bei allen drei Untersuchungsgruppen im negativen Bereich liegen, wie Abbildung 16.2 verdeutlicht. Zudem geht aus Tabelle 16.1 hervor, dass im Mittel nur ein Drittel der Probanden positive Asynchronizitäten aufweisen, während über die Hälfte der Probanden negative Asynchronizitäten zeigen. Sowohl die positiven als auch die negativen Asynchronizitäten ergeben eine durchschnittliche Phasenverschiebung gegenüber dem Stimulus von etwas über 40 Millisekunden. Aufgrund des Analyseverfahrens muss mit einer Ungenauigkeit der Angaben von bis zu fünf Millisekunden gerechnet werden, was dennoch zu einer recht hohen zeitlichen Präzision der musikalischen Aktivität der Probanden in Bezug auf den Stimulus führt.

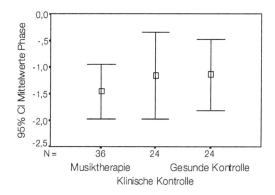

Abbildung 16.2.: Mittlere Werte für *Phase* dargestellt für die Musiktherapiegruppe, die klinische und die gesunde Kontrollgruppe (Testkombinationen)

Korrelation Für alle drei Stichproben zeigt sich, dass ein signifikanter linearer Zusammenhang zwischen Stimulus-Tempo und *Period* besteht (siehe Abbildung 16.3, oben). Bei höheren Stimulus-Tempi bilden die Probanden in ihrer musikalischen Aktivität kürzere Periodendauern. Dies bedeutet, dass die Probanden die Dauern ihrer periodisch wiederkehrenden Aktivitäten tatsächlich in Relation zum jeweiligen Stimulus-Tempo verändern und nicht unabhängig davon in einem beispielsweise mittleren Tempo musizieren.

Regression Die Analyse nach nicht-linearen Beziehungen zwischen den Timing-Maßen und dem Stimulus-Tempo ergibt einheitliche signifikante Ergebnisse.

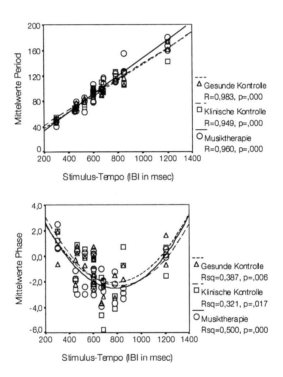

Abbildung 16.3.: Zusammenhang zwischen *Period* bzw. *Phase* und Stimulus-Tempo dargestellt für die Musiktherapiegruppe, die klinische und die gesunde Kontrollgruppe (Mittelwerte pro Test)

Mittelwerte für Phase	Musiktherapie-gruppe (3 Tests)	Klinische Kontrollgruppe (2 Tests)	Gesunde Kontrollgruppe (2 Tests)	Gesamt-Mittel
Negative Asynchronizität (insg. 56,7% der Probanden)	−4,39 +/−0,75 (−43,9 msec)	−4,46 +/−1,14 (−44,6 msec)	−4,65 +/−0,83 (−46,5 msec)	−4,50 +/−0,90 (−45,0 msec)
Positive Asynchronizität (insg. 31,0% der Probanden)	4,27 +/−1,34 (42,7 msec)	4,37 +/−1,28 (43,7 msec)	4,54 +/−1,27 (45,4 msec)	4,39 +/−1,26 (43,9 msec)
Mittlere Asynchronizität	−1,38 +/−1,30 (−13,8 msec)	−1,16 +/−1,78 (−11,6 msec)	−1,14 +/−1,42 (−11,4 msec)	−1,23 +/−1,47 (−12,3 msec)

Tabelle 16.1.: Mittlere Asynchronizitäten und Streuung dargestellt für die Musiktherapiegruppe, die klinische und die gesunde Kontrollgruppe

Für *Phase* zeigt sich bei allen drei Stichproben eine U-förmige Beziehung zum Stimulus-Tempo (siehe Abbildung 16.3, unten), wonach die Probanden bei einem mittleren Stimulus-Tempo die stärkste Ausprägung der negativen Asynchronizität zeigen, während niedrigere und höhere Stimulus-Tempi zu geringeren Antizipationen der Stimulus-Onsets bzw. zu positiven Asynchronizitäten, also Reaktionen auf die Stimulus-Onsets führen.

Abbildung 16.4 (oben) zeigt für alle drei Untersuchungsgruppen inverse U-förmige Zusammenhänge zwischen *Synchro* und Stimulus-Tempo. Bei einem mittleren Stimulus-Tempo (IBI um 600 msec) ist die Synchronisation mit dem Stimulus durchschnittlich am stärksten ausgeprägt, während sie für niedrigere und höhere Stimulus-Tempi geringer ausfällt.

Die gleiche Beziehung kann schwächer ausgeprägt auch zwischen *Structure* und Stimulus-Tempo beobachtet werden, wobei erneut die stärkste innere Strukturiertheit der musikalischen Aktivität der Probanden bei einem mittleren Stimulus-Tempo zu beobachten ist (siehe Abbildung 16.4, unten). Für die Testkombination der Musiktherapiegruppe zeigt sich jedoch eine große Streuung der Daten und somit nur ein tendenzieller Zusammenhang.

Zusammenfassung   Die Timing-Maße zeigen signifikante Beziehungen zum Tempo des Stimulus, die zwischen der Musiktherapiegruppe und den beiden Kontrollgruppe einheitlich ausfallen. Es kann bestätigt werden, dass die

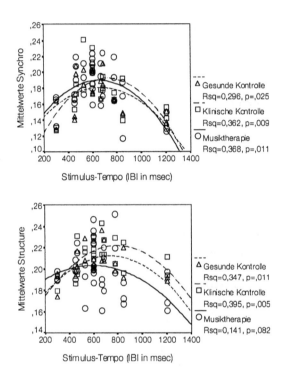

Abbildung 16.4.: Zusammenhang zwischen *Synchro* bzw. *Structure* und Stimulus-
Tempo dargestellt für die Musiktherapiegruppe, die klinische
und die gesunde Kontrollgruppe (Mittelwerte pro Test)

Probanden nicht in ein rein motorisches Bewegungsmuster beim Musizieren auf der elektronischen Trommel verfallen, sondern tatsächlich die Länge der periodisch wiederkehrenden Ereignisse linear zu den Periodizitäten des Stimulus ändern. Dennoch scheint es einen mittleren Tempobereich zu geben, der die Stärke der Synchronisation und die Antizipation der musikalischen Ereignisse begünstigt. Dieser mittlere Tempobereich liegt bei einem Inter-Beat-Intervall um 600 bis 700 Millisekunden.

16.2. Zusammenhänge zwischen Timing, Tempo und Tapping

Die Frage nach der Beziehung zwischen Regelmäßigkeit und Geschwindigkeit des Tapping-Verhaltens und der musikalischen Aktivität der Probanden wird anhand der Timing-Maße *Synchro*, *Structure* und *Period* analysiert. Für jeden Probanden wird pro Messzeitpunkt ermittelt, bei welchem der zwölf berücksichtigten Zeitfenster jeweils das Maximum bei diesen Timing-Maßen erlangt wird. Das Stimulus-Tempo der Zeitfenster mit den jeweils maximalen Werten wird dann als IBI-Angabe in Millisekunden in Beziehung zu den Variablen des Tapping-Verhaltens gesetzt.

Erneut werden die Angaben der verschiedenen Tests kombiniert, so dass die Datei der Musiktherapiegruppe aus 48 Fällen besteht (16 Probanden mit jeweils drei Tests), die Datei der klinischen Kontrollgruppe aus 42 Fällen (21 Probanden mit jeweils zwei Tests) und die Datei der gesunden Kontrollgruppe aus 60 Fällen (30 Probanden mit jeweils zwei Tests).

Die Prüfung auf Normalverteilung ergibt für alle drei Untersuchungsgruppen signifikante Abweichungen verschiedener Verteilungen von der Normalverteilung, so dass trotz metrischem Skalenniveau die Zusammenhänge mittels nonparametrischem Verfahren (Kendall Rangkorrelation) ermittelt werden.

Stimulus-Tempo mit Timing-Optimum Die Boxplots in Abbildung 16.5 bestätigen die Aussage von Seite 207, dass die höchsten Werte für die Timing-Maße *Synchro* und *Structure* durchschnittlich bei einem mittleren Stimulus-Tempo erreicht werden. Dennoch stellt sich die Frage, ob für den einzelnen Probanden das Stimulus-Tempo mit der optimalen Timing-Performance im Zusammenhang mit dem Tapping-Verhalten, vor allem dem bevorzugten Tapping-Tempo steht.

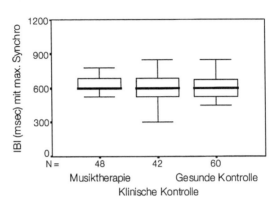

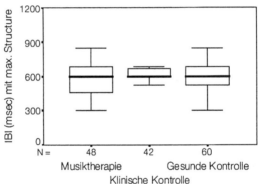

Abbildung 16.5.: Stimulus-Tempi mit *Synchro-* bzw. *Structure*-Maximum dargestellt für die Musiktherapiegruppe, die klinische und die gesunde
Kontrollgruppe (Testkombinationen)

Rangkorrelation   Insgesamt ergeben sich wenige, für die Musiktherapiegruppe jedoch statistisch bedeutsame Rangkorrelationen. So zeigt sich für die kombinierten Tests der Musiktherapiegruppe eine schwache, aber signifikante Rangkorrelation zwischen dem bevorzugten Tapping-Tempo und dem Stimulus-Tempo des maximalen *Synchro*-Wertes ($\tau = 0,214$; $p =,043$). Probanden mit höherem bevorzugten Tapping-Tempo erreichen demnach ihre optimale Synchronisationsleistung bei höheren Stimulus-Tempi.

Des Weiteren ergibt sich für die Musiktherapiegruppe, dass Probanden mit niedrigerem bevorzugten Tapping-Tempo längere Perioden bilden ($\tau = 0,258$; $p =,010$). Das „innere Tempo" der Musiktherapiepatienten scheint somit in Beziehung zu ihrer musikalischen Aktivität zu stehen.

Während sich für die klinische Kontrollgruppe keine relevanten Rangkorrelationen finden lassen, weist die gesunde Kontrollgruppe Zusammenhänge zwischen der Regelmäßigkeit des Tappings und dem Tempo mit *Synchro*-Maximum auf. So zeigen gesunde Probanden mit einer niedrigeren Regelmäßigkeit im bevorzugten ($\tau = -0,177$; $p =,068$) und im maximalen ($\tau = -0,202$; $p =,032$) Tapping ihre stärkste Synchronisationsleistung bei höheren Stimulus-Tempi. Möglicherweise befördert die feinere zeitliche Untergliederung des Stimulus die musikalische Synchronisation bei diesen Probanden.

Für das Timing-Maß *Structure* ergeben sich bei keiner Stichprobe signifikante Zusammenhänge zum Tapping-Verhalten.

Zusammenfassung   Von Interesse ist die Beobachtung, dass die schlichte motorische Aufgabe des Fingertappings im Zusammenhang mit der musikalischen Tempoperformance steht. Dies gilt jedoch fast ausschliesslich für die Probanden der Musiktherapiegruppe, wobei dem bevorzugten Tapping-Tempo dabei besondere Bedeutung zukommt. Das „innere Tempo" dieser Probanden scheint sich insofern in deren musikalischer Aktivität niederzuschlagen, als dass sie mit musikalischen Periodizitäten am besten im Bereich ihres bevorzugten Tapping-Tempos synchronisieren können und selbst musikalische Periodizitäten in diesem bevorzugten Tempobereich bilden.

16.3. Fazit: Timing, Tempo, Tapping

Die Detailanalyse der Timing-Werte hat Beziehungen zum Stimulus-Tempo und zum Tapping-Verhalten ergeben. So bilden Probanden die stärksten Periodizitäten zumeist in Relation zum Stimulus-Tempo, so dass bei den Zehn-Sekunden-Zeitfenstern offensichtlich nicht überwiegend Halbierungen oder Verdopplungen musiziert werden, sondern tatsächlich eine Annäherung an die originalen Stimulus-Tempi stattfindet.

Das Ausmaß an Synchronisation mit dem Stimulus sowie an innerer Strukturiertheit der musikalischen Performance erreicht bei einem mittleren Tempo des Stimulus um IBI 600 bis 700 Millisekunden die höchsten Werte, während niedrigere und höhere Stimulus-Tempi zu geringeren Werten für *Synchro* und *Structure* führen. Da die Stimulus-Tempi annähernd symmetrisch um einen mittleren Bereich von IBI 600 Millisekunden (100 bpm) angeordnet sind und dieses Bezugstempo insgesamt dreimal von den zwölf Zeitfenstern erreicht wird, kann vermutet werden, dass es sich bei dem Leistungsoptimum in diesem Tempobereich um einen reinen Lerneffekt handelt. Allerdings folgen die zwölf Zeitfenster nicht unmittelbar aufeinander, sondern werden durch etliche kürzere Zeitfenster mit jeweils unterschiedlichen metronomischen Tempi unterbrochen (vgl. Abbildung 16.1). Somit erscheint es unwahrscheinlich, dass die Probanden das mittlere metronomische Tempo des Stimulus tatsächlich als eine Art Bezugstempo zu verinnerlichen in der Lage sind. Vielmehr liegt die Vermutung nahe, dass dieser mittlere Tempobereich einen generellen Bereich mit maximaler Performanceleistung darstellt. Wie Tabelle 16.2 zeigt, ähnelt dieser Tempobereich den mittleren bevorzugten Tapping-Tempi der Probanden, woraus sich eventuell die besondere Performance in diesem Tempobereich folgern lässt.

Mediane der Tapping-Tempi	Tempo des bevorzugten Tappings	Tempo des maximalen Tappings
Musiktherapiegruppe (3 Tests)	ITI 567 msec Q=154	ITI 197 msec Q=112
Klinische Kontrollgruppe (2 Tests)	ITI 637 msec Q=109	ITI 239 msec Q=83
Gesunde Kontrollgruppe (2 Tests)	ITI 498 msec Q=85	ITI 215 msec Q=32
Gesamt	ITI 554 msec Q=115	ITI 216 msec Q=48

Tabelle 16.2.: Mediane und Streuung (Semiquartilsabstand Q) der Tapping-Tempi dargestellt für die Musiktherapiegruppe, die klinische und die gesunde Kontrollgruppe

Die Phasenverschiebung gegenüber dem Stimulus erreicht im mittleren Tempobereich ebenfalls die stärkste negative Asynchronizität, was als stärkste Antizipation der Stimulus-Onsets vonseiten der Probanden interpretiert werden kann.

Da das Timing-Optimum bei einem mittleren Tempo stattfindet, hat es kaum Erwartungen bezüglich des Zusammenhangs von Tapping-Tempo und Tempo mit maximaler Timing-Leistung gegeben. Dennoch zeigt sich für die Musiktherapiegruppe, dass höhere bevorzugte Tapping-Tempi mit höheren Stimulus-Tempi für die stärkste Synchronisation zusammenhängen. Wertet man das bevorzugte Tapping-Tempo als Hinweis auf das „innere Tempo" eines Probanden, so kommt diesem Befund einige Bedeutung für die musiktherapeutische Praxis zu. Entsprechend werden Patienten mit niedrigen inneren Tempi vermutlich eher bei einem niedrigen Musiziertempo einen gelungenen Einstieg in die musikalische Kommunikation bzw. musiktherapeutische Improvisation finden.

Insgesamt haben die Analysen belegt, dass die musikalische Tempoperformance hinsichtlich der Timing-Aspekte im Zusammenhang mit dem konkreten Musiziertempo steht, aber auch eine Beziehung zum „inneren Tempo" eines Menschen aufweist.

Teil IV.

Diskussion und Ausblick

17. Diskussion der Ergebnisse

Im Folgenden werden die Studienergebnisse im Kontext der wissenschaftlichen Literatur diskutiert, Ausblicke auf therapeutische Implikationen gegeben sowie Anregungen für weitere Forschung formuliert. Obgleich die zu diskutierenden Aspekte vielfach ineinander greifen, werden sie nach den Schwerpunkten Musiktherapie, Bewegungserfahrung und Zeiterleben gegliedert dargestellt.

17.1. Erläuterung musiktherapeutischer Aspekte

17.1.1. Therapieerfolg und Therapeutenvariabilität

Mit der vorliegenden Studie wurde das „Heidelberger Modell" zur Behandlung von Patienten mit chronischen Schmerzen (Hillecke und Bolay 2000, Hillecke 2002) als erfolgreiches adjuvantes Verfahren bei gleichzeitiger medizinischer Schmerztherapie bestätigt. Die Beurteilung von musiktherapeutischem Erfolg geschah nach den von Hillecke (2002) entwickelten Kriterien zur Schmerzsymptomatik, die zu einer Erfolgsquote von knapp 69% führten und somit zu einem vergleichbaren Ergebnis wie in der Effektivitätsstudie von Hillecke (ebd. 158).

Die Ergebnisse für diese Erfolgskriterien haben gezeigt, dass vor allem im Bereich der affektiven Schmerzempfindung musiktherapeutische Erfolge erzielt werden. Die Schmerzpatienten waren damit bei Abschluss der Musiktherapie besser in der Lage, mit ihren Schmerzen umzugehen und sich weniger emotional durch sie belastet zu fühlen. Müller-Busch (1997) bzw. der behandelnde Musiktherapeut Hoffmann (1997; Müller-Busch und Hoffmann 1997) erreicht eine vergleichbare Reduktion des affektiven Schmerzempfindens durch das Behandlungsmodell der schöpferischen Musiktherapie nach Nordoff und Robbins (1986), so dass eine solche Entwicklung nicht spezifisch für das „Heidelberger Modell" ist. Im Gegensatz zu den Ergebnissen von Müller-Busch kann Hillecke (2002: 184) jedoch zusätzlich eine Verringerung psychologischer Komorbiditäten (Angst und Depression) bei den Schmerzpatienten feststellen. Hierbei ist jedoch zu berücksichtigen, dass keine spezifischen Fragebögen zur Depression oder Angst zum Einsatz kamen. Auf den Aspekt von Depression wird weiter unten noch detaillierter eingegangen (vgl. Seite 243ff.).

Die Frage nach einem erfolgreichen Behandlungsverlauf ist in der Studie von Hillecke eng an die Person des Musiktherapeuten gebunden (ebd. 185). So liegt der Anteil an Patienten, die durch reliable relative Veränderungen von der Musiktherapie nach dem „Heidelberger Modell" profitieren, für die vier behandelnden Musiktherapeuten bei 100%, 83%, 71% und 40% (ebd. 175). Da die Musiktherapeuten der vorliegenden Studie mit denen von Hilleckes Studie identisch sind, muss ebenfalls von einem unterschiedlichen Einfluss des jeweils behandelnden Musiktherapeuten auf den Therapieerfolg ausgegangen werden. Im Sinne einer Reduktion der möglichen Wirkfaktoren erscheint es zunächst naheliegend, den von Müller-Busch (1997) gewählten Weg einzuschlagen und nur einen Musiktherapeuten mit der schmerztherapeutischen Behandlung zu betrauen. Allerdings lässt sich dann nicht mehr der Anteil der Therapeutenpersönlichkeit an der musiktherapeutischen Entwicklung feststellen. Zudem erscheint das „Heidelberger Modell" durch seine manualisierte Form gerade einer Therapeutenabhängigkeit von musiktherapeutischer Wirkung entgegentreten zu wollen. Dass sich trotz dieser manualbasierten Behandlung zum Teil deutliche Unterschiede nach der Person des Musiktherapeuten ergeben, deutet darauf hin, dass unter anderem dem unspezifischen Wirkfaktor der Therapeutenbeziehung (*therapeutic relation*, Lambert 1992) eine bedeutende Rolle für die musiktherapeutische Entwicklung zukommt. Gewinnbringend für die Analyse der Wirksamkeit von Musiktherapie wäre, die Arbeitsweise der vier Musiktherapeuten in der Studie von Hillecke (2002) bzw. der vorliegenden Studie detailliert zu analysieren. Relevante Analysekriterien könnten hierbei das von den Therapeuten verinnerlichte und handlungsleitende psychotherapeutische Konzept (z.B. psychoanalytisch versus verhaltenstherapeutisch), Merkmale ihrer Persönlichkeit (z.B. extravertiert versus introvertiert) oder ihres musikalischen Verhaltens (z.B. selbstdarstellend versus zurückhaltend stützend) sein. Eine solche vergleichende Analyse würde vermutlich zu einer Spezifizierung des Behandlungsmodells führen, die Schulung von Musiktherapeuten erleichtern und somit die musiktherapeutische Schmerzbehandlung verbessern. Aber selbst bei einer einheitlichen Schulung nach einem Behandlungsmanual muss generell bei psychotherapeutischen Behandlungen mit einer gewissen Variabilität der therapeutischen Verläufe aufgrund der Therapeutenpersönlichkeit gerechnet werden (Lambert und Ogles 2004: 167ff.), was unter anderem an einem unterschiedlichen Ausmaß an Empathie liegt (ebd. 157).

Aus vorhandenen psychologischen bzw. psychotherapeutischen Theorien lassen sich zum Teil nicht eindeutige Verhaltensanregungen für Musiktherapeuten ableiten. So lässt sich in Bezug auf Expressivität aus lernpsychologischem Kontext (Sanders 1996) folgern, dass Schmerzpatienten im Sinne eines Lernens am Modell von einem stark ausgeprägten expressiven Auftreten des Musiktherapeuten im körperlich-gestischen sowie musikalischen Bereich profitieren bzw. durch positive Verstärkung von expressiven Verhaltensweisen eine Steigerung an Expressivität erlangen. Andererseits weist die Theorie reziproker Emotionen (Sullivan 1953) und das daraus abgeleitete Circumplex-Modell interpersonalen Verhaltens (Leary 1957) darauf hin, dass bestimmte Verhaltensweisen einer Person zu bestimmten Gegenreaktionen im Verhalten einer anderen Person führen. Gehemmt expressive bzw. introvertierte Schmerzpatienten würden demnach verstärkt expressive Verhaltensweisen beim Musiktherapeuten hervorrufen, was wiederum verstärkend auf die Introversion der Schmerzpatienten zurückwirke. Um dies zu vermeiden, sollten Musiktherapeuten ihr Verhalten gegenüber den Patienten auf verschiedenen Beziehungsebenen (verbal, gestisch, musikalisch) genau abwägen und nicht „zu expressiv" auftreten. Die Bedeutung des Konzepts reziproker Verhaltensweisen bei Schmerzpatienten belegt beispielsweise eine Studie, in der die klinische Beobachtung, dass Schmerzpatienten bei ihren behandelnden Ärzten und Therapeuten häufig aggressive und dominante Reaktionen hervorrufen, sich dadurch erklären lässt, dass Schmerzpatienten sich im interpersonalen Kontext unter anderem zu unterwürfig und fürsorglich verhalten (Hillecke et al. 2003: 494f.). Die Aufgabe, zwischen den unterschiedlichen theoretischen Ansätzen die Balance zu halten bei gleichzeitig möglichst authentischem Auftreten, verdeutlicht unter anderem die Komplexität des therapeutischen Beziehungsaufbaus.

17.1.2. Gehemmte Expressivität als Verhaltensmerkmal

Obgleich die theoretische Grundlage für das „Heidelberger Modell" sich stark auf das Konzept der „gehemmten Expressivität" von Traue (1998) stützt und darauf aufbauend die Konzepte „emotionale Starrheit" (Hillecke und Bolay 2000) und „erstarrte Bezugskorrelate" (Hillecke 2002) entwickelt wurden, verzichtet Hillecke bei seiner Studie zur Effektivität des Behandlungsmodells auf eine Einbindung von psychologischen Variablen zur Expressivität oder emotionalen Flexibilität in die Erfolgskriterien. Somit steht die Frage nach der Effektivität des „Heidelberger Modells" in Bezug auf das übergeordnete Ziel einer Schmerztherapie (Verringerung bzw. Auflösung der Schmerzsymptomatik) im Vordergrund, während Fragen zur Wirkungsweise des Behandlungsmodells hypothetischen Charakters bleiben.

In Bezug auf die grundlegende Annahme einer gehemmten Expressivität, die von Traue (1998, 1989; Traue et al. 1985; 2000) vor allem durch einen erhöhten Muskeltonus und eingeschränktes gestisch-mimisches Verhalten bei

Schmerzpatienten beschrieben wird, bietet die vorliegende Studie Klärungs-
ansätze und somit auch Hinweise auf die musiktherapeutische Wirksamkeit. So zeigen die Ergebnisse keine signifikanten Unterschiede zwischen der
Kontrollgruppe der Schmerzpatienten und der Kontrollgruppe der gesunden Probanden hinsichtlich jener psychologischen Fragebögen, die schwerpunktmäßig Extraversion/Expressivität und Introversion/Gehemmtheit als
Merkmale einer Persönlichkeit erfassen (FPI, IIP). Signifikante Unterschiede zwischen den beiden Kontrollgruppen liegen jedoch bezüglich des Fragebogens zum nonverbalen expressiven Verhalten (FEX) vor. Dieser Befund
lässt sich zunächst dahingehend interpretieren, dass Extraversion und Introversion keine bedeutsamen Aspekte einer möglichen „Schmerzpersönlichkeit" darstellen. Die Annahme einer solchen „Schmerzpersönlichkeit" kann
in der schmerztherapeutischen Forschung auf eine gewisse Tradition verweisen. Nach Kröner-Herwig (1999b: 197f.) hat bereits Wolff (1937) ein komplexes Persönlichkeitsbild von Migränikern entworfen, das sich vor allem
durch unterdrückten Ärger auszeichne, während Engel (1959) den Begriff
des *pain-prone patient* geprägt und ein Konzept einer allgemeinen Schmerzpersönlichkeit begründet habe, die sich vor allem durch exzessive Schuldge-
fühle und unterdrückte Feindseligkeit charakterisieren lasse. Dieses Konzept
einer „Schmerzpersönlichkeit" muss zwar als wissenschaftlich nicht haltbar
angesehen werden, doch betont Kröner-Herwig (1999b: 207) zugleich die
bedeutende Rolle, die psychologischen Variablen (wie persönliche Verarbeitung von Schmerzzuständen) bei der Chronifizierung und der Ausprägung
der Schmerzsymptomatik zukomme.

Die in der vorliegenden Studie beobachtete Differenz in der Ausgeprägtheit der Selbsteinschätzungen des expressiven Verhaltens scheint entsprechend nahezulegen, dass das Konzept einer gehemmten Expressivität sich
vor allem auf eingeschränkte Verhaltensweisen bezüglich des Emotionsausdrucks bezieht. Traues psychophysiologischer Ausgangspunkt erfährt hierdurch Unterstützung, denn nonverbales expressives Verhalten wird vor allem mittels körperlicher Gesten und Mimik durchgeführt, wofür muskuläre
Spannungen und Entspannungen notwendig sind. Ein erhöhter Muskeltonus, wie Traue und Kollegen ihn bei verschiedenen Schmerzdiagnosen (vor
allem bei chronischen Kopf- und Rückenschmerzen) messen konnten, scheint
somit nicht nur den nonverbalen expressiven Ausdruck, sondern zugleich die
Selbsteinschätzung der eigenen Expressivität zu beeinflussen.

Es muss allerdings hinterfragt werden, ob mit den drei in der vorliegenden Studie verwendeten Fragebögen zu verschiedenen Aspekten von Expressivität tatsächlich eine eindeutige Unterscheidung von Persönlichkeitsmerkmalen und Verhaltensweisen getroffen werden kann. Denn schon die

signifikanten korrelativen Zusammenhänge zwischen diesen Variablen legen nahe, dass das expressive Verhalten eines Menschen ein Teil von dessen Persönlichkeit darstellt. In einer testtheoretischen Überprüfung des Fragebogens zum expressiven Verhalten (FEX) findet Melcher (2002: 29) ebenfalls diese deutlichen Korrelationen und fasst frühe Studien zusammen, nach denen die nonverbale Expressivität eines Menschens als integrales Merkmal seiner Persönlichkeit angesehen wird (beispielsweise die Qualität des Lachens [Murphy 1947] oder die Intensität expressiver Bewegungen [Allport und Vernon 1933]). Die Befunde von Friedman et al. (1980) anhand der englischen Originalversion des FEX weisen ebenfalls darauf hin, nonverbales expressives Verhalten als Persönlichkeitsmerkmal aufzufassen, welches sich jedoch durch den sozialen Kontext modifizieren lässt (Friedman und Miller-Herringer 1991). Die Frage, ob nonverbales expressives Verhalten Ausdruck eines zeitlich stabilen Merkmals (*trait*) ist oder vielmehr Ausdruck eines variablen Zustandes (*state*) eines Menschen, lässt sich somit nicht eindeutig beantworten. Melcher (2002) kommt zu dem Schluss, dass durch den FEX einerseits zeitstabile Persönlichkeitsmerkmale erfasst werden, andererseits aber zugleich variable, veränderungssensitive Varianzanteile (ebd. 110), wodurch das Konstrukt der nonverbalen Expressivität eine Verbindung zwischen Persönlichkeitspsychologie, Sozialpsychologie und Klinischer Psychologie ermögliche (ebd. 111).

Dieses „Doppelgesicht" des expressiven Verhaltens kann somit als Erklärung für die verhältnismäßig gering ausfallenden Differenzen zwischen Schmerzpatienten und gesunden Probanden herangezogen werden. Obgleich sich keine signifikanten Persönlichkeitsunterschiede in Bezug auf Aspekte der Expressivität ergaben, zeigten sich dennoch unterschiedliche Selbsteinschätzungen des expressiven Verhaltens. Diese fallen jedoch nicht übermäßig stark aus, da expressives Verhalten nicht nur von *states,* sondern auch von *traits* abhängig ist.

Im Rahmen der mit zwanzig Sitzungen relativ kurzen Musiktherapie nach dem „Heidelberger Modell" kann kaum mit einer Veränderung von Persönlichkeitsmerkmalen gerechnet werden, wohl aber mit Modifikationen des expressiven Verhaltens im (musikalischen und außermusikalischen) sozialen Kontext, was das Behandlungsmodell durch musikalische Flexibilisierung zu erreichen sucht. Es konnte gezeigt werden, dass die Erfolgskriterien des „Heidelberger Modells" auch in Bezug auf Expressivität greifen, da Zunahmen in der Selbsteinschätzung des expressiven Verhaltens vor allem bei jenen Schmerzpatienten auftraten, deren musiktherapeutische Entwicklung als Erfolg beurteilt wurde. Zur gezielten Überprüfung von Variabilitäten in der nonverbalen Expressivität erscheint es wünschenswert, nicht nur Selbstangaben der Probanden einzubeziehen, sondern zudem Gestik- und Mimikanalysen durchzuführen, die möglicherweise eine Veränderung im expressiven Verhalten besser abbilden.

Insgesamt konnte gehemmte Expressivität als eine grundlegende Annahme des „Heidelberger Modells" zumindest in Bezug auf variable Anteile des expressiven Verhaltens bestätigt werden. Zudem haben die Studienergebnisse erste Hinweise geliefert, dass die Intention des Behandlungsmodells, über eine Steigerung der Expressivität von Schmerzpatienten eine Reduktion der Schmerzsymptomatik herbei zu führen, wirksam ist. Aus den bisherigen Ausführungen ergibt sich zudem die Notwendigkeit zur Betonung verhaltenstherapeutischer Interventionen im Rahmen einer musiktherapeutischen Schmerzbehandlung, um gezielt auf die variablen Anteile von nonverbaler Expressivität fokussieren und somit expressivitätssteigernd wirken zu können (vgl. Seite 226ff.).

17.1.3. „Hörbarkeit" gehemmter Expressivität

Inwieweit durch musiktherapeutische Interventionen eine Flexibilisierung der musikalischen Aktivität der Schmerzpatienten erreicht werden kann und ob eine solche musikalische Flexibilisierung mit einer Flexibilisierung der emotionalen Expressivität einhergeht, wurde in der vorliegenden Studie experimentell untersucht. Der musikalischen Flexibilisierung wird nicht nur im „Heidelberger Modell" der Stellenwert eines spezifischen Wirkfaktors zur Auflösung emotionaler Starrheit zugeordnet (Hillecke 2002: 202). Auch Müller-Busch (1997: 133) sieht Flexibilität als einen wesentlichen Parameter zur Beschreibung musiktherapeutischer Prozesse bei der Behandlung von Schmerzpatienten an, und Flexibilität in der musikalischen Aktivität dient Hoffmann (1997) sowohl als diagnostischer Aspekt (ebd. 10) als auch als musiktherapeutische Intervention (ebd. 8). Grundlage für die angenommene Bedeutung von musikalischer Flexibilisierung sind musiktherapeutische Erfahrungen, nach denen bei Schmerzpatienten das musikalische Spiel in besonderer Weise erstarrt erscheint. Nicht hinlänglich geklärt ist jedoch, ob „musikalische Starrheit" ein objektivierbares Spezifikum der musikalischen Aktivität von Schmerzpatienten darstellt oder aber ein allgemeines Charakteristikum von Menschen (mit oder ohne psychischen Beeinträchtigungen), die ohne ausgeprägte musikalische Erfahrungen im musiktherapeutischen Kontext zur musikalischen Kommunikation von Emotionen aufgefordert werden.

Für die Annahme eines generellen Charakteristikums spricht der Befund, dass Probanden der Musiktherapiegruppe, die irgendwann in ihrem Leben eine gewisse musikalische Ausbildung erfahren haben, ein höheres Maß an musikalischer Flexibilität aufweisen als Probanden ohne Musikausbildung. Da die musikalisch ausgebildeten Probanden der Musiktherapiegruppe zugleich eine höhere Expressivität aufweisen, könnte der beobachtete positive psycho-musikalische Zusammenhang jedoch durch die Kausalität „musikalische Ausbildung → erhöhte psychologische Expressivität → erhöhte musikalische Flexibilität" relativiert werden. Doch unterstützen die Ergebnisse der Kontrollgruppen eine solche kausale Interpretation nicht, so dass musikalische Ausbildung zwar förderlich, nicht aber notwendig für eine positive Korrelation zwischen musikalischer Flexibilität und psychologischer Expressivität zu sein scheint.

Der psycho-musikalischen Beziehung selbst kommt aber ein besonderer Stellenwert innerhalb der musiktherapeutischen Behandlung zu, wodurch nicht nur die Annahme, dass emotionale Starrheit und gehemmte Expressivität mit musikalischer Starrheit korrelieren, bekräftigt wird. Zugleich kann dadurch eine der grundlegenden Prämissen für eine Vielzahl musiktherapeutischer Behandlungskonzepte gestützt werden, die sich auf die „Hörbarkeit" psychischer Erkrankungen und ihrer Therapierbarkeit durch musikalische Aktivität und Kommunikation beziehen. Die Erfolgskriterien des „Heidelberger Modells" haben sich in Bezug auf den psycho-musikalischen Zusammenhang als deutlich differenzierend dargestellt. So sind bei den Probanden mit erfolgreichem Therapieverlauf positive und bei den erfolglosen Probanden negative Zusammenhänge deutlich geworden. Bei erfolgreichen Schmerzpatienten steigt somit die musikalische Flexibilität mit Zunahme der psychologischen Expressivität (bei zunächst unklaren Kausalitäten), während bei erfolglosen Schmerzpatienten eine musikalische Flexibilisierung mit einer Abnahme an psychologischer Expressivität zusammenhängt. Diese negative Beziehung widerspricht aber nur scheinbar der beschriebenen Annahme, dass emotional-expressive und musikalische Flexibilisierung einander bedingen. Denn zumindest in Bezug auf das expressive Verhalten (FEX) weisen erfolglose Probanden zu Beginn der Musiktherapie eine höhere Selbsteinschätzung auf als Probanden mit späterem musiktherapeutischen Erfolg. Diese überdurchschnittlichen FEX-Werte sollten vermutlich (im Sinne der Interpretation von Musiktherapeuten) als Ausdruck mangelnder Selbsteinschätzung bzw. als „gewünschte" Expressivität und als Abwehr einer Psychologisierung der Schmerzerkrankung mit entsprechenden negativen Folgen für Therapiemotivation, Compliance und Beziehungsaufbau angesehen werden.

Insgesamt ergibt sich daher ein einheitliches Bild der Beziehung zwischen musikalischer Flexibilität und psychologischer Expressivität: Schmerzpati-

enten mit Expressivitätseinschätzungen ober- oder unterhalb eines Norm-
werts für gesunde Probanden zeigen eine geringere Flexibilität beim musikalischen Test, während Expressivitäts-Werte angenähert an die Norm mit
höherer musikalischer Flexibilität zusammenhängen. Musikalische Flexibilität scheint somit ein präziseres Bild der tatsächlichen psychologischen Expressivität von Schmerzpatienten zu geben als Selbstauskünfte.

17.1.4. Ungeklärte Kausalitätsfrage

Die Frage nach kausalen Beziehungen zwischen einer Reduktion der Schmerzsymptomatik, einer Steigerung der psychologischen Expressivität und einer
Flexibilisierung der musikalischen Aktivität kann mit dem gewählten experimentellen Testdesign sowie den Berechnungen von korrelativen Zusammenhängen nicht beantwortet werden.

Aufgrund der Einteilung der Musiktherapiegruppe nach musiktherapeutischem Erfolg haben sich jedoch Unterschiede in Bezug auf die Variablenausprägungen ergeben. Eine signifikante musikalische Flexibilisierung hat
sich nur bei erfolglosen Probanden gezeigt, während die Flexibilisierung der
erfolgreichen Probanden zwar von einem höheren Niveau ausging, aber keine
statistische Signifikanz erreichte. Die Reduktion der Schmerzsymptomatik
kann somit nicht direkt auf eine Flexibilisierung der musikalischen Aktivität
im experimentellen Setting zurückgeführt werden. Doch können von dieser
Ergebnislage nur bedingt Rückschlüsse auf die musikalischen Entwicklungen
innerhalb des musiktherapeutischen Settings und deren Bezug zur Minderung der Schmerzproblematik geschlossen werden.

Hinsichtlich der Selbsteinschätzung des expressiven Verhaltens haben die
Studienergebnisse gezeigt, dass sich Schmerzpatienten mit einer verbesser-
ten Schmerzsymptomatik im Verlauf der Musiktherapie expressiver einschätzen, Schmerzpatienten ohne Symptomverbesserung sich hingegen im
therapeutischen Verlauf als weniger expressiv beurteilen. Dieser Befund
könnte somit zur Annahme eines kausalen Zusammenhangs zwischen Ex-
pressivitätsentwicklung und Symptomentwicklung führen. Doch wie bereits
beschrieben, sollte der Rückgang an Expressivität bei den erfolglosen Probanden auch als ein gewisser musiktherapeutischer Teilerfolg gewertet werden, der sich allerdings noch nicht auf die Schmerzsymptome auswirkt. Möglicherweise haben diese Schmerzpatienten erst zum Abschluss der Musiktherapie jene Offenheit für psychologische Erklärungsmuster gewonnen, die bei
Fortsetzung der musiktherapeutischen Behandlung zu einer erfolgreichen
Reduktion der Schmerzproblematik führen würde.

Für eine erfolgreiche musiktherapeutische Behandlung von chronischer

Schmerzerkrankung scheint weniger das Ausmaß an musikalischer oder emotional-expressiver Flexibilität an sich entscheidend zu sein als vielmehr eine authentische Beziehung zwischen beiden Variablen. Entsprechend lässt sich formulieren, dass eine Reduktion der Schmerzsymptomatik auf musiktherapeutischem Wege kaum ohne eine authentische, positive Beziehung zwischen musikalischer Flexibilität und psychologischer Expressivität erreicht werden kann.

17.1.5. Diagnosespezifische Musiktherapie

Im „Heidelberger Modell" wird von einer diagnosespezifischen musiktherapeutischen Behandlung und Wirkung ausgegangen und entsprechend ein aufwendiges Anamnese- und Diagnoseverfahren durchgeführt (Hillecke 2002: 104). Die Ergebnisse der vorliegenden Studie haben verdeutlicht, dass es durch dieses Aufnahmeverfahren zur Auswahl einer besonderen Gruppe von Schmerzpatienten kommt, die nicht als repräsentativ für Patienten mit chronischer Schmerzerkrankung anzusehen ist. Diese Gruppe zeichnet sich durch eine (nach Augenschein) höhere Selbsteinschätzung des expressiven Verhaltens, eine flexiblere musikalische Aktivität sowie durch einen stärkeren positiven psycho-musikalischen Zusammenhang aus. Es ließe sich somit argumentieren, dass durch eine solche Vorauswahl die Erfolge der musiktherapeutischen Behandlung zu relativeren sind, da die Musiktherapie lediglich jene Bereiche verstärkt, nach denen die Schmerzpatienten ausgewählt werden. Doch dieses Argument greift nicht bei Betrachtung der nach musiktherapeutischem Erfolg differenzierten Schmerzpatienten, da sich die angestrebte Reduzierung der Schmerzsymptomatik nicht bei Probanden mit überdurchschnittlich stark ausgeprägten Selbsteinschätzungen des expressiven Verhaltens ergibt. Entsprechend sollte einer für Schmerzpatienten hohen Selbsteinschätzung von Expressivität mit Skepsis begegnet werden und nach Analogien für diese Expressivität im musikalischen Verhalten gesucht werden. Denn musikalische Flexibilität scheint (wie bereits beschrieben) weniger anfällig für eine „inszenierte" emotional-expressive Flexibilität zu sein, die einer notwendigen Offenheit für psychologische Erklärungsansätze chronischer Schmerzen sowie Therapiebereitschaft und Einsicht im Wege stehen kann.

Da die erfolgreichen Probanden eine authentische Widerspiegelung psychologischer Charakteristika im musikalischen Bereich bereits vor Beginn der Musiktherapie zeigten, kann der psycho-musikalische Zusammenhang wertvolle Informationen bezüglich der Erfolgserwartung von Musiktherapie liefern. Das musiktherapeutische Aufnahmeverfahren würde somit sinnvoll um ein standardisiertes Verfahren zur Überprüfung des Zusammenhangs von musikalischer Flexibilität und psychologischer Expressivität ergänzt werden, um eine noch präzisere Entscheidung hinsichtlich eines musiktherapeutischen Behandlungsangebots zu erlangen.

Dass etwa 30% der ausgewählten Schmerzpatienten in Bezug auf ihre Schmerzproblematik nicht von der Musiktherapie profitiert haben, verdeutlicht die Notwendigkeit zur Verfeinerung des Auswahlprozesses. Zugleich weist dieser Umstand darauf hin, dass Musiktherapie (wie jede andere psychotherapeutische oder medizinische Behandlung) nur gezielt angewandt werden sollte und keinesfalls für jeden Patienten gleichermaßen zum Behandlungserfolg führt. Lambert und Ogles (2004: 158) verweisen darauf, dass etwa 5 bis 10% von psychotherapeutisch Behandelten nicht nur nicht von der Therapie profitieren, sondern sich sogar in ihrem Zustand verschlechtern. Dies unterstreicht die Notwendigkeit eines differenzierten Auswahlverfahrens zur diagnosespezifischen Behandlung. Besondere Beachtung sollte jedoch auch „erfolglosen" Therapieverläufen gewidmet werden, da diese vermutlich relevante Hinweise auf die Wirkungsweise psychotherapeutischer Verfahren liefern können.

17.1.6. Verhaltenstherapeutische und musikpädagogische Elemente

Da in der vorliegenden Studie auf eine Analyse des musikalischen Verhaltens der Probanden innerhalb der musiktherapeutischen Sitzungen aus methodischen Erwägungen verzichtet wurde, liegen keine Kenntnisse vor, inwieweit Analogien zwischen dem experimentellen und dem musiktherapeutischen Setting vorhanden sind. Dennoch lassen sich anhand der vorliegenden Studienergebnisse begründete Annahmen formulieren, die in Richtung eines positiven Einflusses von verstärkt verhaltenstherapeutisch bzw. lernorientierten Interventionen im Rahmen von Musiktherapie weisen. Diese Annahmen stützen sich zum einen auf den bereits diskutierten Befund, dass Schmerzpatienten in Bezug auf Expressivität nicht von gesunden Probanden abweichende Persönlichkeiten darstellen, sondern sich gehemmte Expressivität vielmehr im expressiven Verhalten niederschlägt. Variable Anteile des expressiven Verhaltens können einen fruchtbaren Ansatzpunkt für Musiktherapie darstellen, und über gezielte musikalische Übungen können Verhaltensmodifikationen gefördert werden.

Des Weiteren hat sich gezeigt, dass eine gewisse musikalische Vorerfahrung den für eine erfolgreiche musiktherapeutische Schmerzbehandlung notwendigen authentischen psycho-musikalischen Zusammenhang befördert. Somit erscheint es günstig, auch innerhalb des musiktherapeutischen Settings konkrete musikalische Übungen durchzuführen und gezielt die musiziertechnischen Fähigkeiten der Schmerzpatienten zu stärken. Eine solche, in gewissem Sinne musikpädagogische Ausrichtung zu Beginn einer musiktherapeutischen Behandlung wird sich vermutlich günstig auf die Therapiemotivation der Schmerzpatienten auswirken. Denn der Erwerb musiziertechnischer Fähigkeiten sowie die Bewältigung leichter musikalischer Aufgaben kann Erfolgserlebnisse und somit Selbstvertrauen vermitteln, wodurch den Patienten in der ungewohnten Therapiesituation das Gefühl von Sicherheit im musikalischen Bereich ermöglicht wird. Mit zunehmender Sicherheit und wachsendem Selbstvertrauen wird der Übergang zur freien Improvisation und zum musikalischen Emotionsausdruck vermutlich problemloser gestaltet werden können. Zudem kann durch gewisse musikalische Kenntnisse die Experimentierbereitschaft sowie das Zutrauen in die eigenen Fähigkeiten gestärkt werden, wodurch sich eventuell die Hinführung zu flexiblen Handlungsweisen und Eigeninitiative befördern ließe.

Zudem kann der Erwerb musikalischer Fähigkeiten sowie das Musizieren selbst schon zum Wohlbefinden beitragen, wie beispielsweise in der Gruppensingtherapie, bei der „über den Vorgang des Singens Körpererfahrungen des Spannens und Lösens" (Schwabe 1996: 273) erlangt werden. Aktuelle Studien belegen zudem positive physiologische und emotionale Wirkungen des Chorsingens auch im nicht-klinischen Kontext (Kreutz et al. 2003, Bailey und Davidson 2003). Das gezielte Erlernen von Musikinstrumenten wird von Müller-Busch (1997: 39) als Charakteristikum der aktiv-reproduzierenden Musiktherapie beschrieben und ihm ein stärkender Einfluss auf Selbstbewusstsein und Selbstvertrauen zugesprochen. Doch komme in den gegenwärtigen musiktherapeutischen Verfahren diesem Ansatz kaum Relevanz zu, da eher aktiv-produzierende Ansätze zur Förderung von kommunikativen und kreativen Fähigkeiten verfolgt würden. Angesichts des möglichen Potentials von quasi musikpädagogischen Elementen innerhalb eines musiktherapeutischen Kontextes erscheint es jedoch notwendig, diese Entwicklung zu überdenken, zumal auch bei konkreten musikalischen Übungen Aspekte von Kommunikation und Kreativität wirksam werden können.

Eine konkrete verhaltenstherapeutische Intervention stellt beispielsweise die musikalische Flexibilisierung dar, wie sie in der vorliegenden Studie in Bezug auf den Parameter Tempo erfasst wurde. Die Ergebnisse haben verdeutlicht, dass die Bewältigung der Flexibilitätsaufgabe keineswegs eine rein motorische oder kognitive Leistung darstellt, sondern vielmehr eng mit der emotionalen Expressivität der Probanden korreliert. Dieser Effekt wäre in einer musiktherapeutischen Situation mit einem realen Mitspieler und somit einem echten musikalisch-sozialen Kontext noch stärker ausgeprägt, so dass einer scheinbar schlichten musikalischen Übung emotionale und vermutlich therapeutische Relevanz zukäme.

Die Nutzbarkeit von musikalischer Flexibilität sollte neben dem Tempo auch für weitere musikalische Parameter überprüft werden, wobei hier im Besonderen die Dynamik von Interesse ist, da die nach Therapieerfolg gruppierten Schmerzpatienten signifikant nach Anschlagsintensität differierten. Dieser Befund deckt sich mit musikpsychologischen Erkenntnissen, nach denen für den musikalischen Emotionsausdruck bzw. die musikalische Kommunikation von Emotionen die Parameter Tempo und Dynamik eine hervorgehobene Stellung einnehmen. Während Todd (1992) jedoch von einer direkten Koppelung dieser beiden Parameter ausgeht, wird eine einfache Verknüpfung von dynamischer und zeitlicher Gestaltung sowohl von Kopiez (1997) als auch von Kreutz (1998) als nicht haltbar nachgewiesen.

17.1.7. Bereichsspezifische Kompetenzen

Im Zusammenhang mit einer vermutlich gewinnbringenden Stärkung musikpädagogischer Elemente im Rahmen der musiktherapeutischen Behandlung von Schmerzpatienten erscheint Gardners (1983) Theorie multipler Intelligenzen relevant, in der biologische Aspekte sowie die sozio-kulturelle Bedingtheit kognitiver Fähigkeiten berücksichtigt werden. Die Theorie multipler Intelligenzen wird aus der Annahme heraus entwickelt, dass der Gebrauch von Symbolen zum Ausdruck und zur Kommunikation von Bedeutungen eine spezifisch menschliche Fähigkeit sei, und es zumindest fraglich sei, ob Operationen in einem Symbol-System (z.B. dem sprachlichen) Fähigkeiten in einem anderem Symbol-System (z.B. dem musikalischen) einschließen (ebd. 25). Vielmehr wird vermutet, dass Kompetenzen für verschiedene Symbolbereiche (wie Musik, Sprache, räumliches Denken etc.) relativ unabhängig voneinander entfaltet werden können (ebd. 26), und entsprechend liefert Gardner theoretische Beschreibungen für linguistische, musikalische, logisch-mathematische, räumliche, körperlich-kinästhetische und personale (u.a. emotionale) Intelligenzen, die jeweils spezifische *symbolic domains* (ebd. 315) umfassen. Solch bereichsspezifische Intelligenzen seien zwar eine Fiktion und existierten nicht als „physically verifiable entities but only as potentially useful scientific constructs" (ebd. 70). Dennoch lautet die zentrale Annahme in der Theorie multipler Intelligenzen, dass jeder Intelligenz ein jeweils spezifischer Mechanismus zur Informationsverarbeitung von spezifischem Input zugrunde liege (ebd. 64).

> „In the normal course of events, the intelligences actually interact with, and build upon, one another from the beginning of life. Moreover,

[...] they are eventually mobilized in the service of diverse social roles and functions. Nonetheless, at the core of each intelligence, there exists a computational capacity or infomation-processing device, which is unique to that particular intelligence, and upon which are based the more complex realizations and embodiments of the intelligence." (Gardner 1983: 278)

Gembris (1995) diskutiert Gardners Auffassung vom Erwerb bereichsspezifischer Kompetenzen sowie den Symbol-System-Ansatz im Rahmen musikalischer Entwicklungspsychologie mit einem besonderen Fokus auf Lernprozesse im Erwachsenenalter und arbeitet zudem mögliche Implikationen für den musiktherapeutischen Kontext heraus. Unter anderem zeigt Gembris auf, dass sich ein Zusammenhang von Alterungsprozess und (musikalischem) Leistungsverlust wissenschaftlich nicht generell untermauern lässt. So fallen musikalische Lernerfolge im Alter bei Beanspruchung psychomotorischer Fähigkeiten zwar geringer aus, bei Beanspruchung kognitiver Fähigkeiten jedoch größer (ebd. 102f.). Gardner geht ebenfalls davon aus, dass Jüngere vermutlich besser bestimmte Programme erlernen können, Ältere hingegen in erhöhtem Maße in der Lage sind, neu erworbene Kompetenzen zu mobilisieren und auf andere Bereiche auszuweiten, weshalb Älteren durch das Bewusstsein von Kompetenzen eine besondere Flexibilität zukomme (Gardner 1983: 314).

In der musiktherapeutischen Schmerzbehandlung wäre ein solcher bereichsspezifischer Erwerb von Kompetenzen vermutlich von Vorteil, da Patienten trotz gehemmter emotionaler Expressivität im alltäglichen Umfeld dennoch im musikalischen Bereich gewisse expressive Fähigkeiten erwerben können. Durch die Verbalisierung und damit bewusste Reflexion der musikalischen Kompetenz im therapeutischen Kontext haben die Patienten die Möglichkeit, diese Kompetenz in außermusikalische Kontexte zu transferieren. Möglicherweise hat sich auch im experimentellen Setting eine spezifische musikalische Kompetenz herausgebildet, die selbst einen positiven Einfluss auf die Befindlichkeit der Patienten hat.

Gembris (1995: 104) Einwand, dass eine neu erworbene Fähigkeit im musikalischen Bereich aufgrund der Bereichsspezifität zunächst keinerlei Auswirkungen auf außermusikalische (Ausdrucks-)Bereiche haben sollte – wodurch der grundlegenden musiktherapeutischen Annahme einer psychologischen Behandlung durch musikalisch initiierte Veränderungs- und Lernprozesse der argumentative Boden entzogen und Musiktherapie selbst damit die Daseinsberechtigung genommen wäre (ebd.) – ist jedoch mit Gardner selbst zu begegnen, der von Wechselwirkungen zwischen den verschiedenen Intelligenzen ausgeht (s.o.). Auch die Ergebnisse der vorliegenden Studie stützen

die Annahme einer Wechselwirkung von Kompetenzen, da musikalische Veränderungen (zumindest im experimentellen Setting) keineswegs unabhängig
von psychischen Entwicklungen bezüglich Expressivität verliefen.

In der Musiktherapie wird zudem die musikalische Aktivität gezielt in
Hinblick auf eine Generalisierung in den Alltag gestaltet, was sich im „Heidelberger Modell" beispielsweise durch die musiktherapeutische Intervention
der Realitätsimprovisation niederschlägt, die zur Implementierung flexibler
Verhaltensweisen genutzt wird (Hillecke 2002: 108). Zudem erscheint die
Verbalisierung des musikalisch Erlebten bzw. der musikalischen Veränderungsprozesse sowie die im Gespräch verabredete musikalische Umsetzung
außermusikalischer Situationen und Probleme als hilfreich bei dem Transfer
des musikalischen Kompetenzzuwachses in den Alltag. Therapeutisches Musizieren sollte entsprechend als Möglichkeit zum Ausprobieren und Einüben
alternativer Verhaltensweisen in einem weniger stark vorbelasteten und somit vermutlich für den Patienten „risiokoärmeren" musikalischen Umfeld
aufgefasst werden.

17.2. Zur Bedeutung von Bewegungserfahrungen

17.2.1. Musikalische Tempoflexibilität als Verhaltensmerkmal

Musikalische Flexibilität wurde in der experimentellen Studie in Bezug auf
den musikalischen Umgang mit Tempoänderungen ermittelt. Diese Fokussierung auf den Parameter Tempo wurde im Rahmen der theoretischen
Betrachtung durch verschiedene musikpsychologische und musiktherapeutische Erkenntnisse begründet. Ein wesentliches Argument war, dass Musik
sich im Verlauf der Zeit entfaltet und wahrgenommen wird, weshalb der
zeitlichen Gestaltung von Musik sowie der Geschwindigkeit einer musikalischen Sequenz eine herausgehobene Bedeutung zugesprochen werden kann.
Die Gestaltung musikalischer Ereignisse zu bedeutungsvollen musikalischen
Gesten bzw. Phrasen geschieht im Wesentlichen durch die Strukturierung
des zeitlichen sowie des dynamischen Ablaufs. Kreutz (1998: 213) beschreibt
die musikalische Phrase als grundlegendes Element der musikalischen Kommunikation, wobei dem Timing unter anderem besonderes Gewicht bei der
Verdeutlichung der metrischen Hierarchie sowie bei umfassenderen Phrasen-
bögen zukomme, während die dynamische Gestaltung vor allem musikalische Bewegungen auf der lokalen Ebene kennzeichne und distinktes Merkmal verschiedener Interpretationsweisen sei (ebd. 210). Obgleich Kreutz aufgrund seiner experimentellen Befunde der Dynamik eine höhere Bedeutung
für die Gestaltung und Wahrnehmung musikalischer Expression zuweist als

dem Timing, stellen eine Vielzahl an Studien die Relevanz der zeitlichen Strukturierung für den musikalischen Ausdruck heraus, in dem vor allem auf Analogien zwischen musikalischen und körperlichen Bewegungsabläufen hingewiesen wird (Kronman und Sundberg 1987, Repp 1992a, Todd 1995, Feldman et al. 1992, Friberg und Sundberg 1999). Durch diese Ähnlichkeit der zeitlichen Struktur seien musikalische Gesten quasi intuitiv dekodierbar.

Aspekte von musikalischer Phrasierung sind auch im musiktherapeutischen Kontext als relevant herausgestellt worden, da die Fähigkeit zur flexiblen und zielgerichteten zeitlichen Gestaltung musikalischer Bewegungen mit musiktherapeutischen Entwicklungen einhergeht bzw. als Ausdruck emotionaler Variabilität angesehen wird (u.a. Hillecke und Bolay 2000, Hoffmann 2003, Müller-Busch 1997). Während das musikalische Timing somit als Flexibilität im zeitlichen Mikrobereich zum Emotionsausdruck angesehen werden kann, lassen sich aus der im vorliegenden Kontext erhobenen Fähigkeit, auf einen musikalischen Stimulus mit variablen Tempi musikalisch zu reagieren, zwar keine Auskünfte über die Fähigkeit der Probanden zur expressiven Zeitgestaltung von Musik ableiten. Dennoch kann die musikalische Tempoflexibilität als ein Verbindungselement zur generellen Fähigkeit flexibler Anpassung des Verhaltens an unterschiedliche Umweltbedingungen interpretiert werden (also quasi zeitliche Flexibilität im Makrobereich), wobei die „Flexibilität der Verhaltensanpassung von Organismen an die Umwelt [...] zu einem sehr großen Teil auf das Emotionssystem zurückzuführen" sei (Scherer 1981: 310, zitiert nach Traue 1998: 30).

Diese Flexibilität ist für die emotionale Regulation und physiologische Homöostase vonnöten (Florin 1985: 131f.; Traue 1998: 21) und charakterisiert unter anderem soziale Kompetenz. Nach Wallin (1991) erhält Musik in diesem Sinne eine wesentliche Funktion durch ihren Beitrag „to retaining, restoring, and adjusting an individual's vital character, as well as helping him to recognize and manipulate emotions as mental forms under social constraints" (ebd. 481). Im „Heidelberger Modell" wird entsprechend musiktherapeutisch eine „emotionale Schwingungsfähigkeit" gefördert, die das auf wenige Qualitäten reduzierte emotionale Erleben von Schmerzpatienten erweitern und somit variable Erfahrungen ermöglichen soll. Diese sollen dann übertragen auf die Schmerzsymptomatik ebenfalls zu einer Flexibilisierung führen, um das Erleben dauerhafter Schmerzen über eine Rhythmisierung der Schmerzwahrnehmung (Durchbrechen der Dauerschmerzen durch Zeiten von Schmerzfreiheit) zur angestrebten Auflösung der Schmerzsymptomatik zu führen. Die Annahme einer Analogie zwischen musikalischer Flexibilisierung und emotional-expressiver Flexibilität sowie ihre Relevanz für die Schmerzsymptomatik konnte durch die Studienergebnisse bestätigt werden.

Flexibilität hinsichtlich zeitlicher Phänomene von Musik wird auch beim Einsatz von Musik im medizinischen Kontext als bedeutsam erachtet. Bei der Erklärung zur Wirksamkeit von Musik als „Audioanxioalgolyse" (musikalische Angst- und Schmerzlösung, Spintge 2000: 254) wird die musikalische Kraft zur zeitlichen Strukturierung hervorgehoben, die ihre Entsprechung in den zeitlichen Strukturen biologischer und zentralnervöser Steuerungsvorgänge habe. Somit wird die Rhythmizität von Musik als *missing link* zwischen Musik und Medizin bzw. Physiologie angesehen (ebd. 256). Im Rahmen einer Diskussion der Bedeutung oszillierender Systeme für die Musikwahrnehmung verweist auch Kopiez (1997) darauf, „dass die grundlegende Bedeutung neuronaler Rhythmen innerhalb der Neurowissenschaften schon längere Zeit ein akzeptiertes Erklärungsmodell ist" (ebd. 299) und bezieht sich auf eine Aussage von Fleissner (1996: 519), nach der lebensnotwendige physiologische Prozesse nicht ohne „Rhythmizität" denkbar seien. Im musiktherapeutischen Kontext beschreibt unter anderen Frohne (1981b) psychische Krankheit als rhythmische Störung, bei der eine „Desorientierung in Raum und Zeit" vorliege, die sich in „gestörter Motorik, verkrampfter Haltung, inneren Fixierungen oder auch Verwirrungen" zeige (ebd. 21). Die musiktherapeutische Behandlung baut hierbei auf dem „Rhythmischen Prinzip" (ebd. 20) auf, das von polarem Rhythmuserleben (Spannung – Entspannung) ausgeht und eng an das aktive Bewegungserlebnis gekoppelt sei. Durch das musikalische Rhythmuserleben sollen Erlebnis- und Bewegungsfähigkeit erweitert werden, was unter anderem eine Sensibilisierung der raum-zeitlichen Wahrnehmungsfähigkeit und den Erwerb von Flexibilität in Reaktions- und Denkweisen erfordere (ebd. 22). Rhythmizität stellt auch ein grundlegendes Element der *Dynamic-Attending*-Theorie von Jones und Boltz (1989) dar:

> „The idea of of attunement rests on an assumption that attending is sensitive to environmental rhythmicities [...]. Attending to speech, body gestures, music, and many other world events is a rhythmical activity. That is, rhythmicity is inherent to living things including the activity of attending. Biologically based rhythms that are responsive to various environmental time periods underlie attending. [...] An important aspect of skilled attending and expertise is flexibility [...]."
> (Jones und Boltz 1989: 470f.)

Insgesamt lässt sich somit folgern, dass im musikalischen Erleben von zeitlichen Komponenten sowie dem flexiblen Anpassen von musikalischen Verhaltensweisen sowohl körperliche, emotionale als auch (neuro-)physiologische Gegebenheiten deutlich werden.

17.2.2. Konzept der Orientierung

Der in der vorliegenden Studie eingesetzte musikalische Test erforderte von den Probanden, sich rasch auf eine neue (temporale) Situation einstellen und in ihr orientieren zu können, um den sich verändernden musikalischen Kontext in der eigenen musikalischen Aktivität widerzuspiegeln. Die Ergebnisse haben gezeigt, dass die Probanden hierzu in unterschiedlichem Ausmaß in der Lage waren, was sich vor allem hinsichtlich der Fähigkeit zum Adaptieren der metrischen Struktur (Mitschlagen der Zählzeiten) oder aber zum Adaptieren der rhythmischen Bewegung des musikalischen Stimulus zeigte. Die Aufnahme der rhyhtmischen Struktur in der eigenen musikalischen Performance wurde als Ausdruck größerer musikalischer Flexibilität gewertet, da es ein höheres Maß an metrisch-musikalischer Sicherheit erfordert, auf der Grundlage des (internalisierten) Metrums bei ständig wechselndem Tempo auch noch die Rhythmik zu beachten. Eine ausgeprägtere Flexibilität im musikalischen Bereich konnte mit einem höheren Ausmaß an emotionaler Expressivität in Zusammenhang gebracht werden, was darauf schließen lässt, dass mit der musikalischen Flexibilität, also der Fähigkeit zur raschen musikalischen Orientierung (rezeptiv und produktiv) eine generellere Fähigkeit der Probanden zutage tritt.

Die Notwendigkeit zur raschen Orientierung wird von Gembris (1994) in einem Konzept der Orientierung als Element einer psychologischen Theorie der Musikrezeption entwickelt, welches auch für den vorliegenden Kontext der musikalischen (Re-)Produktion Erklärungsansätze bietet. Der Ausgangspunkt ist Gembris Kritik, dass kognitive Theorien der Musikrezeption wesentliche Aspekte beim Musikhören (wie emotionales Erleben) unberücksichtigt lassen (ebd. 102). Mit dem Konzept der Orientierung sieht Gembris eine Möglichkeit, kognitive, emotionale, soziale, situative und sensomotorische Aspekte des Musikhörens und -erlebens auf eine „gemeinsame funktionale Grundidee" (ebd. 102) beziehen zu können. Grundlegend für seine Ausführungen ist unter anderem die Annahme, dass Musik unmittelbar Orientierung vermitteln könne und dadurch ein anthropologisches Grundbedürfnis nach Sicherheit befriedige. Für die vorliegende Studie ist von besonderem Interesse, dass auch den sensomotorischen Aspekten des Musikhörens eine wesentliche Rolle bei der Vermittlung von Orientierung zusprochen wird (ebd. 103). Das Konzept der Orientierung wird vor dem Hintergrund und zugleich in Abgrenzung von der von Kreitler und Kreitler (1980) entwickelten allgemeinen psychologischen Theorie der Künste entworfen, doch stellt Gembris (1994: 108) nicht eine „längerfristige Orientierung" für den Kunstgenuss in den Vordergrund, sondern hebt eine „unmittelbare Orientierung" (ebd.) hervor und formuliert folgende Grundthese:

> „Jedes Musikhören erfüllt in der Regel momentane Bedürfnisse des Hörers und bietet ihm unmittelbare Gratifikationen. Ein maßgeblicher Teil dieser Gratifikationen besteht in der Vermittlung von unmittelbarer Orientierung, die wiederum (temporär) ein fundamentales Sicherheitsbedürfnis erfüllt." (Gembris 1994: 108)

Musik soll auf verschiedenen Ebenen das Bedürfnis nach Orientierung und Sicherheit befriedigen können. So diene Musik selbst als Gegenstand zur Orientierung und Fokussierung der Ausmerksamkeit. Und durch das Herstellen von Bezügen zwischen der musikalischen Ebene und verschiedenen kognitiven, motorischen, sozialen und emotionalen Schemata könne der Zuhörer Sinnhaftigkeit genießen, wodurch ebenfalls Orientierung entstehe und durch das Sinnerlebnis zugleich das Bedürfnis nach kognitiv-emotionalem Halt befriedigt werde (ebd. 109). Auf sensomotorischer Ebene vermittele sich Orientierung vor allem präkognitiv durch die zeitliche Struktur, die Rhythmizität der musikalischen Ereignisse (ebd. 110). Dies bedeutet unter anderem, dass motorische Bewegungen zu rhythmischer Musik zum Teil unwillkürlich auftreten und somit der kognitiven Wahrnehmung akustischer Information vorausgehen. In diesem Zusammenhang sind unter anderem Synchronisationsstudien von Thaut et al. (1998) bedeutsam, bei denen adaptives Synchronisationsverhalten auch bezüglich solcher Temposchwankungen eines Stimulus auftritt, die unterhalb der Wahrnehmungsschwelle liegen, und somit auf subkortikale Prozesse zurückzuführen sind. Repp (2002) verweist ebenfalls darauf, dass die rasche Adaption der Tapping-Periodizität an zeitliche Abweichungen aufgrund von unbewusster, interner Phasenkorrektur geschehe. Gembris (1994: 111) geht für diese Verknüpfung von Motorik und Rhythmik von einer hirnphysiologischen Basis aus, die durch eine enge Verbindung der Hörbahn mit den motorischen Nervenbahnen bedingt sei, und postuliert, dass der durch musikalische Rhythmuswahrnehmung und motorische Mitbewegung erzeugte Lustgewinn vor allem auf der orientierungsstiftenden Wirkung des musikalischen Rhythmus basiere.

Unter der Annahme, dass auch die musikalische Synchronisation zum Stimulus der vorliegenden Studie teilweise unwillkürlich verläuft, ließe sich erklären, warum alle Probanden in gewissem Ausmaß zu einer Synchronisation mit dem musikalischen Stimulus in der Lage waren. Aufgrund der raschen Tempowechsel waren die Probanden jedoch in eine Situation ständig neuer Orientierungslosigkeit gebracht, in der einzig die betonten Zählzeiten als Orientierungspunkte dienten. Die enge Beziehung der von den Probanden gebildeten Periodenlängen mit den metronomischen Tempi des Stimulus unterstützt unter anderem diese Orientierung am Metrum. Die Tempowechsel sowie das gesamte experimentelle Setting haben jedoch sicher zum einen eine starke aufmerksamkeitsfokussierende Wirkung auf die Probanden, so dass nicht nur von unbewussten motorischen Prozessen, sondern auch von kognitiven Prozessen bei der musikalischen Synchronisation ausgegangen werden muss. Zum anderen wird die akustische „Orientierungslosigkeit" vermutlich unterschiedlich emotional von den Probanden bewältigt. Wie Gembris vermutet, werde unmittelbare Orientierung in Musik von unterschiedlichen Hörern in unterschiedlichem Ausmaß benötigt (ebd. 117). Der beobachtete enge Zusammenhang zwischen musikalischer Tempoflexibilität und emotionaler Expressivität scheint diese Annahme zu bestätigen: Probanden mit gehemmter Expressivität zeichnen sich in ihrem musikalischen Verhalten vor allen durch ein Festhalten am Metrum des musikalischen Stimulus aus, was in Gembris Sinne als ein höheres Bedürfnis nach Orientierung und Sicherheit interpretiert werden kann. Expressivere Probanden scheinen hingegen besser in der Lage zu sein, sich rasch musikalisch zu orientieren, was ihnen vermutlich die Loslösung vom reinen Mitschlagen des Metrums und die Hinwendung zur musikalischen Umsetzung der rhythmischen Bewegung des Stimulus ermöglicht. Dieses Verhalten kann als Ausdruck eines Ausprobierens neuer, alternativer Handlungsoptionen angesehen werden bzw. als ein Austesten der eigenen Verhaltensspielräume.

Generell lässt sich schließen, dass in dem musikalischen und damit auch körperlich-muskulären Nach- bzw. Mitvollziehen einer rhythmischen Tonfolge durch die zeitliche Strukturierung das Erleben von Orientierung ermöglicht wird und damit vermutlich ein grundlegendes Bedürfnis befriedigt wird.

17.2.3. Muskulär-emotionale Verschränkung

Die beobachtete enge Beziehung zwischen musikalischer Flexibilität und emotionaler Expressivität findet bei Schmerzpatienten ihre Entsprechung in körperlicher Hinsicht. Denn der wissenschaftlich belegte erhöhte Muskeltonus (u.a. Adler 2003, Traue 1998, Spintge 2000) bedeutet bezüglich dem körperlich-gestischen Emotionsausdruck an sich schon einen gewissen, rein muskulären Variabilitätsverlust. In Analogie zu unwillkürlichen motorischen Reaktionen gegenüber akustischen Reizen kann mimisch-gestische Expressivität ebenfalls als teilweise unwillkürliche motorische Reaktion auf emotionale Reize verstanden werden. Im Konzept der Basisemotionen wird entsprechend von einer angeborenen Fähigkeit zum Emotionsausdruck ausgegangen (Traue 1998: 37), die automatisch abläuft und mit unwillkürlichen expressiven und physiologischen Veränderungen verbunden ist (Ekman 1994: 17). Die *facial-feedback*-Hypothese besagt, dass die expressive Muskelaktivität wiederum durch Rückkoppelung das subjektive emotionale Erleben beeinflusse (Traue 1998: 31). Nach einer „motorischen Theorie des Bewusstseins" (Harrer und Harrer 1978: 37) sei jede psychische Reaktion mit Veränderungen muskulärer Spannungsverhältnisse verbunden, und mit dem Begriff „Myopsyche" (ebd.) wird entsprechend verdeutlicht, dass Motorik zugleich Psychomotorik, Ausdruck des Erlebens und der Persönlichkeit ist, so dass „Änderungen des psychischen Gleichgewichts und Änderungen des myokinetischen Gleichgewichts [...] zwei Erscheinungsformen ein und desselben individuellen Vorgangs" sind (ebd. 38). Harrer und Harrer (ebd. 40) berichten von Studien, in denen sich der motorische Reflex der Achillessehne in Abhängigkeit von Musik bzw. der affektiven Reaktion der Probanden auf Musik zeitlich verändert und sich ebenfalls die Bewegung beim Bedienen eines Hebels in Bezug auf Krafteinsatz und Tempo mit der dargebotenen Musik verändert, obgleich diese beiden Parameter bewusst konstant gehalten werden sollten. Muskuläre Aktivität lässt sich auch dann nachweisen, wenn Probanden explizit aufgefordert sind, sich beim Musikhören nicht zu bewegen (Harrer und Harrer 1977: 213f.). Genutzt wird der musikalisch-muskuläre Zusammenhang unter anderem in der neurologischen Rehabilitation zur psychomotorischen Bahnung (Thaut et al. 1997). Hökelmann et al. (2000) finden zudem in einer Studie zur Beziehung von kinetischen und akustischen Ereignissen, dass auch die musikerzeugenden Bewegungen eines Pianisten die musikgestaltenden Bewegungen einer Tänzerin beeinflussen.

Musik scheint unmittelbar auf muskuläre Prozesse einwirken zu können, wobei dem temporalen Aspekt von musikalischen und körperlichen Bewegungen besondere Bedeutung zukommt. Der Zusammenhang von Musik und körperlicher Bewegung ist Gegenstand vielfältiger musikpsychologischer Studien (vgl. Abschnitt 2.2), die unter anderem im Kontext früher Ausführungen von beispielsweise Hornborstel (1903/1986), Becking (1928) und Truslit (1938) zum Verständnis von Bewegungserfahrung als Grundlage des musikalischen Erlebens zu interpretieren sind. Bereits Hausegger (1887) begreift in polemischer Abgrenzung zu Hanslick (1854) Lautäußerungen – und damit auch musikalische Äußerungen – als „hörbar gewordene Muskelbewegungen, hörbare Geberden" (Hausegger 1887: 34). Friberg und Sundberg (1997) stützen frühere Studien zur Analogie von musikalischem Ritardando und körperlicher Bewegungsverzögerung und verdeutlichen, dass für die Antizipation des Zielpunktes einer Körperbewegung ein strukturierter Verlauf kinetischer Energie entscheidend sei, was analog auch für musikalische Bewegungsabläufe als wesentlich angesehen werde. Obgleich Motte-Haber (1996: 59) verdeutlicht, dass eine schlichte „Eindrucks-Ausdrucks-Verschränkung" ohne Berücksichtigung kognitiver Prozesse nicht hinreichend sei, betont sie dennoch, dass „das mitempfindende Verstehen und das intellektuelle Durchdringen musikalischer Phänomene nur graduell voneinander unterschieden sind" (ebd.).

Da also einerseits Emotionserleben und muskuläre Aktivität eng zusammenhängen und andererseits musikalisches und muskuläres Erleben aneinander gekoppelt sind, erscheint die körperliche Erfahrung von musikinduzierten muskulären Spannungsverläufen als ein Bindeglied zur emotionalen Wirksamkeit von Musik. Unterliegt der Ausdruck von Emotionen nun psychisch bedingten und muskulär manifestierten Hemmungen (wie bei chronischer Schmerzerkrankung), so erscheint der Versuch eines musikalischen Emotionsausdrucks (und -eindrucks) mit entsprechenden körperlichen Erfahrungen als geeigneter Weg zur psychophysischen Spannungslösung und Erweiterung der emotionalen Erlebnisfähigkeit und kann möglicherweise in Analogie zur mimischen Rückkoppelung als „musikalische Rückkoppelung" bezeichnet werden. Die Dreierverbindung von Körper–Musik–Emotion findet ihren umfassenden Ausdruck im Tanz und wird entsprechend bei tanztherapeutischen Verfahren psychotherapeutisch genutzt. Der körperlich-gestische Mitvollzug musikalisch-expressiver Bewegungen erscheint neben den funktionalen Musizierbewegungen somit als eine emotional wirkende Möglichkeit, die verstärkt auch im musiktherapeutischen Kontext genutzt werden sollte – zumal bei der Behandlung von Schmerzpatienten, da ihre gehemmte Expressivität sich körperlich-muskulär, musikalisch und emotional-expressiv manifestiert.

In diesem Zusammenhang sei auch auf das Potential rezeptiver musiktherapeutischer Verfahren verwiesen, in denen ein innerer Mitvollzug der dargebotenen Musik zur emotionalen und muskulären Spannungslösung genutzt wird (u.a. Schwabe 1987, 1991). Durch eine zusätzliche Verkörperung (also muskuläre Umsetzung) der musikalischen Bewegungen ließe sich der therapeutische Effekt rezeptiver Verfahren vermutlich steigern. Doch nicht nur im psychotherapeutischen Kontext sollte dem körperlich-gestischen Mitvollzug von musikalischen Spannungsverläufen ein höherer Stellenwert eingeräumt werden, sondern auch im musikpädagogischen Bereich, wie dies beispielsweise von Pierce (2003) mit ihrem Konzept einer *reverberation* (dem „Widerhall" körperlicher Spannungsverläufe in musikalischen) umgesetzt wird. Der emotionale Gehalt einer musikalischen Phrase oder Geste wird sich für den musikalisch Auszubildenden vermutlich leichter erschließen und musikalisch umsetzen lassen, wenn diese zunächst verkörperlicht und somit eine muskulär-motorische und zugleich psychische Repräsentation des Bewegungsablaufs etabliert wird.

17.2.4. Physikalische Kräfte als „musical forces"

Mit der vorliegenden Studie wurde verdeutlicht, dass Hemmungen im nonverbalen emotionalen Expressionsverhalten, die mit emotionalen und muskulären „Erstarrungen" in Verbindung gebracht werden können, ihre Entsprechung im musikalisch (re-)produktiven Verhalten zeigen. Es wurde diskutiert, dass die zeitliche Strukturierung ein wesentliches Merkmal von Musik ist, das zur Orientierung und dem Gefühl der Sicherheit beitragen kann. Wie Gembris (1994) so gehen auch Todd et al. (2002) von einer neuronalen Verbindung akustischer und motorischer Bereiche der Informationsverarbeitung aus und entwerfen eine sensomotorische Theorie der Tempo- und Pulswahrnehmung, die den Körper, sein motorisches System sowie die sensomotorische Integration berücksichtigt.

Die Analogie zwischen musikalischen und körperlichen Bewegungen muss neben der zeitlichen Komponente auch die räumliche Komponente von Bewegung beachten. So werden bei Bewegungen physikalischer Körper zu bestimmten Zeitpunkten spezifische Raumpunkte durchschritten, wobei verschiedene Kräfte (wie Gravitation) auf den Körper einwirken. Larson (2002, 2003) überträgt diese physikalischen Kräfte auf die Musik und geht davon aus, dass musikalische Bewegung metaphorisch aufgrund von physikalischen Bewegungserfahrungen als von diesen Kräften beeinflusst wahrgenommen werde. Musik werde somit als absichtsvolle physikalische Bewegung empfunden, und dieses *hearing as* (Larson 2002: 352) stelle eine Quelle für expressive Bedeutungen von Musik dar.

> „The theory of musical forces suggests that our experience of musical motion is analogous to our experience of physical motion. Regardless of whether or not we are consciously aware of physical forces, we experience their constant shaping of physical motions. Likewise, regardless of whether or not we are consciously aware of musical forces, we experience their constant shaping of musical motions. And just as we can quantify the interaction of physical forces, we can quantify the interaction of musical forces." (Larson 2002: 376)

Gembris (1994: 113) verweist ebenfalls darauf, dass neben Rhythmik auch Melodik sensomotorische Erfahrungen beinhalte, da sie eine Wahrnehmung hinsichtlich Raum- und Körpervorstellungen ermögliche. Eine Analyse zum Regulationsverhalten von Hörern auf der Suche nach einem angemessen Tempo für dargebotene Musik (Auhagen und Busch 1998) konnte ebenfalls musikalische Merkmale ausfindig machen, die den Hörern vermutlich als Anhaltspunkte dienen und auf eine Verschränkung räumlicher und zeitlicher Aspekte bei der Musikwahrnehmung hinweisen (Busch 1999). Entscheidungen bezüglich des musikalischen Tempos scheinen dabei nicht nur anhand der musikalischen Struktur gefällt zu werden, sondern vielmehr aufgrund von psychologischen Prozessen im Sinne einer perzeptuellen Kompensation. Drake (1993a) formuliert entsprechend eine *perceptual hypothesis* (ebd. 108) für Timing-Variationen in der Musik, die im Gegensatz zur *musical expression hypothesis* (ebd. 107) keine willentliche musikalische Gestaltung darstellen, sondern auf Wahrnehmungsphänomenen basieren. So lässt sich beispielsweise bei dem beschriebenen Hörerexperiment (Auhagen und Busch 1998) die Beschleunigung des musikalischen Tempos bei großen melodischen Abständen als kompensatorische Reaktion begreifen, da mit der Zunahme des melodischen Intervalls die Wahrnehmung des zeitlichen Abstandes zwischen den Tönen steigt (musikalischer *Kappa*-Effekt, Shigeno 1986, Crowder und Neath 1994). Psychologische Prozesse, die im Sinne eines *bottom-up*-Vorganges (Repp 1995) zur Wahrnehmung der musikalischen Struktur überhaupt erst befähigen, müssen somit neben *top-down*-Prozessen für das musikalische Erleben und Gestalten als bedeutsam erachtet werden (Penel und Drake 1997).

Obgleich die Probanden der vorliegenden Studie grundsätzlich denselben physikalischen Kräften bei Körperbewegungen ausgesetzt sind und somit die beschriebenen *musical forces* möglicherweise auch Anteil an deren musikalischer Wahrnehmung haben, konnte dennoch gezeigt werden, dass ein als erstarrt zu bezeichnender Körperbezug sowie gehemmte Expressivität sich auch im musikalischen Bereich niederschlagen (s.a. Hoffmann 1997, 2003). Individuelle Bewegungserfahrungen haben somit vermutlich Auswirkungen auf grundlegende perzeptuelle Prozesse und scheinen im Sinne von *bottom-up*-Vorgängen das musikalische Verhalten zu beeinflussen.

17.2.5. Musikwahrnehmung und „embodied cognition"

In den letzten Jahren wurde dem Körper in verschiedenen wissenschaftlichen Kontexten (z.B. Philosophie, Soziologie, Anthropologie und Feministische Theorie) eine wachsende Aufmerksamkeit zuteil (Csordas 1994). Auch in Psychologie und Kognitionswissenschaften wird zunehmend die Bedeutung des körperlichen Verhaltens und Körpererlebens für Wahrnehmung und Kognition betont, was sich auch bei Gardner (1983) zeigt, der eine spezifische körperlich-kinästhetische Intelligenz annimmt. Diese körperliche Intelligenz zeichne sich durch die Fähigkeit zum hochdifferenzierten, expressiven und zielgerichteten Körpereinsatz aus (ebd. 206). Gardner verweist bereits darauf, dass Psychologen von einer engen Beziehung zwischen Körpergebrauch und anderen kognitiven Fähigkeiten ausgehen (ebd. 208). Grundlegende

Aspekte einer Annahme von *embodied cognition* finden sich bei Lakoff und Johnson (1999: 43), die von einer Wechselwirkung der Struktur mentaler Prozesse und der Struktur physikalischer Verkörperungen ausgehen. Kognition wird somit nicht mehr als interne Repräsentation einer objektiven externen Realität angesehen, sondern als *embodied action* (Varela et al. 1991: 172).

> „By using the term *embodied* we mean to highlight two points: first, that cognition depends upon the kinds of experience that come from having a body with various sensorimotor capacities, and second, that these individual sensorimotor capacities are themselves embedded in a more encompassing biological, psychological, and cultural context. By using the term *action* we mean to emphasize once again that sensory and motor processes, perception and action, are fundamentally inseparable in lived cognition." (Varela et al. 1991: 172f.)

Übertragen auf die musikalische Wahrnehmung geht Iyer (2002) davon aus, dass es kulturelle Unterschiede bezüglich der musikalischen Organisation, Produktion und Kognition gebe, die wesentlich auf sozio-kulturell bedingte unterschiedliche Gewichtungen des Körpers und seinen Bewegung beim Musizieren gründen (ebd. 388). Im Rahmen einer *embodied music perception* (ebd. 391) wird unter anderem auf die *sensory-motor theory* von Todd (1999; Todd et al. 2002) Bezug genommen, nach der musikalische Pulswahrnehmung nicht einen passiven Prozess darstellt, sondern als *sensory-guided action* (Todd 1999: 119) zu verstehen sei, bei der dieselben Prozesse wie bei einer Körperbewegung involviert seien. Der Körper vermittelt somit nicht mehr zwischen äußerer und innerer Welt, sondern körperliche Aktivität selbst wird als Kognition angesehen, wobei dem situativen Kontext des Körpers eine wesentliche Rolle zugesprochen wird (Lopez Cano 2003). Dies bedeutet, dass das jeweils gegebene sozio-kulturelle und situative Umfeld des Körpers interpretative Konsequenzen hat (*embodied standpoints*, Csordas 1994: 2), wie auch im Rahmen von *Gender Studies* betont wird. Das Verständnis von Körper und sogar das biologische Geschlecht wird hierbei als sozio-kulturelle Konstruktion begriffen (Butler 1995).

Im vorliegenden Kontext führt dies zu der Annahme, dass Männer und Frauen auf unterschiedliche Weise von ihrem sozio-kulturell konstruiertem Körpererleben auch in der musikalischen Wahrnehmung beeinflusst werden. Die beobachteten geschlechtsspezifischen Differenzen hinsichtlich der musikalischen Tempoflexibilität liefern hierfür jedoch keine ausreichenden Anhaltspunkte. Detaillierte Studien zur Relevanz von *embodied cognition* für die musikalische Perzeption und Produktion erscheinen jedoch als fruchtbar.

Aufgrund der angenommenen Bedeutung des Körpers für die Musikwahrnehmung ist es naheliegend, solche Studien mit Personen durchzuführen, deren körperliches Erleben sich in besonderer Weise gestaltet, wie beispielsweise bei chronisch Schmerzkranken (Jackson 1994, Hillecke 2002). Tadday (2004) argumentiert entschieden für eine ästhetische Reflexion über den Körper, da ästhetische Erfahrungen des Körpers als grundlegend nicht nur für den Bereich der populären Musik angesehen werden.

> „Es geht ganz und gar nicht um die *Unter*bindung des rational Objektiven, sondern um die *An*bindung des emotional Subjektiven, um die Koppelung der individuellen Körperlichkeit und der affektiven Sinnlichkeit der ästhetischen Erfahrung an die kognitiven erkenntnisleitenden Interessen im ästhetischen Diskurs." (Tadday 2004: 404)

17.3. Darstellung zeitlicher Komponenten

17.3.1. Inneres Tempo und Therapie

Für die musiktherapeutisch behandelten Schmerzpatienten haben die Studienergebnisse gezeigt, dass die musikalische Synchronisation zu dem akustischen Stimulus mit dem bevorzugten Tempo der Schmerzpatienten beim Fingertapping zusammenhängt. Probanden mit einem höheren bevorzugten Tapping-Tempo erbrachten somit ihre maximale Synchronisationsleistung bezüglich des zeitlichen Mikrobereichs (Timingperformance) bei einem höheren Stimulus-Tempo. Zudem hängen die bevorzugten Tapping-Tempi auch positiv mit den aufgrund der Berechnungen angenommenen Dauern der gebildeten Periodizitäten zusammen (höheres Tapping-Tempo, kürzere periodische Einheiten).

Aus diesen Befunden lassen sich konkrete Hinweise für die musiktherapeutische Praxis ableiten. Denn in dem experimentellen Setting wurde das bevorzugte Tapping-Tempo, das zugleich der spontanen Geschwindigkeit des Fingertappings entsprach, als Ausdruck eines inneren Tempos interpretiert, also als wahrnehmbarer Ausdruck der Geschwindigkeit eines hypothetischen internen Zeitgebers bzw. des allgemeinen Aktivitätsniveaus, das sich beispielsweise auch in der Geh- oder der Sprechgeschwindigkeit eines Menschen veräußerlicht. Dass sich nun dieses innere Tempo in der Bewältigung der experimentellen musikalischen Aufgabe niederschlägt, gibt Anlass zur Annahme, dass Probanden im Bereich ihres persönlichen inneren Tempos eine besondere Leistungsfähigkeit und Aufnahmebreitschaft zeigen, zumal es sich um die Wahrnehmung und (Re-)Produktion von zeitlich strukturierten Ereignissen handelt.

Tapping-Studien mit gesunden und psychiatrischen Probanden (Perilli Giordanella 1995, Giordanella 1993) heben ebenfalls die Bedeutung eines bevorzugten Tempos hervor (von Perrilli als *subjective tempo* bzw. *tempo soggetivo* bezeichnet). Subjektives Tempo wird dabei als eine persönliche, auf neurophysiologischer Basis aufgebaute Konstruktion angesehen, die zur internen Organisation von kognitiven und emotionalen Prozessen sowie zur Anpassung an externe Bedingungen genutzt werde (Perilli Giordanella 1995: 108). Perrilli findet unter anderem, dass psychiatrische Probanden beim spontanen Tapping mit höherer Intensität auftippen und bei der Synchronisation zu vorgegebenen Accelerandi und Ritardandi ihr Tapping-Verhalten weniger graduell verläuft als bei gesunden Probanden (ebd. 106).

> „[...] subjective tempo is considered necessary to schema to perceive internal and external reality [...]. The results of this study seem to indicate that temporal schema of nonpsychiatric group was more adaptive and articulated to differentiate situations and tasks, while the temporal schema showed by psychiatric group seemed more rigid and less adaptive to different situations." (Perilli Giordanella 1995: 107)

Temporale und rhythmische Elemente von Musik sollen entsprechend nicht nur diagnostisch genutzt werden können, sondern „in musical embodied experiences, patients could re-structure their schema of subjective tempo to more successfully interact with their physical, psychological, and social environment" (ebd. 108).

Die musiktherapeutische Relevanz eines inneren bzw. subjektiven Tempos verdeutlicht auch Sagj (2002). Sie untersucht Patienten mit seniler Demenz und beschreibt, dass es zur erfolgreichen therapeutischen Kontaktaufnahme notwendig sei, das innere Tempo der Patienten im musikalischen Angebot aufzunehmen, indem auf den sichtbaren Ausdruck des inneren Tempos (rhythmisch-periodische Bewegung der Patienten) rekurriert wird. Anhand von EEG-Untersuchungen gelangt Sagj sogar zu der Schlussfolgerung, dass das subjektive Tempo effektiv zur Revitalisierung von Gehirnfunktionen genutzt werden könne (ebd.).

Diese Forschungsergebnisse sowie die Ergebnisse der vorliegenden Studie führen somit zu der Empfehlung, bei musiktherapeutischer Schmerzbehandlung sowie generell im Rahmen von Musiktherapie durch einfache Tapping-Aufgaben bzw. durch aufmerksame Beobachtung der Patienten auf deren aktuelles inneres Tempo zu schließen, um in diesem Tempobereich eine musikalische Kontaktaufnahme zwischen Musiktherapeut und Patient anzubieten. Vermutlich wird dieser subjektiv bevorzugte Tempobereich eine bessere musikalische Orientierung und damit das Gefühl der Sicherheit beim Patienten erhöhen, wodurch die musikalische Kontaktaufnahme mit dem Musiktherapeuten erleichtert würde. Von dem inneren Tempo ausgehend kann dann durch gezielte Übungen die musikalische Flexibilität gefördert werden.

17.3.2. Psychische Modifikation von Zeiterleben

Die klinische Erfahrung einer Wechselwirkung zwischen chronischer Schmerzerkrankung und Depression wird als offensichtlich, nicht aber notwendig beschrieben (Flor und Birbaumer 1993: 104), denn lediglich etwa 18% der Patienten mit chronischer Schmerzerkrankung können als klinisch depressiv klassifiziert werden (Craig 1999: 338). Sowohl reaktive (neurotische) als auch endogene (psychotische) Depression werden mit Schmerzerkrankungen in Verbindung gebracht (Adler 2003: 332f.), wobei die Frage nach der Kausalität dieses Zusammenhangs ungeklärt ist. In der vorliegenden Studie wurde Depression nicht explizit, sondern als eine psychologische Komorbidität chronischer Schmerzerkrankung neben anderen (Angst und Drogenmissbrauch) erhoben. Es haben sich bei der Musiktherapiegruppe zu Beginn der Musiktherapie erhöhte psychologische Belastungen durch die Schmerzerkrankung gezeigt, jedoch für die Gesamtgruppe keine relevanten Veränderungen im Verlauf der Therapie ergeben. Hillecke (2002: 184) gelang hingegen die Feststellung einer reliablen relativen Reduktion der psychologischen Komorbiditäten Angst und Depression durch musiktherapeutische Schmerzbehandlung. Da sich bei den Schmerzpatienten der vorliegenden Studie signifikant niedrigere bevorzugte Tapping-Tempi gegenüber den gesunden Probanden ergeben haben, stellt sich die Frage, inwieweit der Zusammenhang von chronischer Schmerzerkrankung und Depression für diesen Befund Erklärungsansätze bietet. Hierzu sei auf verschiedene Forschungsergebnisse rekurriert, in denen Depression mit Veränderungen des zeitlichen Erlebens in Zusammenhang gebracht wird – vor allem bei endogener und weniger bei neurotischer Depression.

Münzel (1993) verdeutlicht in einer Folge kontrollierter experimenteller Studien, dass das zeitliche Erleben (nicht nur) von Depressiven sich als sehr komplex darstellt und unter anderem nach Dauer und Inhalt (gefüllt; leer) des zu schätzenden Zeitintervalls, der experimentellen Erhebungsmethode ([re-]produktiv, verbal) sowie der Aufgabenstellung (prospektiv, retrospektiv) zu differenzieren ist. Es wird unterschieden zwischen Studien zur Zeitwahrnehmung, die sich auf Zeitintervalle innerhalb der psychischen Präsenzzeit beziehen, Studien zur Zeitschätzung, bei denen das zu schätzenden Zeitintervall oberhalb der psychischen Präsenzzeit liegt, sowie Studien zum Erleben der subjektiven Geschwindigkeit des Zeitablaufs, die größere Zeiträume (Minuten, Stunde) umfassen.

Für den Bereich der Zeitwahrnehmung stellt Münzel (ebd. 99, 128f.) in einer Produktionsaufgabe Unterschätzungen der kurzen Zeitintervalle (unter 5 Sekunden) fest. Unter der Annahme einer Beeinflussung der Zeitwahrnehmung durch einen internen Zeitgeber und einer Widerspiegelung der Geschwindigkeit eines solchen Zeitgebers im bevorzugten Tapping-Tempo der vorliegenden Studie ließe sich folgern, dass ein niedriges Tapping-Tempo zu einer Unterschätzung der Zeitintervalle führt, da weniger Zeitgeberimpulse in das zu schätzende Zeitintervall fallen. Allerdings kann Münzel die berichteten Unterschätzungen nur bei stark endogen Depressiven beobachten, während in der vorliegenden Studie eher von reaktiver Depression bzw. depressiver Verstimmung der Schmerzpatienten auszugehen ist.

Hinsichtlich der Zeitschätzung von Intervallen außerhalb der psychischen Präsenzzeit zeigen sich bei Mundt et al. (1998) in einer kontrollierten Studie deutliche Zeitdehnungseffekte bei Depressiven, was auch Münzels Studien bestätigen, doch wird darauf verwiesen, dass die beobachteten Überschätzungen von der experimentellen Situation beeinflusst werden (Münzel 1993: 132). Möglicherweise zeigen sich entsprechende Überschätzungen auch bei den Schmerzpatienten der vorliegenden Studie in Bezug auf die Aufgaben, 30 Sekunden mit einem Finger aufzutippen. Falls diese Dauer von 30 Sekunden von den klinischen Probanden überschätzt wird, könnten die niedrigeren Tapping-Tempi eventuell als Ausdruck einer geringeren Anstrengungsbereitschaft und Schonung vor Überforderung gedeutet werden, weshalb entsprechend das Zeitintervall mit weniger Fingertappings ausgefüllt wird als von gesunden Probanden.

Am plausibelsten erscheint jedoch der Zusammenhang zwischen psychisch modifiziertem Zeiterleben und dem Tapping-Tempo bezüglich der subjektiven Geschwindigkeit des Zeitablaufs. Experimentelle Befunde erweisen sich diesbezüglich als sehr konsistent. Mundt et al. (1998) verdeutlichen, dass bei depressiven Probanden im Erleben sowohl hinsichtlich der vergangenen als auch der kommenden Stunde Zeitdehnungseffekte vorliegen (ebd. 42f.). Für die Antizipation der kommenden Stunde ergibt sich zudem ein Zusammenhang zwischen Zeitdehnung und Retardierung, die durch einen Aufmerksamkeits-Belastungstest erhoben wird (ebd. 42). Es wird eine Entfremdung des Zeiterlebens und weniger eine neurophysiologische „Werkzeugstörung" (ebd. 44) für diesen Zeitdehnungseffekt angenommen und für ein Aktivierungstraining im Kontext von Psychotherapie plädiert (s.a. Mundt 1998). Münzel (1993) gelangt aufgrund ihrer experimentellen Studien zu entsprechenden Ergebnissen und konstatiert:

„Das von Depressiven berichtete langsame Vergehen der Zeit scheint
vor allem darauf zu beruhen, daß die Patienten den Zeitablauf in
verstärktem Maße registrieren. Es gelingt ihnen nicht mehr, sich in
der gewohnten Weise zu beschäftigen; vielmehr warten sie darauf, daß
die Zeit vergeht. Dies wiederum läßt sich als Folge ihres motivational-
affektiven Zustands und ihres verminderten Antriebs sehen." (Münzel
1993: 135)

Das reduzierte Tapping-Tempo der Schmerzpatienten lässt sich in diesem
Sinne möglicherweise als Ausdruck einer generellen motivationalen Antriebsschwäche und Verlangsamung deuten, die als charakteristisch für Depressive
gilt (Hasenbring 1993: 88; Münzel 1993: 49) und durch den engen Zusammenhang von Depression, Introversion und chronischer Schmerzerkrankung
vermutlich auch als typisch für die klinischen Probanden der vorliegenden
Studie anzusehen ist.

Nach Emrich (1994) kann Depression als ein Mangel an Energie zur Ver-
gangenheitsbewältigung angesehen werden, als eine Unfähigkeit, sich der
„Herrschaft der Zeit" (Theunissen 1992) durch einen „kreativ-sortierenden"
Umgang mit der Vergangenheit zu widersetzen (Emrich 1994: 40). Es wird
auf die Bedeutung der Amygdala (der Mandelkernregion) zur Übersetzung
verschiedener somato-sensorischer Informationen in tieferliegende subkortikale Strukturen mit ihrerseits affektiven Funktionen verwiesen (ebd. 47) und
argumentiert, dass vergangene Erlebnisse in kortikalen und hippocampalen
Strukturen als Regularitäten (als Weltbilder) gespeichert werden, denen der
Depressive aufgrund von mangelnder Vermeidungsaktivität hilflos ausgelie-
fert sei. Depression wird entsprechend als *trapped emotion* (ebd. 50) und ma-
gelnde Flexibilität beschrieben. Nach Emrich kann Depression jedoch durch
„das Flexibelwerden der Konzeptualisierungssysteme gegenüber den 'stored
regularities' der Gedächtnisstrukturen" (ebd. 49f.; den aus der Vergangenheit abgeleiteten Weltbildern) überwunden werden, indem die Entwicklung
kreativer Verhaltensoptionen gefördert wird. Im Sinne eines imaginierten
Bewältigens von vergangenen Situationen mittels alternativer Verhaltensweisen soll ein bewusstes Vergessen zur Auflösung der Depression führen
(ebd. 51f.). Depression scheint sich somit in zweifacher Hinsicht als zeitli-
ches Problem darzustellen: zum einen durch das Erleben von gedehnter Zeit
aufgrund eines verminderten Antriebs, zum anderen durch das Erstarren in
der Vergangenheit aufgrund mangelnder Bewältigungsstrategien sowie unzureichender Flexibilität und Kreativität bezüglich alternativer Handlungsoptionen.

Der aus der Depressionsforschung berichtete dysfunktionale Umgang mit
Zeit in Form von Fixierung auf Vergangenes und unzureichender Flexibilität

zur Vorstellung bzw. Umsetzung alternativer Verhaltensoptionen lässt sich unmittelbar in den grundlegenden Annahmen des „Heidelberger Modells" wiederfinden. Denn mit dem Konzept der „erstarrten Bezugskorrelate" (Hillecke 2002: 94ff.) wird ein solches Festhalten an konflikthaften Beziehungen beispielsweise zum eigenen Körper oder zum sozialen Umfeld beschrieben sowie eine Unfähigkeit, alternative Handlungsstrategien zur Bewältigung eines Konflikts zu entwerfen. Die Studienergebnisse haben die musiktherapeutische Vermutung gestützt, dass „emotionale Starrheit" und „gehemmte Expressivität" ihre Entsprechungen im musikalischen Bereich haben. Somit erscheint der Ansatz plausibel, über eine musikalische Flexibilisierung eine emotionale Flexibilisierung herbeizuführen und eine Erweiterung von Verhaltensoptionen durch musikalisches Probehandeln (imaginiertes, musikalisch symbolisiertes Handeln) zu erlangen, wie es auch als Behandlungsstrategie bei depressiven Patienten empfohlen wird (Emrich 1994: 51).

Für die Entfremdung des Zeiterlebens (Mundt et al. 1998: 44) mit der dadurch bedingten gedehnten Zeitwahrnehmung kann ebenfalls eine Analogie zu Patienten mit chronischen Schmerzen gezogen werden, da die zeitliche Strukturierung bei Menschen zu einem großen Ausmaß durch soziale Kontakte erfolgt (Aschoff 1994: 12). Schmerzpatienten sind jedoch vielfach nicht mehr zur Ausführung ihrer beruflichen Aufgaben in der Lage und ziehen sich zunehmend aus dem sozialen Leben zurück. Die beobachtete Zunahme an Introversion und Depression (Phillips und Gatchel 2000, Weisberg und Keefe 1997) könnte somit auch als eine unzureichende Synchronisation mit der sozialen Umwelt angesehen werden, die eine gestörte innere Ordnung zur Folge hat, was nach Aschoff (1994: 14) nicht nur Symptom, sondern Ursache verschiedener psychiatrischer Erkrankungen sei.

Hoffmann (2003) findet im musikalischen Bereich eine Entsprechung für das von Emrich (1994) in Bezug auf Depressive beschriebene Festhalten an der Vergangenheit „ohne kreative Wahlmöglichkeit und freie Optionen für zukünftiges intentionales Handeln" (ebd. 40). Hoffmanns Analysen der musikalischen Äußerungen von Patienten im Rahmen von Musiktherapie in Bezug auf Phrasierung haben ergeben, dass kaum zielgerichtete Aktivitäten und zeitliche Gestaltungen auszumachen sind, sich aber im therapeutischen Verlauf zunehmend Ansätze zur musikalischen Phrasenbildung zeigen. Insgesamt heben diese Ausführungen somit hervor, wie bedeutsam der Aspekt zeitlicher Strukturierung und Flexibilität für das psychische Wohlbefinden und die soziale Handlungsfähigkeit ist, weshalb Musik als zeitlich strukturiertes und vermutlich auch strukturierendes Phänomen im Kontext von Psychotherapie nicht zu unterschätzen ist.

17.3.3. Tapping und Pulsschlag

Die Studienergebnisse haben gezeigt, dass die einfache motorische Aufgabe des Fingertappings mit der komplexen Aufgabe der Synchronisation zu einem musikalischen Stimulus mit variablen Tempi in Zusammenhang steht, woraus sich Hinweise zu Fragen der musikalischen Zeitwahrnehmung ableiten lassen. Bei der Aufgabe, in einem persönlich bevorzugten Tempo mit dem Finger aufzutippen, hat sich als Median ein Inter-Tap-Intervall (ITI) von 554 Millisekunden ergeben. Diese mittlere bevorzugte Tapping-Geschwindigkeit stimmt mit Befunden anderer Studien überein. So hält Fraisse (1982: 153) ein ITI um 600 Millisekunden als repräsentativen Wert für die spontane Tapping-Aktivität, wobei jedoch von Abweichungen in einem Bereich zwischen 380 und 880 Millisekunden auszugehen sei. Dieses mittlere Tempo zeige sich auch bei dem bevorzugten Tempo von Tonfolgen (ebd.), so dass auf eine generelle Präferenz eines Tempos um IBI 600 Millisekunden verwiesen wird (u.a. Rötter 1997a: 160; Kopiez 1997: 109f.). Bereits Fraisse (1982: 156) verdeutlicht jedoch, dass als Basis für das spontan bevorzugte Tempo nicht die Frequenz des Herzschlages diene, sondern sich vielmehr Korrelationen zur Gehgeschwindigkeit zeigten. Iwanaga (1995a, 1995b) schlussfolgert hingegen aus Studien zum Zusammenhang von musikalischer Tempopräferenz und Herzschlag, dass musikalische Tempi in harmonischer Relation zum eigenen Herzschlag bevorzugt werden. Epstein (1985, 1995) geht ebenfalls von einem Grundpuls aus, der während einer gesamten Komposition wahrgenommen werden kann, da Tempowechsel „natürlicherweise" in kleinen ganzzahligen Proportionen zu einander stehen, was als universales *Tempo-Keeping-Phenomenon* bezeichnet wird (Epstein 1995: 359).

Obgleich in der vorliegenden Studie keine Relationen zwischen Pulsschlagfrequenz und bevorzugtem Tapping-Tempo errechnet wurde, weisen die Ergebnisse dennoch darauf hin, dass die Annahme eines positiven Zusammenhangs beider Variablen nicht zu stützen ist. Vielmehr hängt die Frequenz des Pulsschlags negativ mit dem bevorzugten Tapping-Tempo zusammen: Probanden mit einem höheren Puls weisen somit niedrigere bevorzugte Tapping-Tempi auf. Die beiden Variablen scheinen entsprechend nicht in demselben Verhältnis zu einem möglichen internen Taktgeber zu stehen, doch können sie auch nicht als unabhängig voneinander angesehen werden. Da Probanden mit einer höheren Pulsfrequenz die Tapping-Aufgabe unregelmäßiger durchführen, erscheint es naheliegend, dies als Ausdruck von Nervosität und Aufregung in der experimentellen Situation zu interpretieren. Eine erhöhte Aufregung kann aber bei den Schmerzpatienten erwartet werden, da diese generell eine größere Unsicherheit, geringere Expressivität und höhere psychologische Belastungen aufweisen. Entsprechend zeigen Schmerzpatienten gegenüber gesunden Probanden ein langsameres und unregelmäßigeres Tapping-Verhalten. Die Beziehung zwischen Pulsfrequenz und bevorzugtem Tapping-Tempo bzw. innerem Tempo stellt sich somit als vermittelt durch psychische Charakteristika dar. Bereits Treisman (1984) gelang es nicht, eine einfache positive Beziehung zwischen Erregung (gemessen als Alpha-Rhythmus mittels EEG) und der Frequenz eines hypothetischen internen Zeitgebers nachzuweisen. Das innere Tempo sollte somit als relativ stabil angesehen werden, während andere physiologische Variablen (wie die Pulsfrequenz) vermutlich stärkeren Schwankungen durch Erregung unterliegen.

17.3.4. Tapping und Musikausbildung

Die vorliegende Studie hat zu der Annahme geführt, dass psychische Krankheit mit einer (reversiblen) Verlangsamung des Tempos beim bevorzugten Tapping zusammenhängen kann (vgl. Seite 243f.), doch hat sich die Bevorzugung eines langsameren Tapping-Tempos auch bei Probanden mit einem gewissen Maß an musikalischer Ausbildung gezeigt.

In diesem Zusammenhang sei auf Studien von Drake et al. (2000a, 2000b) verwiesen, bei denen untersucht wurde, zu welcher metrisch hierarchischen Ebene Musiker und Nichtmusiker bei dargebotener Musik mitklopfen. Es zeigte sich, dass Musiker spontan ein langsameres Synchronisationstempo aufweisen als Nichtmusiker, also höhere Ebenen der metrischen Hierarchie im eigenen Tapping-Verhalten aufnehmen. Dieses Ergebnis wurde im Kontext der *Dynamic-Attending*-Theorie (Jones und Boltz 1989) dahingehend interpretiert, dass Musiker Ereignisse perzeptuell über längere Zeitspannen organisieren können als Nichtmusiker und sie somit eine niedrigere Referenzperiode bevorzugen. Zudem seien Musiker generell besser zur Anpassung (*entrainment*) der eigenen internen Rhythmen an externe in der Lage (*attunement*) sowie zu einem Wechsel der Aufmerksamkeit zwischen verschiedenen metrischen Ebenen der Musik (*focal attending*). Möglicherweise äußert sich diese Fähigkeit zur Adaption verschiedener metrischer Ebenen in den Studienergebnissen darin, dass die musikalisch Ausgebildeten besser die rhythmische Struktur des Stimulus in ihrem musikalischen Verhalten aufnehmen konnten.

Die Auswahl niedrigerer Referenzlevel von Musikern ließe sich eventuell als Hinweis darauf deuten, dass Musiker ein niedrigeres „inneres Tempo" aufweisen, nach dem sie sich bei der metrischen Orientierung in Musik zunächst als Bezugsgröße richten. Ein niedrigeres Referenztempo ist aber vermutlich nur bei einer gut ausgeprägten Fähigkeit zur zeitlichen Strukturierung möglich, was bei Musikern aufgrund ihres verstärkten Umgangs mit musikalischen Zeitphänomenen in besonderem Maße ausgeprägt sein sollte. In der vorliegenden Studie konnte entsprechend gezeigt werden, dass gesunde Probanden mit Musikausbildung ein regelmäßigeres Tapping-Verhalten zeigen als gesunde Probanden ohne musikalische Ausbildung. Gesunde Probanden führen zudem die Tapping-Aufgaben generell regelmäßiger aus als Schmerzpatienten, was erneut als Hinweis auf eine eingeschränkte Fähigkeit zur zeitlichen Strukturierung durch psychische Krankheit gedeutet werden könnte.

Die in Bezug auf Drake et al. formulierte Annahme, dass das musikalische Verhalten mit einem internen Zeitgeber in Zusammenhang steht, erfährt durch die Studienergebnisse Unterstützung, wenn das Tapping-Verhalten der Probanden als Ausdruck der Geschwindigkeit und Regelmäßigkeit einer „inneren Uhr" interpretiert wird. Entsprechend konnte beobachtet werden, dass generell ein regelmäßigeres Tapping-Verhalten mit einer flexibleren musikalischen Tempoperformance einhergeht. Vermutlich basiert die Fähigkeit zur Produktion äquidistanter Tappingfolgen auf ähnlichen internen Prozessen zur zeitlichen Strukturierung wie die Wahrnehmung für Periodizitäten, was sich im musikalischen Bereich als „Taktgefühl" äußert. Hierunter wird die Fähigkeit verstanden, relativ problemlos das Metrum einer Tonfolge zu erfassen, so dass auch bei raschen Tempoänderungen metrische Orientierung erlangt und auf dieser Grundlage die rhythmische Bewegung des musikalischen Stimulus aufgenommen werden kann. Insgesamt legen die Zusammenhänge zwischen Tapping-Verhalten und musikalischer Tempoperformance nahe, dass beide von internen Voraussetzungen des zeitlichen Erlebens beeinflusst werden und sich somit inter-individuelle Unterschiede in der musikalischen Performance niederschlagen.

17.3.5. Angemessenheit von Zeitreihenstatistik

Bezüglich der Timing-Maße *Synchro, Structure, Phase* und *Period* wurde in der vorliegenden Studie geprüft, inwiefern sich die Timing-Perfomance der Probanden mit dem Tempo des Stimulus verändert. Es hat sich eine Reihe an signifikanten Zusammenhängen ergeben, die darauf schließen lässt, dass die Tempi des Stimulus die Timing-Performance der Probanden beeinflussen. Trotz der statistischen Signifikanz der Befunde ist zu beachten, dass die Stärken der Zusammenhänge relativ schwach ausfallen und dass die Kurvenanpassungen die zum Teil enorme Streuung der Daten (vermutlich ein Effekt der Messwiederholungen) nicht hinreichend abbilden. Bei der

Interpretation der Ergebnisse ist somit eine angemessene Zurückhaltung geboten, da die Studienbefunde lediglich Hinweise auf gezielt zu überprüfende Zusammenhänge liefern können. Andererseits ist es erstaunlich, dass sich trotz dem gewählten experimentellen Design – in dem auf eine konkrete Versuchsanweisung zur Synchronisation mit dem Stimulus zugunsten einer Annäherung an eine musiktherapeutische Situation verzichtet wurde – signifikante Beobachtungen auch hinsichtlich der zeitlichen Präzision ergeben haben. Dies spricht unter anderem für die Adäquatheit der entwickelten Maße im vorliegenden Kontext. Diese basieren für die Timing-Maße auf der Berechnung von Autokorrelationen (*Structure* und *Period*) und Kreuzkorrelationen (*Synchro* und *Phase*). Madison (2000) hält jedoch die Verwendung von Verfahren der Zeitreihenstatistik für die Analyse von isochronen Intervallproduktionen nicht für angemessen, da solche Intervallproduktionen eine gewisse Variabilität als intrinsisches Merkmal beinhalten, diese aber nicht adäquat in korrelativen Berechnungen zum Ausdruck kommen kann. In Bezug auf die Modellierung von Prozessen der Wahrnehmung musikalischer Periodizitäten kritisiert Langner (2002: 19) die von Brown (1993) verwendete Autokorrelationsanalyse zur Beschreibung musikalischer Information, da dieses statistische Verfahren auch für Vielfache einer grundlegenden metrisch-periodischen Einheit hohe Autokorrelationskoeffizienten liefere und somit diesen „Unterschwingungen" bzw. „Subharmonischen" das gleiche Gewicht verleihe. Dieser Einwand ist für die Modellierung von musikalischer Zeitwahrnehmung von hoher Relevanz und bedeutet für den vorliegenden Kontext, dass bei dem Maß *Period* lediglich angegeben werden kann, bei welcher Lagposition der maximale Koeffizient auftrat. Es lässt sich daraus aber nicht ableiten, welche konkrete metrische Struktur von den Probanden musikalisch realisiert wurde: ob beispielsweise eine Folge von Viertelnoten oder aber eine Folge von zwei Achtelnoten und einer Viertelnote. Der starke lineare Zusammenhang zwischen *Period* und Stimulusdauer bietet jedoch für den vorliegenden Kontext hinreichend Information darüber, dass sich die Probanden bei der Produktion der durch die Autokorrelation nahegelegten Periodenlängen tatsächlich in Relation zu dem jeweils vorgegebenen Tempo des Stimulus gerichtet haben – unabhängig von der konkreten musikalischen Ausgestaltung, über die andere Maße detaillierter Auskunft geben (*Onset-Fit*, *InnerFit* und *MetroFit*). Selbst hinsichtlich der Analyse expressiver Zeitgestaltungen in der Musik erachten Desain und de Vos (1992) die Autokorrelationsanalyse als ein hilfreiches Verfahren, und auch Kreutz (1998) setzt Zeitreihenstatistik überzeugend zur Analyse des Zusammenhangs agogischer und dynamischer Gestaltung von musikalischen Interpretationen ein.

17.3.6. Aspekte von Asynchronie

Zur Bestimmung der zeitlichen Genauigkeit der Synchronisationsstärke der Probanden wurde in der vorliegenden Studie die Lag-Position mit dem jeweils maximalen Kreuzkorrelationskoeffizienten identifiziert. Die Angemessenheit dieser Verfahrensweise erschließt sich unter anderem dadurch, dass sich das aus der Synchronisationsforschung bekannte Phänomen der Asynchronie zeigt. Dies bedeutet, dass die Mehrzahl der Probanden nicht exakt mit den Anschlagzeitpunkten des musikalischen Stimulus synchronisiert, sondern die eigenen Anschläge zu früh plaziert werden, also vor dem Stimuluston. Diese systematische negative Asynchronie umfasst nach Aschersleben (2000: 139) durchschnittlich einen relativ weiten Bereich von 30 bis 80 Millisekunden, während Wohlschläger und Koch (2000: 116) von einem engeren Bereich zwischen 20 und 60 Millisekunden ausgehen und Fraisse (1978: 245) den durchschnittlichen Wert von 30 Millisekunden angibt. Das Phänomen konnte auch bei einem deafferenten Patienten in gleichem Ausmaß beobachtet werden, obgleich dieser ohne eine sensomotorische Rückkoppelung der Synchronisationsleistung auskommen muss (Stenneken et al. 2002). Dieser Befund wird dahingehend interpretiert, dass die zeitliche Gestaltung von (Synchronisations-)Bewegungen zu einem gewissen Grad unabhängig von der direkten sensorischen Rückkoppelung verläuft und in Abhängigkeit von einer „prediction of the movements' sensory consequences based on pre-established representations" (ebd. 48) gebildet wird. Aschersleben (2000) berichtet, dass das Ausmaß der negativen Abweichung von der exakten Synchronisation zum Teil deutlichen interindividuellen Schwankungen unterliege, die unter anderem auf einen Trainingseffekt schließen lassen. So zeigen Probanden ohne musikpraktische Erfahrungen eine etwa um 10 Millisekunden größere Asynchronie als Hobbymusiker, während Musikstudenten durchschnittlich eine negative Abweichung von nur 14 Millisekunden aufweisen (ebd. 140) und professionellen Musikern sogar die exakte Synchronisation gelingt (Repp 1999). Doch selbst ungeübte Probanden seien in der Lage, die Asynchronie durch Training aufzuheben, wenn das Training die Rückmeldung der Synchronisationsleistung beinhaltet, wobei die Probanden dann nach subjektivem Empfinden zu spät einsetzen (Aschersleben 2000: 140). Repp (2001: 310) nimmt beim Synchronisationsverhalten für die Modulation der Periode des internen Zeitgebers *top-down*-Prozesse an, während die Phasen-Korrektur ein reiner *bottom-up*-Prozess zu sein scheint, also ein extern ausgelöstes Reiz-Reaktionsverhalten.

Wohlschläger und Koch (2000: 116) weisen auf die Abhängigkeit der Größe des negativen Synchronisationsfehlers von der sensorischen Modalität der Stimulusdarbietung (auditorisch > taktil > visuell), dem Organ zur Synchronisation (Fuß > Hand), der Dauer des Stimulus sowie des Tempos der Stimulusfolge hin. Eine Auflösung der negativen Asynchronie zeigt sich beispielsweise bei einer Stimulusdauer von 300 Millisekunden dargeboten in einer Geschwindigkeit von 120 Stimuli pro Minute (Vos et al. 1995). Insgesamt sollen gesunde Probanden in einem Bereich von 200 bis 30 bpm zu einem externen Stimulus synchronisieren können, wobei der negative Synchronisationsfehler bei niedrigeren Tempi größer ausfällt (Wohlschläger und Koch 2000: 116). Dies wird unter anderem durch experimentelle Studien von Thaut et al. (1998) unterstützt, nach denen zu einer Folge von isochronen Inter-Stimulus-Intervallen (ISI) mit Dauern von 400, 500 und 600 Millisekunden die negative Asynchronie mit der Intervalldauer zunimmt. In einem weiteren Experiment gelingt Thaut et al. (1997) der Nachweis, dass die negative Asynchronie sich erheblich reduzieren lässt, wenn die Probanden zu einem musikalischen Stimulus statt zu einem Metronom synchronisieren. Diesen Effekt von gefüllten Zeitintervallen auf die Präzision der Synchronisation replizieren Wohlschläger und Koch (2000: 122ff.) experimentell anhand von rhythmisierten Stimuli. Selbst zusätzliche Töne, die die Intervalle zwischen den Stimulustönen zeitlich zufällig ausfüllen, führen zu einer Reduktion des Synchronisationsfehlers. Des Weiteren wurde beobachtet, dass sich besonders präzise Synchronisationsleistungen durch kontaktfreie Bewegungen und somit durch eine Strukturierung bzw. Rhythmisierung der Zeitintervalle zwischen den Synchronisationsbewegungen auszeichnen. Aus diesen Befunden schließen Wohlschläger und Koch, dass das allgemein beobachtete Phänomen vor allem durch die experimentellen Umstände bedingt sei, da in „natürlichen" Situationen zu Zeitintervallen synchronisiert werde, die beispielsweise durch Musik und Bewegungen ausgefüllt seien (ebd. 124).

Die Übertragung dieser Forschungsergebnisse auf die Ergebnisse der vorliegenden Studie kann aufgrund der abweichenden experimentellen Bedingungen und Analysemethoden nur eingeschränkt geschehen. So liegt zum einem keine eindeutige Synchronisationsaufgabe vor, und bei der Analyse des Synchronisationsverhaltens werden die Anschlagszeitpunkte der Probanden nicht mit den Auftrittszeitpunkten der Zählzeiten des Stimulus korreliert, sondern vielmehr mit den Auftrittszeitpunkten sämtlicher Stimulus-Onsets. Dennoch hat sich gezeigt, dass etwa 60% der Probanden vor den Stimulus-Onsets anschlagen und ihre mittlere negative Asynchronie mit einem Wert von 45 Millisekunden im mittleren Bereich der berichteten Befunde liegt. Dass dennoch fast 30% der Probanden eine positive Asynchronie zeigen, ist vermutlich durch die experimentellen Umstände bedingt. Denn diese zeichnen sich durch eine Vielzahl an Tempowechseln unterschiedlichen Ausmaßes und nach unterschiedlichen Dauern von Tempokonstanz aus. Dadurch waren die Probanden aufgefordert, sich vielfach auf ein neues musikalisches Tempo einzustellen, was vermutlich zu einem Oszillieren zwischen einerseits Reaktion auf neue Bedingungen und damit positiver Asynchronie und andererseits Antizipation der Stimulustöne während der Abschnitte mit konstantem Tempo und somit negativer Asynchronie geführt hat. Obgleich bei der Analyse bereits vier Millisekunden pro Zeitfenster zur Orientierung im neuen Tempo zugestanden wurden (vgl. Abschnitt 8.3.3), scheint sich dennoch nicht ausschließlich antizipatorisches, sondern auch reaktives Synchronisationsverhalten zu zeigen. Legt man den generellen Mittelwert der Asynchronien sämtlicher Probanden zugrunde – der mit 14 Millisekunden deutlich geringer ausfällt als die berichteten Mittelwerte – dann könnte dies für die Annahme von Wohlschläger und Koch (2000) sprechen, dass das Synchronisieren zu ausgefüllten bzw. durch zusätzliche Bewegungen rhythmisierten Zeitintervallen wesentlich präziser möglich ist und der negative Synchronisationsfehler ein Artefakt darstellt. Da sich jedoch nur bei Musikstudenten ähnlich geringe negative Abweichungen finden und selbst bei Berufsmusikern nicht einheitlich exakte Synchronisationen auftreten, spricht der niedrige Gesamtmittelwert der überwiegend musikalisch ungeübten Probanden für einen ausgleichenden Effekt durch die Mittelung der Werte von Probanden mit eher antizipatorischem und Probanden mit eher reaktivem Synchronisationsverhalten.

Der Zusammenhang zwischen dem Ausmaß an Asynchronie (Timing-Maß *Phase*) und dem Tempo des Stimulus hat sich als U-förmig dargestellt. Dieses Ergebnis scheint auf den ersten Blick nicht die berichteten Forschungsergebnisse widerzuspiegeln, nach denen die negative Abweichung mit Abnahme des Stimulus-Tempos zunimmt. Bei den Ergebnissen der vorliegenden Studie liegt die maximale negative Asynchronie in einem Tempobereich um IBI 600 bis 800 Millisekunden und entspricht dem generellen Durchschnittswert. Dies bedeutet, dass sich in einem mittleren Tempobereich eine quasi „normale" negative Asynchronie zeigt, während bei höheren und niedrigeren Stimulus-Tempi vermutlich verstärkt reaktive Probandenaktivitäten auftreten und sich somit im Mittel geringere negative bzw. stärkere positive Asynchronien ergeben.

Dies kann als Hinweis darauf gedeutet werden, dass in einem mittleren Tempobereich die Synchronisationsleistung am wenigsten durch die experimentellen Anforderungen behindert wurde und sich somit die für eine Synchronisation notwendige Antizipation der periodischen Zeitintervalle ausbilden konnte, während bei anderen Tempi aufgrund einer geringer ausgeprägten metrischen Orientierung verstärkt Reaktionen stattfinden. Eventuell können auch subliminale Prozesse des Synchronisierens – entsprechend der generell besseren Pulswahrnehmung und Leistungsfähigkeit – in einem mittleren Tempo besser wirksam werden als bei extremeren Tempi. Die weniger stark ausgeprägten Antizipationen bei dem extrem hohen (200 bpm) und dem extrem niedrigen (50 bpm) Tempo lassen sich vermutlich dadurch erklären, dass diese Tempi nicht allmählich durch mehrere kleinere Tempoänderungen erreicht werden, sondern vielmehr abrupt durch eine große Tempoänderung. Möglicherweise erfordert dies eine längere Zeitspanne zur metrischen Orientierung, so dass sich verstärkt reaktive Verhaltensweisen zeigen, die im Mittel eine geringer ausgeprägte negative bzw. eine stärker ausgeprägte positive Asynchronie bewirken.

Der Wechsel zwischen Antizipation und Reaktion lässt sich mit der Theorie der dynamischen Aufmerksamkeitsfokussierung (Jones und Boltz 1989) erklären, in der zwischen zwei generellen Arten von *attunement*, der Fähigkeit zur internen Synchronisation mit externen Ereignissen, ausgegangen wird. *Future-oriented attending* (ebd. 461) bezieht sich auf die globale zeitliche Struktur von Ereignissen, da aufgrund von hoher (metrischer) Kohärenz Erwartungen generiert werden können. *Analytic attending* (ebd.) bezieht sich hingegen auf weniger kohärente und somit zeitlich wenig vorhersagbare Ereignisse, weshalb auf lokale Geschehnisse fokussiert wird, die es zu organisieren gilt. Metrische Inkohärenz und somit Orientierungslosigkeit ergibt sich im experimentellen Setting jeweils bei den Tempowechseln des Stimulus (im Besonderen bei den abrupten großen Tempoänderungen), so dass die Probanden sich zunächst an den lokalen Auftrittszeitpunkten orientieren müssen, bevor sich Erwartungen hinsichtlich des zeitlichen Verlaufs in den Abschnitten der Tempokonstanz etablieren können.

17.3.7. Zur Existenz eines „tactus"

Anhand von Koeffizienten der Autokorrelation und der Kreuzkorrelation wurde das musikalische Verhalten von Probanden in Hinblick auf die Stärke der inneren Strukturiertheit sowie der Synchronisation mit dem Stimulus beschrieben. Für beide Aspekte (*Structure* und *Synchro*) hat sich ein invers U-förmiger Zusammenhang mit dem Tempo der musikalischen Vorgabe ergeben, wobei die stärkste Ausgeprägtheit der beiden Timing-Maße jeweils in einem mittleren Tempobereich beobachtet wurde. Dieser mittlere Tempobereich wurde bereits als ein intersubjektiv bevorzugtes Tempo bei der Tapping-Aufgabe diskutiert (siehe Seite 247f.). Da das Tempo einer solchen Bewegung ohne externe Anregung initiiert wird, wurde eine Art interner Zeitgeber als Temporeferenz vermutet. Verschiedene Studien weisen darauf hin, dass dem mittleren Tempobereich auch bei der (Re-)Produktion von Zeitintervallen eine besondere Bedeutung zukommt. Fraisse (1978: 244) berichtet, dass das Mitklopfen zu einer isochronen akustischen Tonfolge am besten in einem IBI-Bereich von 600 bis 800 Millisekunden gelingt. Bei Tapping-Experimenten mit der Aufgabe, verschiedene vorgegebene Tempi zu halbieren bzw. zu verdoppeln finden Franek et al. (2000), dass die systematischen Unter- und Überschätzungen der zu bildenden Zeitintervalle in einem Tempobereich um IBI 500 Millisekunden am geringsten ausfallen. Nach Parncutt (1994) zeigt sich bei einem Tempo um IBI 600 bis 700 Millisekunden zudem eine erhöhte Bereitschaft zur Wahrnehmung des Grundpulses von Musik (*pulse salience*), und in Anlehnung an Lerdahl und Jackendoff (1983: 21) wird von der Existenz eines *tactus* gesprochen, der als Bezugsgröße für die Pulswahrnehmung dient (Parncutt 1994: 413; s.a. Moelants 1997: 265). Dieser *tactus* scheint sowohl bei der Produktion von Zeitintervallen als auch bei der Rezeption bevorzugt zu werden.

Als Erklärung für dieses Phänomen kann die Annahme einer besonderen Resonanz eines internen Oszillators in diesem Frequenzbereich dienen (Auhagen 2005b), der möglicherweise auf einen neuronalen Oszillator (Neuronenverband mit entsprechender Feuerungsrate) verweist. Entsprechend gehen Kopiez und Brink (1998) von einer neurobiologischen Grundlage für die Präferenz eines Tempos mit einem IBI um 600 Millisekunden aus und untersuchen den „Mitklatscheffekt" (ebd. 143) anhand des musikalischen Verhaltens von Fussballfans. Die Analyse der im Fussballstadion aufgenommenen Lieder, Kurzgesänge und Rhythmen ergibt eine Häufigkeitsverteilung der Tempi mit zwei Maxima. Das schwächere Maximum liegt bei einem Tempo um IBI 700 Millisekunden, während eine deutliche Präferenz für ein Tempo um IBI 400 Millisekunden beobachtet wird (ebd. 145f.). Kopiez und Brink bieten als Erklärung für dieses relativ hohe bevorzugte Tempo an, dass die Fussballfans ein Tempo präferierten, das zum einen ihre emotionale Erregung besser widerspiegele und zum anderen niedrig genug sei, um gerade noch eine kontrollierte Ausführung des synchronen Klatschens zu ermöglichen. Dabei rekurrieren die Autoren auf eine Studie von Peters (1989), nach der die Genauigkeit des synchronen Klatschens zu einem Metronom bei Tempi mit IBI ab 300 bis 400 Millsekunden sich deutlich verbessere und in diesem Bereich zudem die Tendenz zur Beschleunigung des Klatschens am geringsten ausfalle. Aus diesen Befunden wird gefolgert, dass es nicht nur einen neurophysiologischen Oszillator geben könne, sondern vermutlich eine Vielzahl von Oszillatoren mit verschiedenen Frequenzen, von denen derjenige mit einer Pulsdistanz um 600 Millisekunden lediglich besonders ausgeprägt sei (Kopiez und Brink 1998: 147; Kopiez 1997: 110).

Die angenommene, besonders gute Resonanz eines hypothetischen neuronalen Oszillators mag zwar erklären können, warum bei der Rezeption von Musik ein bestimmter Puls bevorzugt wahrgenommen wird und bei Synchronisationsaufgaben in diesem Tempobereich besonders gute Leistungen erbracht werden. Doch für die Produktion von periodischen Vorgängen ohne exteren Pulsgeber (wie beim Tapping) erscheinen Oszillationsmodelle (Langner 2002, Toiviainen 1997) aufgrund der notwendigen äußeren Anregung nicht hinreichend. Selbst das Uhrenmodell von Povel und Essens (1985) baut letztendlich auf einer Festlegung der Uhrenfrequenz mittels externer Information auf, wenngleich von einer Orientierung an einer mittleren Tempoebene ausgegangen wird. Die Studienergebnisse deuten hingegen eher auf die Wirksamkeit eines internen Zeitgebers hin, der auch ohne externe Anregung aktiv ist, vermutlich aufgrund physischer, psychischer und sozialer Umstände intersubjektiv variiert und nicht nur die Produktion, sondern auch die Wahrnehmung von zeitlichen Komponenten der Musik beeinflusst.

Ohne die Annahme eines internen Zeitgebers ließe sich einerseits argumentieren, dass ein spontan gewähltes Tempo reiner Zufall ist und sofort nach Externalisierung der Kontrolle durch das Resonanzverhalten von Oszillatoren und die kinästhetische Rückkoppelung unterworfen wird. Andererseits kann vermutet werden, dass genaue Tempovorstellungen bzw. Tempopräferenzen das Ergebnis von Lernprozessen sind, bei denen sich aus dem vielfältigen Erleben von Zeit im Alltag eine Tempopräferenz ausbildet, intern repräsentiert und entsprechend erinnert bzw. aktiviert werden kann. Moelants (1997) geht aufgrund der generellen Leichtigkeit der Metrum-Erkennung davon aus, dass diese nicht durch den externen Stimulus selbst ausgelöst werde, sondern vielmehr auf internen mentalen Repräsentationen basiere. Auhagen (2003) belegt, dass imaginierte Tempopräferenzen zwar durch eine motorische Repräsentation des vorzustellenden Musikstücks geringeren Schwankungen unterliegen, doch dass auch musikalische Laien ohne motorische Repräsentationen präzise Tempovorstellungen auszubilden in der Lage sind. Möglicherweise ist dies ein Hinweis darauf, dass bereits das Vorstellen musikalischer Bewegungen zur Auslösung von körperlich-motorischen Bewegungsassoziationen führt, die entsprechend mit präzisen Vorstellungen hinsichtlich der zeitlichen Gestaltung verbunden sind. Körperliche Bewegungen werden jedoch weder ausschließlich zu externen Periodizitäten gebildet, noch stellen sie ausschließlich eine Veräußerlichung interner periodischer Vorgänge dar. Vielmehr kann die gestaltete gestisch-körperliche Bewegung gerade durch Abweichungen von monotonen Rhythmen charakterisiert sein. Für die musikalisch-körperliche Bewegungsanalogie ergibt sich daraus die Frage, inwieweit das Erleben musikalischer Gesten und Bewegungen sowie das musikalische Tempoerleben überhaupt ursächlich von wahrnehmbaren Periodizitäten abhängt oder auch bei Musik ohne eindeutige metrische Struktur ermöglicht wird.

Insgesamt stützen die Studienergebnisse zum einen das Vorhandensein eines *tactus*, eines mittleren Tempobereichs, in dem die Probanden eine stärker ausgeprägte Synchronisationsleistung erbringen können, da sie vermutlich den musikalischen Puls des Stimulus, das Metrum, besonders gut erfassen können. Dieser Tempobereich stellt zugleich das im Durchschnitt bevorzugte Tempo für die Tapping-Aktivität dar, was somit vermutlich auf die Wirksamkeit eines internen Zeitgebers bzw. auf eine interne Repräsentation des *tactus* verweist. Allerdings wurde bereits diskutiert (s. Seite 241), dass das Tempo mit der stärksten Synchronisationsleistung in Relation zum präferierten Tapping-Tempo steht. Somit scheint der vermutete *tactus* keine „natürliche" mittlere Tempopräferenz zu sein, sondern inter-individuellen Differenzen zu unterliegen und somit eher ein „Durchschnittstempo" darzustellen (Bruhn 2000b: 49). Vermutlich sollte für das Erleben von zeitlichen Komponenten weniger von einer eindeutigen internen Uhr ausgegangen werden als vielmehr von individuellen Schemata, die sich unter anderem in Abhängigkeit von subjektiven körperlichen Bewegungserfahrungen ausgebildet haben und zeitliche sowie räumliche und dynamische Aspekte von Bewegung beinhalten. Durch die generell identischen Gesetzmäßigkeiten physikalischer Bewegung sowie die Ähnlichkeit basaler Bewegungserfahrungen haben sich vermutlich eine Reihe grundlegender Schemata herausgebildet (*body-based image schemas*, Lakoff und Johnson 1999: 36), die als Referenz für musikalische Bewegungen dienen und wiederum durch die Wahrnehmung modifiziert werden können (*perceptual cycle*, Neisser 1976: 21). Doch scheinen individuell variable psychophysische Voraussetzungen und entsprechend variable Erfahrungen in gewissem Ausmaß die Generierung von Schemata zu beeinflussen und somit Wahrnehmung und Verhalten zu differenzieren.

18. Fazit der Studie

18.1. Zusammenfassung der Ergebnisdiskussion

In der Diskussion wurden die Studienergebnisse in den Kontext der Forschungsliteratur gestellt. Im folgenden Abschnitt werden die wesentlichen Punkte der Diskussion zusammengefasst und deren wechselseitigen Zusammenhänge sowie mögliche Relevanz für weiterführende Studien aufgezeigt.

18.1.1. Schematische Darstellung wesentlicher Aspekte

In der Ergebnisdiskussion wurden verschiedene Aspekte der psychischen Befindlichkeit eines Menschen, der körperlichen Erfahrungen und des Körperbildes, des Wahrnehmens von Zeit sowie der Tempopräferenz im Rahmen musikalischen Verhaltens und Erlebens erläutert. Die verschiedenen diskutierten Wechselbeziehungen werden in Abbildung 18.1 stark vereinfachend und verallgemeinernd schematisch zusammengeführt. Die plakativen Begriffe Psyche, Körper, Zeit und Musik sind jeweils als Chiffren zu verstehen, die sowohl perzeptuelle als auch produktive Prozesse umfassen und von psychophysischen Voraussetzungen abhängen.

In Bezug auf Patienten mit chronischer Schmerzerkrankung lassen sich die Zusammenhänge auf folgende Weise erläutern: Chronische Schmerzerkrankung wird als dysfunktionaler psychischer Zustand verstanden, der zum einen in Wechselbeziehung zu muskulärer Verspannung und einem erstarrtem Körperbezug steht, wodurch der Ausdruck von Emotionen unterdrückt wird und der chronischen Schmerzempfindung die Funktion eines alternativen Emotionsausdrucks zukommt. Da der körperlich-muskuläre Zustand nicht nur den Ausdruck von Emotionen behindert, sondern selbst emotionale Wirkung entfaltet, kommt es zu einer gegenseitigen Verstärkung und fortschreitenden Verfestigung der chronischen Schmerzerkrankung.

Des Weiteren steht die dysfunktionale psychische Befindlichkeit in Zusammenhang mit einem veränderten zeitlichen Erleben, das als Ausdruck einer veränderten internen Strukturierung angesehen werden kann und möglicherweise ursächlichen Anteil am psychischen Zustand hat. Denn ein dysfunktionaler Umgang mit Zeit erschwert die Synchronisation von internen und externen Vorgängen, die für die emotionale Regulation und soziale Kommunikation von entscheidender Bedeutung ist, so dass erneut eine Verstär-

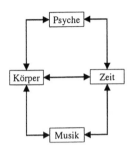

Abbildung 18.1.: Schematische Darstellung der diskutierten Aspekte zur psychischen Wirkung von Musik

kung bzw. Aufrechterhaltung der Erkrankung begünstigt wird. Zudem ist ein Mangel an Flexibilität in zeitlicher Strukturierung und zielgerichtetem Handeln mit körperlichen Erstarrungen und entsprechendem Verlust an variabel gestalteten Bewegungsabläufen verschränkt.

Durch eine musiktherapeutische Behandlung wird auf den dysfunktionalen psychischen Zustand sowohl auf körperlich-muskulärer Ebene als auch auf zeitlich strukturierender Ebene fokussiert. Körperlich-muskuläre Wirkung entfaltet Musik einerseits durch die Musizierbewegungen beim aktiven musikalischen Verhalten und andererseits durch die musikalische Möglichkeit zur Auslösung körperlich-muskulärer Spannungsempfindungen. Diese basieren zum einen auf einer direkten kinästhetischen, sensomotorischen Wirkung von Musik und zum anderen auf metaphorischen und assoziativen Verknüpfungen von körperlichen Bewegungserfahrungen und musikalischen Bewegungserlebnissen auf der Grundlage mentaler Repräsentationen.

Die musikalisch-körperliche Bewegungsanalogie steht wiederum in einem engen Zusammenhang mit der zeitlichen Struktur und Rhythmizität von Bewegungsabläufen, die sowohl beim aktiven Musizieren als auch bei der musikalischen Rezeption als orientierungsstiftend und strukturierend erlebt werden und ebenso wie die körperlich-muskuläre Bewegungserfahrung eine emotionale Rückkoppelung auszulösen vermögen. Zudem werden Wahrnehmung und Produktion von Musik ihrerseits von körperlichen Bewegungserfahrungen und internen Voraussetzungen des zeitlichen Erlebens beeinflusst. Die psychische Wirksamkeit von Musik erscheint somit durch die körperlich-muskuläre und zeitlich strukturierende Ebene vermittelt.

18.1.2. Fazit für Musiktherapie

Die Diskussion der Studienergebnisse hat zu verschiedenen Aspekten geführt, die sich sowohl für die musiktherapeutische Praxis als auch Forschung als relevant darstellen.

Konkrete Hinweise für eine Weiterentwicklung der musiktherapeutischen Behandlung von Patienten mit chronischer Schmerzerkrankung nach dem „Heidelberger Modell" beziehen sich zum einen auf eine Ergänzung des Aufnahmeverfahrens um eine standardisierte Überprüfung einer authentischen Widerspiegelung von emotionaler Expressivität im musikalischen Verhalten. Diese psycho-musikalische Beziehung erscheint als notwendige Voraussetzung für einen erfolgreichen Therapieverlauf und kann möglicherweise als Prädiktor für therapeutischen Erfolg fungieren.

Zum anderen erscheint es zielführend, verhaltenstherapeutische Ansätze in der Musiktherapie zu stärken, um gezielt auf variable Anteile des expressiven Verhaltens fokussieren zu können. Übungen zur musikalischen Flexibilisierung (bezüglich des musikalischen Tempos) scheinen das Potential für musiktherapeutische Interventionen zu haben, da die Variabilisierung der motorisch-körperlichen Bewegung bei gleichzeitiger zeitlicher Strukturierung durch den musikalischen Kontext eine emotionale Rückkoppelung erwarten lässt und zugleich musikalisch flexibles Verhalten als Probehandeln für soziale Verhaltensweisen angesehen werden kann.

Die zeitliche Komponente von Musik hat sich unter anderem im Zusammenhang von persönlicher Tempopräferenz und musikalischer Tempoperformance als bedeutsam herausgestellt und scheint aufgrund der strukturierenden und Orientierung bietenden Fähigkeit ein wesentliches Element der spezifisch musiktherapeutischen Wirksamkeit zu sein. Konkreter musiktherapeutischer Nutzen lässt sich daher aus der musikalischen Aufnahme des inneren Tempos eines Patienten ziehen, da in diesem Tempo von einer besonderen musikalischen Ansprechbarkeit ausgegangen werden kann, die vermutlich auf einer erleichterten Synchronisation zwischen internen und externen Rhythmizitäten basiert.

Die Erweiterung musiktherapeutischer Interventionen um quasi musikpädagogische Elemente erscheint vor allem zu Beginn der Therapie als gewinnbringend, da von dem Erwerb musizierpraktischer Kompetenzen selbst schon ein positiver Einfluss auf das Befinden der Patienten zu erwarten ist. Aufgrund der herausgearbeiteten Wechselbeziehung zwischen muskulären Verspannungen, gehemmtem nonverbalen Emotionsausdruck und erstarrtem musikalischen Verhalten erscheinen zudem Übungen zum körperlichen Mitvollzug musikalischer Gesten im musiktherapeutischen Kontext hilfreich.

In Bezug auf musiktherapeutische Forschung lässt sich aus der Ergebnisdiskussion unter anderem schließen, dass die detaillierte Analyse des Verhaltens von Therapeuten Aufschluss über den Anteil der Therapeutenpersönlichkeit an der musiktherapeutischen Entwicklung liefern kann und daraus
zugleich Hinweise auf mögliche Wirkfaktoren gewonnen werden können. In
diesem Kontext stellen auch Studien zu erfolglosen Therapieverläufen eine
wertvolle Quelle zur Präzisierung musiktherapeutischer Wirksamkeit dar.

Des Weiteren sollten Folgeuntersuchungen mit Patienten, die an chronischen Schmerzen leiden, einerseits die musikalische Aktivität im therapeutischen Kontext berücksichtigen und andererseits neben dem Einsatz von
psychologischen Fragebögen auch Veränderungen im körperlichen Verhalten und Erleben systematisch erfassen, da den körperlichen Bewegungserfahrungen vielfach eine wesentliche Rolle nicht nur bei der musikalischen
Wahrnehmung zugesprochen wird.

18.1.3. Fazit für Musikpsychologie

Für den musikpsychologischen Kontext werfen die Studienergebnisse verschiedene Forschungsfragen auf. Der Befund, dass eine enge Beziehung zwischen musikalischem Verhalten und psychologischer Expressivität bei musikalischen Laien besteht, deutet möglicherweise auf einen „ursprünglichen"
Zusammenhang hin. Hieraus ergibt sich zum einen die Frage, inwieweit
professionelle Musiker auf eine solche Beziehung angewiesen sind und sich
Aspekte ihrer Persönlichkeit in der musikalischen Interpretation niederschlagen; oder ob durch musikalische Expertise ein trainierter Ausdruck musikalischer Emotionen erworben wird, der eine innere Beteiligung des Musikers
beim Musizieren überflüssig werden lässt. Dieser Kontext verweist zudem
auf die grundlegende Frage nach der Notwendigkeit einer Beteiligung emotionalen Erlebens beim En- und Dekodieren musikalischen Ausdrucks.

Zum anderen ergibt sich aus der Annahme eines „ursprünglichen" psycho-
musikalischen Zusammenhangs die Frage, ob emotionaler und musikalischer
Ausdruck in der frühen Entwicklung aneinander gekoppelt sind und es daher
eine angeborene bzw. früh erworbene Fähigkeit zum Erwerb musikalischer
Ausdrucksweisen und zur emotionalen Ansprechbarkeit durch Musik gibt.
Inwieweit der frühkindliche „musikalische" (nonverbale) Emotionsausdruck
von charakteristischen Körperbewegungen begleitet wird, könnte Hinweise
auf die vermutete Bedeutung der körperlichen Bewegungserfahrungen für
die Wahrnehmung musikalisch-expressiver Gesten liefern und zugleich Ausgangspunkt für die zu überprüfende Relevanz von „Verkörperungen" musikalischer Bewegung im musikpädagogischen Kontext darstellen.

Als ein wesentliches Element der angenommenen Analogie zwischen musikalischer und körperlicher Bewegung ist die zeitliche Strukturierung genannt worden, die analog zur physikalischen Bewegungserfahrung mit räumlichen und dynamischen Komponenten der Musik (Melodik und Dynamik) verschränkt ist. Durch das Erkennen von alltäglichen Bewegungsmustern soll Musik emotional befriedigend wirken können und zugleich Erwartungen bezüglich der musikalischen Entwicklung generiert werden können. Abweichungen von dem antizipierten musikalischen Verlauf können beim Vorhandensein eines Bezugsrahmens als Steigerung des emotionalen Erlebens empfunden werden. Fraglich ist jedoch, inwiefern persönliche und sozio-kulturell unterschiedliche Körperbezüge mit entsprechend unterschiedlichen Bewegungserfahrungen die musikalische Wahrnehmung beeinflussen. Lassen sich tatsächlich individuelle und kulturelle Unterschiede im musikalischen Erleben und Gestalten dingfest machen aufgrund von unterschiedlichen Körperkonzepten? Oder muss vielmehr von allgemeinen Bewegungsschemata ausgegangen werden, die im Sinne mentaler Repräsentationen als Referenz für musikalische Bewegungen dienen und durch die Wahrnehmung wiederum modifiziert werden? Kulturvergleichende Studien sowie Untersuchungen zum Musikerleben von Personen mit körperlichen Behinderungen werden diesbezügliche Hinweise liefern können.

Wird die zeitliche Strukturierung und Gestaltung als vermittelndes Element der musikalisch-körperlichen Bewegungsanalogie angesehen, so stellt sich die Frage, inwieweit die zeitliche Gestaltung einer Bewegung nur vor dem Hintergrund einer regelmäßigen Pulsfolge, die quasi als interne oder internalisierte Periodizität „weiterschwingt", produzier- und rezipierbar ist, oder aber auch bei Musik ohne eindeutige rhythmisch-metrische Struktur die Möglichkeit zur Auslösung von Bewegungsassoziationen und Bewegungsempfindungen sowie dem Erleben von Tempo gegeben ist. Der Nachweis letzterer Annahme würde eine Modifikation von Modellen zur musikalischen Tempowahrnehmung notwendig erscheinen lassen.

In Bezug auf die Modellierung musikalischer Zeitwahrnehmung deutet die beobachtete Wechselwirkung zwischen innerem Tempo und musikalischer Tempoperformance auf die Wirksamkeit eines internen Zeitgebers hin. Informationsprozessor-Modelle, in denen für das zeitliche Erleben die Beschaffenheit der externen Information relevant ist, sowie Oszillationsmodelle, bei denen eine Vielzahl an internen Oszillatoren durch externe Reize angeregt werden, aber auch Uhrenmodelle mit inter-individuell einheitlicher Frequenz scheinen in diesem Kontext keine hinreichende Erklärung bieten zu können. Da jedoch nicht von der Existenz eines spezifischen Zeitorgans ausgegangen werden kann, ist fraglich, ob die persönliche Tempopräferenz möglicherweise als interne Repräsentation der sich aus vielfältigen Erfahrungen mit Zeit herausgebildeten Bevorzugung angesehen werden muss, wobei Zeiterfahrungen vermutlich in engem Zusammenhang mit körperlichen Bewegungserfahrungen stehen.

18.2. Musikpsychologie nach therapeutischem Paradigma?

In der Medizin wird traditionellerweise von einem Reiz-Reaktions-Prinzip ausgegangen, in dem der menschliche Körper nach dem Modell einer „hoch komplexen physikalisch-chemischen Maschine" (Egle und Hoffmann 2003: 1) interpretiert wird und Krankheit als eine „räumlich lokalisierbare Störung", als „Betriebsschaden" (Uexküll und Wesiack 2003: 4) angesehen wird. In dieser Konzeption existiert ein Reiz unabhängig von dem Organismus, dessen Verhalten eine kausale Folge der Reizeinwirkung darstellt. Nach Uexküll und Wesiack (2003: 6) hat die „Verkürzung der Lebensphänomene auf das Maschinenparadigma" zur Differenzierung nach somatischer und psychologischer Medizin geführt, wobei jedoch übersehen wurde, dass somatische Beschwerden sozial oder psychisch determiniert sein können und psychische Störungen mit deren sozialen Folgen wiederum somatisch bedingt sein können (ebd. 4).

Bereits in der siebziger Jahren wurde auf diesen Umstand eingegangen und ein *bio-psycho-soziales Krankheitsmodell* entwickelt, in dem der Mensch ein aus vielen Subsystemen bestehendes System darstellt und selbst Teil von umfassenden Systemen ist (Egle und Hoffmann 2003: 8). In diesem Modell bringt ein Reiz nicht mehr ursächlich die Aktivität eines Körpers hervor, sondern kann lediglich modifizierend einwirken. Denn erst eine innere Reaktionsbereitschaft (Bedürfnisse) veranlasst den Körper zur Reaktion auf externe Reize (ebd. 3). Dem linearen Ursache-Wirkungs-Prinzip wird somit ein kybernetisches entgegengesetzt, in dem die Umwelt aktiv vom Organismus aufgrund spezifischer Bedürfnisse und Dispositionen konstruiert wird und die Einwirkungen der Umwelt nicht physikalisch, sondern nach eigenen Kriterien interpretiert werden. Wahrnehmen sei entsprechend „nicht mit Abbilden, sondern vielmehr mit Konstruieren gleichzusetzen" (Uexküll und Wesiack 2003: 8f.). Jeder Reiz werde vom Körper in ein Zeichen verwandelt, das auf Umweltvorgänge verweise, die positive oder negative Folgen für den Körper haben können (ebd. 7). Die Bedeutung eines Zeichens hänge somit vom inneren Zustand des Systems ab, und da sich dieses verändere, folge nicht auf einen bestimmten Reiz jeweils dieselbe Reaktion (ebd. 19).

Das bio-psycho-soziale Paradigma erweist sich unter anderem bei der Therapie chronischer Schmerzerkrankung als notweniger Ausgangspunkt, da die chronische körperliche Schmerzempfindung nicht mehr als Signal verstanden werden kann, das auf eine somatische „Betriebsstörung" verweist, und somit nicht von sozialen und psychischen Belastungen zu trennen ist. Chronischer Schmerz wird demnach als eine multifaktorielle Erkrankung angesehen, die ein entsprechend ganzheitliches Therapiekonzept verlangt (Washington und Bardenheuer 2000). Somit erscheint auch die diagnostische Klassifikation nach somatoformer und psychogener Schmerzstörung (Dilling et al. 1993) hinsichtlich des therapeutischen Paradigmas wenig überzeugend, da nicht mehr von linearen Kausalitäten, sondern von zirkulären Prozessen ausgegangen wird.

Aus der vorliegenden Studie lässt sich die Relevanz des bio-psycho-sozialen Paradigmas auch für die musikpsychologische Forschung ableiten. Ein wesentliches Element des musikpsychologischen Erkenntnisgewinns stellt zwar die experimentelle Studie dar, in der bestimmte Bedingungen kontrolliert variiert und Reaktionen auf Reize bzw. Verhaltenweisen gegenüber musikalischen Stimuli analysiert werden. Doch wird vielfach das experimentelle Verhalten in Beziehung zu motivationalen Aspekten, musikalischer Sozialisation, Erfahrung und Präferenz sowie Komponenten der Persönlichkeit und emotionalen Befindlichkeit gesetzt, da diese als mögliche Einflussfaktoren erkannt werden. Die Studienergebnisse haben ebenfalls solche Zusammenhänge verdeutlichen können und zugleich darauf hingewiesen, dass bereits auf einer basalen Ebene die Reaktion auf externe Reize mit internen Bedingungen in Beziehung steht. So haben sich verschiedene Korrelationen zwischen dem Tapping-Verhalten und der musikalischen Tempoperformance ergeben. Es wurde des Weiteren diskutiert, dass selbst bei psychoakustischen Studien zur Modellierung musikalischer Rhythmus- und Zeitwahrnehmung die Rolle des Körpers als sensomotorisch wahrnehmende und damit zugleich Wirklichkeit konstruierende Instanz nicht unberücksichtigt bleiben kann. Der Körper aber unterliegt selbst sozial und psychisch bedingten Veränderungen, so dass einfache Reiz-Reaktions-Annahmen zu kurz greifen und Verhalten in den körperlichen Erlebenskontext und die Erlebensvoraussetzungen eingebettet werden muss.

Für die musikpsychologische Forschung bedeutet das bio-psycho-soziale Paradigma, dass die Frage nach der Abhängigkeit des musikbezogenen Verhaltens vom körperlichen, psychischen und sozialen Kontext im Forschungsdesign reflektiert werden sollte. Die Integration von psychoakustischer, musikphysiologischer und musiksoziologischer Forschung erscheint entsprechend fruchtbar für den musikpsychologischen Erkenntnisgewinn.

Zusammenfassung der Studie

Mit der vorliegenden explorativen Studie wurde eine Annäherung an die Frage unternommen, inwieweit sich psychologische Aspekte eines Menschen in seinem musikalischen Verhalten abbilden. Dabei wurde experimentell auf den Zusammenhang von emotionaler Expressivität und musikalischer Flexibilität im Umgang mit Tempoänderungen fokussiert. Die Studie gliedert sich in vier Teile: eine theoretische Betrachtung mit der Herleitung der Fragestellungen und Hypothesen, die Beschreibung der gewählten Methodik und des Studiendesigns, die Darstellung der Ergebnisse sowie eine abschließende Diskussion der Befunde im Kontext der wissenschaftlichen Literatur mit Ausblicken auf weiterführende Fragestellungen.

Im ersten Teil der Studie wurden zunächst musikpsychologische Untersuchungen dargestellt, die die Möglichkeit zur musikalischen Kommunikation von Emotionen belegen. In der Forschungsliteratur wird darauf verwiesen, dass der Ausdruck und das Erkennen verschiedener Gefühlsqualitäten in der Musik eine größtenteils zuverlässige und früh entwickelte Fähigkeit darstelle, die schnell und möglicherweise intuitiv ablaufe. Es wird beim musikalischen Ausdruck von Emotionen von der Verwendung verschiedener Schlüsselreize ausgegangen, die auch dem Rezipienten bei der Dekodierung des emotionalen Gehalts von Musik dienen (beispielsweise langsames Tempo, absteigende Melodik und geringe Lautstärke für die Darstellung von Trauer). In der musikpsychologischen Performanceforschung verdeutlicht eine Vielzahl an Studien, dass das Tempo und die zeitliche Gestaltung von Tonfolgen (expressives Timing) wesentliche Komponenten musikalischer Expressivität darstellen. Die zeitliche Mikrostruktur von musikalischen Phrasen oder Gesten (z.B. Schlussritardando) ist vielfach systematischer Natur und weist Ähnlichkeiten zur zeitlichen Gestaltung von körperlichen Gesten und Bewegungen auf. Entsprechend wird in der Literatur von einer Analogie zwischen musikalischen und körperlichen Bewegungen und Gesten hinsichtlich der Timingstruktur ausgegangen, die als grundlegend für das musikalische Bewegungserlebnis angesehen wird. Dabei wird musikalische Gestik und Bewegung nicht nur im Sinne einer Metapher verstanden, sondern von einigen Autoren als Wahrnehmungsrealität angesehen.

Ausgehend von dieser Forschungslage stellte sich die Frage, ob sich bei Menschen mit Einschränkungen im körperlich-emotionalen Ausdrucksverhalten aufgrund der körperlich-musikalischen Bewegungsanalogie auch Einschränkungen im musikalischen Erleben und Verhalten zeigen. Patienten mit chronischen Schmerzen werden in der medizinisch-psychologischen Forschung als „gehemmt expressiv" beschrieben, wobei den psychischen Komponenten eine wesentliche Bedeutung bei der Entstehung und Aufrechterhaltung des Krankheitsbildes beigemessen wird. Mit dem Konzept der „gehemmten Expressivität" wird auf den erhöhten und nicht mehr regulierbaren Muskeltonus von Schmerzpatienten verwiesen, der empirisch in Zusammenhang mit der Unterdrückung von Emotionen gebracht wird. Die Einschränkungen im mimisch-gestischen Gefühlsausdruck und in der emotionalen Erlebnisfähigkeit wirken sich nach diesem Konzept negativ auf die persönliche und zwischenmenschliche Regulation aus – mit potentiell gesundheitsschädlichen Folgen.

Es erschien naheliegend, dass sich bei Patienten mit chronischen Schmerzen aufgrund der gehemmten emotionalen Expressivität, der körperlichen Verspannungen sowie des Verlustes an psycho-sozialer Flexibilität auch Hemmungen im musikalischen Verhalten zeigen. Wegen der Bedeutung der Parameter Tempo und Timing für die musikalische Kommunikation von Emotionen sollten sich die Hemmungen vor allem in diesen zeitlichen Komponenten von Musik abbilden. Studien zur musiktherapeutischen Behandlung chronischer Schmerzerkrankung legten eine solche Analogie zwischen emotional-expressiven Erstarrungen und musikalischen Erstarrungen nahe. Mit dem „Heidelberger Modell" wurde ein musiktherapeutisches Behandlungsmodell vorgestellt, das – aufbauend auf dieser Analogie – über eine musikalische Flexibilisierung und Ausdruckssteigerung eine Erweiterung der emotionalen Erlebnisfähigkeit und Expressivität sowie durch musikalisches „Probehandeln" ein Bewusstsein für alternative Verhaltensweisen anstrebt. Die Effektivität dieses Behandlungsmodells wurde durch eine empirische Studie belegt, die jedoch unbeantwortet lässt, inwieweit der therapeutische Erfolg tatsächlich auf eine musikalische Flexibilisierung und Steigerung an Expressivität zurückzuführen ist.

Primäres Ziel der vorliegenden Studie war daher die Untersuchung dieses psycho-musikalischen Zusammenhangs. Dabei lag der Fokus nicht auf dem Mikrobereich der zeitlichen Gestaltung von Musik, sondern es sollte mit einem Test zur Flexibilität im Umgang mit musikalischen Tempoänderungen eine generelle Fähigkeit zur flexiblen Verhaltensanpassung überprüft werden. Der Grund hierfür war, dass Flexibilität im adaptiven Verhalten in der Forschungsliteratur als notwendige Voraussetzung für die psycho-soziale Gesundheit eines Menschen angesehen und wesentlich auf das emotionale System zurückgeführt wird. Zusätzlich wurde vermutet, dass die musikalische Tempoperformance eine Beziehung zur bevorzugten Geschwindigkeit und Regelmäßigkeit einer einfachen motorischen Übung (Finger-Tapping) aufweise. Denn das Tapping-Verhalten wird als Ausdruck des „inneren Tempos" eines Menschen verstanden, das bei Schmerzpatienten aufgrund komorbider Depression vermutlich verlangsamt ist. Die grundlegenden Fragestellungen der Studie lauteten somit: Unterscheiden sich Patienten mit chronischen

Schmerzen in Bezug auf die Variablen psychologische Expressivität, musikalische Tempoflexibilität und Tapping-Verhalten von gesunden Probanden? Zeigen sich im Verlauf der musiktherapeutischen Behandlung Veränderungen in der Variablenausprägung? Welche Zusammenhänge lassen sich zwischen den Variablen feststellen?

Im zweiten Teil der Studie wurde das zur Untersuchung dieser Fragestellungen entworfene experimentelle Setting dargestellt. Von 37 Probanden mit chronischer Schmerzerkrankung erhielten 16 Probanden zusätzlich zur medizinischen Schmerztherapie eine musiktherapeutische Behandlung, während die verbliebenen 21 Schmerzpatienten nur medizinisch betreut wurden und als klinische Kontrollgruppe fungierten. Zudem wurde das experimentelle Studiendesign mit 30 Probanden ohne Beschwerden durchgeführt, die die gesunde Kontrollgruppe bildeten.

In Bezug auf die Erhebung psychologischer Expressivität konnte auf etablierte Messinstrumente zurückgegriffen werden, die sich auf expressives Verhalten, Persönlichkeitsmerkmale sowie interpersonale Probleme bezogen. Das Tapping-Verhalten wurde durch gleichmäßiges Auftippen mit dem Finger für die Dauer von 30 Sekunden im bevorzugten und im maximalen Tempo erhoben und über ein elektronisches Handperkussionsinstrument (Roland HPD-15) gespeichert. Das HPD-15 diente beim entwickelten Test zur musikalischen Tempoflexibilität als „elektronische Trommel", auf der die Probanden ihre musikalische Aktivität zu einem musikalischen Stimulus synchronisierten, der eine Vielzahl an Tempoänderungen aufwies. Die Anschlagszeitpunkte und die Anschlagsintensität der Probanden wurden im Standard-MIDI-Format gespeichert. Zur quantifizierenden Beschreibung der Tempoperformance der Probanden wurden verschiedene Maße entwickelt, die entweder auf der Intensität, der Häufigkeit bzw. Dichte oder dem Zeitpunkt der Anschläge basierten. Die statistische Auswertung der verschiedenen Variablen zur Beschreibung der psychologischen Expressivität, der musikalischen Tempoperformance und des Tapping-Verhaltens erfolgte weitgehend durch nonparametrische Verfahren, die nach Prüfung auf Normalverteilung der Daten, aufgrund der geringen und unterschiedlichen Stichprobenumfänge sowie wegen verschiedener Skalenniveaus als angemessen erachtet wurden.

Im dritten Teil der Studie wurden die Ergebnisse dargestellt. Diese bezogen sich zunächst auf den Vergleich der Gesamtgruppe der Schmerzpatienten (Klinische Stichprobe: Musiktherapiegruppe und klinische Kontrollgruppe) mit den gesunden Probanden (Nicht-klinische Stichprobe). Zusammenfassend ergab sich im Wesentlichen, dass Schmerzpatienten keine signifikant geringeren Werte für psychologische Expressivität aufwiesen als gesunde Probanden, aber eine geringere Flexibilität in der musikalischen Tempoperformance sowie ein niedrigeres Tapping-Tempo. Bei beiden Stichproben ergaben sich zudem positive Zusammenhänge zwischen psychologischer Expressivität und musikalischer Tempoperformance.

Das Kernstück der Ergebnisdarstellung bildete die Analyse der Musiktherapiegruppe sowie deren Vergleich mit der klinischen und der gesunden Kontrollgruppe. Aufgrund vorhandener Kriterien zur Beurteilung musiktherapeutischer Schmerztherapie konnte eine Einteilung der Musiktherapiegruppe in elf Probanden mit erfolgreichem und fünf Probanden mit erfolglosem Therapieverlauf vorgenommen werden. In Bezug auf die psychologische Expressivität ergaben sich im Verlauf der Musiktherapie zwar keine signifikanten Veränderungen, doch verdeutlichte der Prä-Post-Vergleich, dass die Expressivitätswerte fast ausschließlich bei erfolgreichen Probanden stiegen. Der Vergleich mit den Kontrollgruppe belegte für gesunde Probanden höhere Werte im expressiven Verhalten gegenüber den Schmerzpatienten, wobei diese Unterschiede lediglich zur klinischen Kontrollgruppe signifikant waren, nicht aber zur Musiktherapiegruppe. Hieraus wurde geschlossen, dass durch das Aufnahmeverfahren zur musiktherapeutischen Behandlung expressivere Schmerzpatienten ausgewählt wurden. Hinsichtlich der musikalischen Tempoperformance wurde im Verlauf der Musiktherapie insgesamt eine zunehmende Flexibilität beobachtet, im besonderen Maße bei Probanden mit musikalischer Ausbildung. Aus dem Vergleich mit den Kontrollgruppen ließ sich ablesen, dass gesunde Probanden lediglich gegenüber den Schmerzpatienten ohne Musiktherapie eine flexiblere Tempoperformance zeigten. Die Zusammenhänge zwischen musikalischer Tempoflexibilität und psychologischer Expressivität erwiesen sich bei der Musiktherapiegruppe insgesamt als positiv, wobei musikalische Ausbildung dies beförderte und sich im besonderen Maße positive psycho-musikalische Korrelationen bei den erfolgreichen Probanden zeigten. Des Weiteren hing eine flexiblere Tempoperformance mit einem höheren Maß an musikalischer Ansprechbarkeit sowie mit einem regelmäßigeren Tapping-Verhalten zusammen. Für erfolgreiche Probanden der Musiktherapiegruppe ergab sich ein schnelleres und regelmäßigeres Tapping-Verhalten als für die erfolglosen Probanden. Beide Untergruppen zeigten einen Anstieg des bevorzugten Tapping-Tempos im Verlauf der Musiktherapie. Das Tapping-Verhalten der gesunden Probanden war gegenüber den Schmerzpatienten schneller und regelmäßiger, wobei die Differenzen erneut nur zur klinischen Kontrollgruppe statistische Signifikanz erreichten. Die Regelmäßigkeit des Tapping-Verhaltens stieg bei der Musiktherapiegruppe mit Abnahme der Schmerzintensität, während eine höhere Pulsfrequenz mit einem unregelmäßigeren und langsameren Tapping-Verhalten zusammenhing.

Zum Abschluss der Ergebnisdarstellung wurden Zusammenhänge beschrie-

ben, die sich zwischen den musikalischen Maßen basierend auf Anschlagszeitpunkten, dem Stimulus-Tempo und dem Tapping-Verhalten ergaben. Dabei
zeigte sich, dass die Probanden Periodizitäten in annähernd einheitlicher
Relation zum jeweiligen Tempo des Stimulus bildeten und in einem mittleren Tempobereich die stärkste Synchronisation mit dem Stimulus sowie
die stärkste innere Strukturiertheit aufwiesen. Dies deutete auf eine besonders gute Leistungsfähigkeit in diesem Tempobereich hin. Trotz diesem
Leistungsmaximum im mittleren Tempobereich ergab sich für die Musiktherapiegruppe, dass Probanden mit einem höheren (bzw. niedrigeren) bevorzugten Tapping-Tempo ihre maximale Synchronisationsleistung bei einem
ebenfalls höheren (bzw. niedrigeren) Stimulus-Tempo aufwiesen und zudem
Periodizitäten mit kürzeren (bzw. längeren) Periodendauern bildeten. Dies
führte zu der Vermutung, dass die musikalische Tempoperformance vom
„inneren Tempo" eines Probanden beeinflusst wurde.

Im vierten Teil der Studie wurden die empirischen Befunde im Kontext der
wissenschaftlichen Literatur diskutiert. Es wurde gefolgert, dass das Konzept der „gehemmten Expressivität" sich im Wesentlichen auf Merkmale des
expressiven Verhaltens bezieht, nicht aber von einer typischen „Schmerzpersönlichkeit" ausgegangen werden kann. Die Flexibilität im Umgang mit
musikalischen Tempoänderungen wird ebenfalls als Merkmal einer generellen Fähigkeit zur Verhaltensanpassung interpretiert. Entsprechend wird geschlossen, dass in der musiktherapeutischen Behandlung von Schmerzpatienten auf verhaltenstherapeutische Interventionen fokussiert werden sollte.
Die „Hörbarkeit" emotionaler Ausdruckshemmungen in der musikalischen
Tempoperformance unterstützt den musiktherapeutischen Ansatz, über eine musikalische Flexibilisierung und emotionale Erlebnis- und Ausdruckssteigerung psychologische Veränderungsprozesse initiieren zu können. Als
Ergänzung für das musiktherapeutische Auswahlverfahren wird eine Überprüfung der psycho-musikalischen Beziehung vorgeschlagen, die für einen erfolgreichen Therapieverlauf authentischer (d.h. positiver) Natur sein sollte.
Des Weiteren wird angeregt, bei musikalischen Kommunikationsangeboten
vonseiten des Musiktherapeuten auf das bevorzugte, das „innere" Tempo
eines Patienten einzugehen, da in diesem Tempobereich mit einer besonders
guten musikalischen Ansprache gerechnet werden könne.

Hinsichtlich der Bedeutung von Bewegungserfahrungen verdeutlichte die
Literaturdiskussion, dass psychisches Erleben seine Entsprechungen im muskulären Zustand hat und die Muskelaktivität wiederum eine emotionale
Rückkoppelung entfaltet. Es wurden Studien dargestellt, die sowohl den
bewegungsauffordernden Charakter als auch die emotionale Wirksamkeit
von Musik betonen, so dass auf Wechselwirkungen zwischen körperlichen,

emotionalen und musikalischen Elementen geschlossen wird. Als vermittelndes Element wird der zeitlichen Struktur eine bedeutende Rolle zugesprochen. Die Rhythmizität von Musik wird in der Fachliteratur unter anderem durch sensomotorische Vermittlung als orientierungsstiftend und befriedigend angesehen und als Bindeglied zwischen musikalischen, biologischen und zentralnervösen Steuerungsprozessen beschrieben. Zudem wurde berichtet, dass psychische Erkrankung als Desorientierung in Raum und Zeit charakterisiert wird. Die Studienbefunde legen nahe, bei Schmerzpatienten aufgrund komorbider Depression Störungen im zeitlichen Erleben zu vermuten und durch Erstarrungen des Körperbezugs von Einschränkungen der zeitlichen und räumlichen Gestaltung von körperlichen Bewegungen auszugehen. Somit wird gefolgert, dass rezeptives und aktives musikalisches Verhalten durch das strukturierende, rhythmisierende und bewegungsinduzierende Potential eine zeitlich-räumliche Einbindung ermöglichen und entsprechend therapeutische Wirkung entfalten können.

Für die Musikpsychologie ergibt die Diskussion der Studienergebnisse eine Reihe an weiterführenden Fragestellungen. Da sich bereits in dem relativ „nüchternen" experimentellen Kontext enge Beziehungen zwischen psychologischen und musikalischen Aspekten zeigen, wird auf einen möglicherweise ursprünglichen psycho-musikalischen Zusammenhang geschlossen. Daraus leitet sich die Frage ab, ob es bei professionellen Musikern zu einer Entkoppelung von emotionalem Ausdruck und Erleben beim Musizieren kommt, was auf die grundlegende Frage nach der Notwendigkeit einer inneren Beteiligung beim En- und Dekodieren musikalisch vermittelter Emotionen verweist. Im Zusammenhang mit den Ausführungen zur musikalisch-körperlichen Bewegungsanalogie stellt sich die Frage, inwieweit individuell oder kulturell unterschiedliche Körperschemata die musikalische Wahrnehmung beeinflussen oder ob stattdessen von übergreifenden Schemata ausgegangen werden muss, die die Wahrnehmung leiten. Des Weiteren wurden Überlegungen formuliert, die die Bedeutung eines mittleren Tempobereichs (tactus) für das musikalische Erleben und Verhalten betonen. Diese sollten jedoch durch die empirischen Hinweise zur Relevanz eines subjektiv bevorzugten Tempos relativiert werden.

Die dargestellte Studie leistet insgesamt einen wissenschaftlichen Beitrag zur Erforschung von musiktherapie-spezifischen Wirkfaktoren, zur musikpsychologischen Performanceforschung hinsichtlich musikalisch-körperlicher Bewegungsanalogien sowie zur Frage des musikalischen Tempoerlebens.

Literaturverzeichnis

Adler, R. H., 2003: Schmerz, in: *R. H. Adler*; *J. M. Herrmann*; *K. Köhle*; *W. Langewitz*; *O. W. Schonecke*; *T. von Uexküll* und *W. Wesiack* (Hrsg.), Psychosomatische Medizin: Modelle ärztlichen Denkens und Handelns, München: Urban & Fischer, 6. Aufl., S. 321–339.

Allport, G. W. und *Vernon, P. E.*, 1933: Studies in expressive movement, New York: Macmillan.

Anderson, C. D., 1981: Expression of affect and psychological response in psychosomatic patients, in: Journal of Psychosomatic Research 25, S. 143–156.

Aragon, D.; *Farris, C.* und *Byers, J. F.*, 2002: The effects of harp music in vascular and thoracic surgical patients, in: Alternative Therapy in Health and Medicine 8 (5), S. 52–54.

Aschersleben, G., 2000: Zeitliche Steuerung einfacher motorischer Handlungen, in: *K. Müller* und *G. Aschersleben* (Hrsg.), Rhythmus: Ein interdisziplinäres Handbuch, Bern: Hans Huber, S. 137–158.

Aschoff, J., 1994: Leben nach der inneren Uhr: Schrittmacher, Zeitgeber, Synchronisation, in: Aus Forschung und Medizin: Mensch und Zeit 9 (1), S. 9–19.

Auhagen, W., 1993: Musikalische Satzstruktur und Tempoempfinden, in: Systematische Musikwissenschaft 1 (2), S. 353–369.

Auhagen, W., 1995: Kategorienbildung bei der Wahrnehmung musikalischen Tempos, in: Systematische Musikwissenschaft 3 (1), S. 175–186.

Auhagen, W., 2003: Preferred tempi of imagined compositions, in: *R. Kopiez*; *A. C. Lehmann*; *I. Wolther* und *C. Wolf* (Hrsg.), Proceedings of the Fifth Triennial ESCOM Conference, Hanover: Hanover University of Music and Drama, S. 639–642.

Auhagen, W., 2004: Theorien zu Bewegung und Musik, in: *C. Brüstle* und *A. Riethmüller* (Hrsg.), Klang und Bewegung. Beiträge zu einer Grundkonstellation, Aachen: Shaker Verlag, S. 61–72.

Auhagen, W., 2005a: Acoustical correlates of musical expressiveness, in: Nova Acta Leopoldina. Abhandlungen der Deutschen Akademie der Naturforscher Leopoldina Neue Folge 92 (341), S. 135–145.

Auhagen, W., 2005b: Rhythmus- und Tempoempfinden, in: *H. d. l. Motte-Haber* und *G. Rötter* (Hrsg.), Musikpsychologie, Laaber: Laaber, Bd. 3 von *Handbuch der Systematischen Musikwissenschaft*. (in Vorbereitung).

Auhagen, W. und *Busch, V.*, 1998: The influence of articulation on listeners' regulation of performed tempo, in: *R. Kopiez* und *W. Auhagen* (Hrsg.), Controlling creative processes in music, Frankfurt/Main: Peter Lang, Bd. 12 von *Schriften zur Musikpsychologie und Musikästhetik*, S. 69–92.

Bailey, B. A. und *Davidson, J. W.*, 2003: Perceived holistic benefits of three levels of musical participation, in: *R. Kopiez; A. C. Lehmann; I. Wolther* und *C. Wolf* (Hrsg.), Proceedings of the Fifth Triennial ESCOM Conference, Hanover: Hanover University of Music and Drama, S. 220–223.

Balkwill, L.-L. und *Thompson, W. F.*, 1999: A cross-cultural investigation of the perception of emotion in music: Psychophysical and cultural cues, in: Music Perception 17 (1), S. 43–64.

Bardenheuer, H. J., 2000: Vorwort, 1. Interdisziplinärer Workshop: Anaesthesie – Schmerz – Musik, in: Anästhesiologie Intensivmedizin Notfallmedizin Schmerztherapie 35, S. 243–244.

Barry, B. R., 1990: Musical time: The sense of order, Bd. 5 von *Harmonologia Series*, Stuyvesant (NY): Pendragon Press.

Basler, H.-D., 1993: Psychologische Methoden zur Behandlung chronisch Schmerzkranker, in: *M. Zenz* und *J. Jurna* (Hrsg.), Lehrbuch der Schmerztherapie, Stuttgart: Wissenschaftliche Verlagsgesellschaft, S. 299–305.

Beck, S. L., 1991: The therapeutic use of music for cancer-related pain, in: Oncology Nursing Forum 18, S. 1327–1337.

Becking, G., 1928: Der musikalische Rhythmus als Erkenntnisquelle, Augsburg: Benno Filser.

Behne, K.-E., 1972: Der Einfluß des Tempos auf die Beurteilung von Musik, Köln: Arno Volk.

Behne, K.-E., 1976: "Zeitmaße" – Zur Psychologie des musikalischen Tempoempfindens, in: Die Musikforschung 29, S. 155–164.

Behrens, G. A. und *Green, S. B.*, 1993: The ability to identify emotional content of solo improvisations performed vocally and on three different instruments, in: Psychology of Music 21, S. 20–33.

Bengtsson, I., 1974: Empirische Rhythmusforschung in Uppsala, in: *C. Floros*; *H. J. Marx* und *P. Petersen* (Hrsg.), Hamburger Jahrbuch für Musikwissenschaft, Hamburg: Karl Dieter Wagner, Bd. 1, S. 195–219.

Berbescu, G., 2000: Accelerando: Eine musiktherapeutische Anwendung von Improvisationspassagen mit kontrollierter Tempobeschleunigung, in: Anästhesiologie Intensivmedizin Notfallmedizin Schmerztherapie 35, S. 400–406.

Bernieri, F. J. und *Rosenthal, R.*, 1991: Interpersonal coordination: Behavior matching and interactional synchrony, in: *R. S. Feldman* und *B. Rim* (Hrsg.), Fundamentals of nonverbal behavior, Cambridge: Cambridge University Press, S. 401–432.

Blood, A. J. und *Zatorre, R. J.*, 2001: Intensely pleasurable responses to music correlate with activity in brain regions implicated in reward and emotion, in: Proceedings of the National Academy of Sciences of the United States of America (PNAS) 98 (20), S. 11 818–11 823.

Bolay, H. V.; *Hillecke, T.* und *Otto, H. J.*, 1998a: Musiktherapeutische Handlungsstrategien in der Behandlung von Schmerzpatienten, in: Musiktherapeutische Umschau 19, S. 268–277.

Bolay, H. V.; *Hillecke, T. K.*; *Berbescu, G.* und *Wormit, A. F.*, 1998b: Musiktherapie: Eine moderne künstlerische und wissenschaftliche Therapiemethode, in: *F.-E. Brock* (Hrsg.), Handbuch der naturheilkundlichen Medizin: Ausbildung, Klinik, Praxis, Landsberg: Ecomed, S. 1–30. 2. Erg.Lfg 12/1999.

Boller, R., 1988: Studium der Musiktherapie in Heidelberg: Ergebnisse und Analyse eines Modellversuchs, Bd. 4 von *Heidelberger Schriften zur Musiktherapie*, Stuttgart: Gustav Fischer.

Bortz, J., 1999: Statistik für Sozialwissenschaftler, Berlin: Springer, 5. Aufl.

Bregman, A. S., 1990: Auditory scene analysis: The perceptual organization of sound, Cambridge (MA): MIT Press.

Brittin, R. V., 1993: Discrimination of aural and visual tempo modulation, in: Bulletin of the Council for Research in Music Education 116, S. 23–32.

Brown, J. C., 1993: Determination of the meter of musical scores by autocorrelation, in: Journal of the Acoustical Society of America 94 (4), S. 1953–1957.

Browning, C. A., 2000: Using music during childbirth, in: Birth 27 (4), S. 272–276.

Bruhn, H., 2000a: Musiktherapie: Geschichte – Theorien – Methoden, Göttingen: Hogrefe.

Bruhn, H., 2000b: Zur Definition von Rhythmus, in: *K. Müller* und *G. Aschersleben* (Hrsg.), Rhythmus: Ein interdisziplinäres Handbuch, Bern: Hans Huber, S. 41–56.

Buchhaupt, T., 2000: Musiktherapie bei chronischen Schmerzen: Eine Fallstudie, in: Anästhesiologie Intensivmedizin Notfallmedizin Schmerztherapie 35, S. 406–411.

Bunt, L., 1997: Clinical and therapeutic uses of music, in: *D. J. Hargreaves* und *A. C. North* (Hrsg.), The social psychology of music, Oxford: Oxford University Press, S. 249–267.

Bunt, L. und *Pavlicevic, M.*, 2001: Music and emotion: Perspectives from music therapy, in: *P. N. Juslin* und *J. A. Sloboda* (Hrsg.), Music and emotion: Theory and research, Oxford: Oxford University Press, S. 181–201.

Busch, V., 1999: Musikpsychologische Untersuchungen zur Produktion und Perzeption expressiver Tempogestaltung. Magisterarbeit, Musikwissenschaftliches Seminar, Humboldt-Universität Berlin.

Busch, V.; Nickel, A. K.; Hillecke, T. K.; Gross, T.; Meißner, N. und *Bolay, H. V.*, 2003: Musikalische und mimische Emotionserkennung: Eine Pilotstudie mit psychiatrischen Patienten, in: Musik-, Tanz- und Kunsttherapie 14 (1), S. 1–8.

Butler, J., 1995: Körper von Gewicht: Die diskursiven Grenzen des Geschlechts, Berlin: Berlin Verlag.

Christensen, D., 1960: Inner tempo and melodic tempo, in: Ethnomusicology 4, S. 9–13.

Clarke, E. F., 1985: Some aspects of rhythm and expression in performances of Erik Satie's "Gnossienne No.5", in: Music Perception 2 (3), S. 299–328.

Clarke, E. F., 1987: Levels of structure in the organisation of musical time, in: Contemporary Music Review 2 (1), S. 211–238.

Clarke, E. F., 1988: Generative principles in music performance, in: *J. A. Sloboda* (Hrsg.), Generative processes in music: The psychology of performance, improvisation, and composition, Oxford: Clarendon Press, S. 1–26.

Clarke, E. F., 1993: Imitating and evaluating real and transformed musical performances, in: Music Perception 10 (3), S. 317–341.

Clarke, E. F., 1999: Rhythm and timing in music, in: *D. Deutsch* (Hrsg.), The psychology of music, San Diego (CA): Academic Press, 2. Aufl., S. 473–500.

Clynes, M. und *Walker, J.*, 1982: Neurobiologic functions of rhythm, time, and pulse in music, in: *M. Clynes* (Hrsg.), Music, mind and brain: The neuropsychology of music, New York: Plenum Press, S. 171–216.

Clynes, M. und *Walker, J.*, 1986: Music as time's measure, in: Music Perception 4 (1), S. 85–120.

Cousto, H., 1987: Die Oktave: Das Urgesetz der Harmonie, Berlin: Simon & Leutner.

Craig, K. D., 1999: Emotions and psychobiology, in: *P. D. Wall* und *R. Melzack* (Hrsg.), Textbook of Pain, Edinburgh: Churchill Livingstone, 4. Aufl., S. 331–343.

Crowder, R. G. und *Neath, I.*, 1994: The influence of pitch on time perception in short melodies, in: Music Perception 12 (4), S. 379–386.

Csordas, T., 1994: Introduction: The body as representation and being-in-the-world, in: *T. Csordas* (Hrsg.), Embodiment and experience: The existential ground of culture and self, Cambridge: Cambridge University Press, Bd. 2 von *Cambridge Studies in Medical Anthropology*, S. 1–24.

Cunningham, J. G. und *Sterlin, R. S.*, 1988: Developmental change in the understanding of affective meaning in music, in: Motivation & Emotion 12 (4), S. 399–413.

Damasio, A. R., 1997: Descartes' Irrtum: Fühlen, Denken und das menschliche Gehirn, München: Deutscher Taschenbuch Verlag.

Davidson, J., 1993: Visual perception of performance manner in the movement of solo musicians, in: Psychology of Music 21, S. 103–113.

Davidson, J., 1994: What type of information is conveyed in the body movements of solo musician performers?, in: Journal of Human Movement Studies 6, S. 279–301.

Davidson, J., 2002: Understanding the expressive performance movements of a solo pianist, in: Musikpsychologie: Wirkungen und kognitive Verarbeitung in der Musik. Jahrbuch der Deutschen Gesellschaft für Musikpsychologie, Göttingen: Hogrefe, Bd. 16, S. 7–29.

Davies, S., 1994: Musical meaning and expression, Ithaca (NY): Cornell University Press.

Desain, P. und *de Vos, S.*, 1992: Autocorrelation and the study of musical expression, in: *P. Desain* und *H. Honing* (Hrsg.), Music, Mind and Machine: Studies in Computer Music, Music Cognition and Artificial Intelligence, Amsterdam: Thesis Publishers, S. 119–122.

Deutsch, D., 1999: Grouping mechanisms in music, in: *D. Deutsch* (Hrsg.), The psychology of music, San Diego (CA): Academic Press, 2. Aufl., S. 299–384.

Dilling, H.; *Mombour, W.*; *Schmidt, M. H.* und *Schulte-Markwort, E.* (Hrsg.), 1993: Internationale Klassifikation psychischer Störungen: ICD-10 Kapitel V (f) Klinisch-diagnostische Leitlinie, Bern: Hans Huber, 2. Aufl.

Dogantan, M., 2003: The body behind music. Paper given at the International Conference "Music and Gesture", University of East Anglia, Norwich.

Dowling, W. J. und *Harwood, D. L.*, 1986: Music cognition, San Diego (CA): Academic Press.

Drake, C., 1993a: Perceptual and performed accents in musical sequences, in: Bulletin of the Psychonomic Society 31 (2), S. 107–110.

Drake, C., 1993b: Reproduction of musical rhythms by children, adult musicians, and adult nonmusicians, in: Perception & Psychophysics 53 (1), S. 25–33.

Drake, C. und *Botte, M.-C.*, 1993: Tempo sensitiviy in auditory sequences: Evidence for a multiple-look model, in: Perception & Psychophysics 54 (3), S. 277–286.

Drake, C.; *Penel, A.* und *Bigand, E.*, 2000a: Tapping in time with mechanically and expressively performed music, in: Music Perception 18 (1), S. 1–23.

Drake, C.; *Penel, A.* und *Emmanuel, B.*, 2000b: Why musicians tap slower than nonmusicians, in: *P. Desain* und *L. Windsor* (Hrsg.), Rhythm Perception and Production, Lisse: Swets & Zeitlinger, Bd. 3 von *Studies on New Music Research*, S. 245–248.

Duke, R. A., 1989a: Effect of melodic rhythm on elementary students' and college undergraduates' perceptions of relative tempo, in: Journal of Research in Music Education 37 (4), S. 246–257.

Duke, R. A., 1989b: Musicians' perception of beat in monotonic stimuli, in: Journal of Research in Music Education 37 (1), S. 61–71.

Duke, R. A.; *Geringer, J. M.* und *Madsen, C. K.*, 1991: Performance of perceived beat in relation to age and music training, in: Journal of Research in Music Education 39 (1), S. 35–45.

Egle, U. T. und *Hoffmann, S. O.*, 2003: Das bio-psycho-soziale Krankheitsmodell, in: *U. T. Egle*; *S. O. Hoffmann*; *K. A. Lehmann* und *W. A. Nix* (Hrsg.), Handbuch Chronischer Schmerz: Grundlagen, Pathogenese, Klinik und Therapie aus bio-psycho-sozialer Sicht, Stuttgart: Schattauer, S. 1–9.

Ehrenfels, C. v., 1890: Über Gestaltqualitäten, in: Vierteljahresschrift für wissenschaftliche Philosophie 14, S. 249–292.

Ekman, P., 1992: An argument for basic emotions, in: Cognition and Emotion 6, S. 169–200.

Ekman, P., 1993: Facial expression and emotion, in: American Psychologist 48, S. 384–392.

Ekman, P., 1994: All emotions are basic, in: *P. Ekman* und *R. J. Davidson* (Hrsg.), The nature of emotion: Fundamental questions, Oxford: Oxford University Press, S. 15–19.

El-Khodary, M., 1989: Untersuchungen über die Gestaltung des Rhythmus und das Verhältnis von Norm und Realisation, dargestellt an drei Interpretationen der Polonaise A-dur von Chopin, Bd. 160 von *Kölner Beiträge zur Musikforschung*, Regensburg: Bosse.

Ellis, M. C., 1991: Research note: Thresholds for detecting tempo change, in: Psychology of Music 19, S. 164–169.

Emrich, H. M., 1994: Depression und "Herrschaft der Zeit": Erklärungsmodelle aus der Sicht des Psychiaters, in: Aus Forschung und Medizin: Mensch und Zeit 9 (1), S. 39–52.

Engel, G. L., 1959: "Psychogenetic" pain and the pain-prone patient, in: American Journal of Medicine 26, S. 899–918.

Engel, G. L., 1977: The need for a new medical model: A challenge for biomedicine, in: Science 196 (4286), S. 129–136.

Epstein, D., 1985: Tempo relations: A cross-cultural study, in: Music Theory Spectrum 7, S. 34–71.

Epstein, D., 1995: Shaping time: Music, the brain, and performance, New York: Schirmer Books.

Eschen, J. T., 1979: Zur Abgrenzung von therapeutisch-orientierter Arbeit mit Musik in der Sozialpädagogik zur Musiktherapie, in: *K. Finkel* (Hrsg.), Handbuch Musik und Sozialpädagogik, Regensburg.

Ewert, O., 1983: Ergebnisse und Probleme der Emotionsforschung, in: *H. Thomae* (Hrsg.), Theorie und Formen der Motivation, Göttingen: Hogrefe, Bd. 1 von *Enzyklopädie der Psychologie, Themenbereich C: Theorie und Forschung, Serie IV: Motivation und Emotion, Band 1*, S. 398–452.

Fahrenberg, J.; Selg, H. und *Hampel, R.*, 1978: Das Freiburger Persönlichkeitsinventar FPI, Göttingen: Hogrefe, 3. Aufl.

Feldman, J.; Epstein, D. und *Richards, W.*, 1992: Force dynamics of tempo change in music, in: Music Perception 10 (2), S. 185–204.

Fleissner, G., 1996: Rhythmizität, zirkadiane Rhythmik und Schlaf, in: *J. Dudel; R. Menzel* und *R. F. Schmidt* (Hrsg.), Neurowissenschaft: Vom Molekül zur Kognition, Berlin: Springer.

Flor, H., 2003: Neuronale Plastizität: Wie verlernt das Gehirn den Schmerz? Verletzungsbezogene und therapeutisch induzierte neuroplastische Veränderungen des Gehirns bei Schmerz und psychosomatischen Störungen, in: *G. Schiepek* (Hrsg.), Neurobiologie der Psychotherapie, Stuttgart: Schattauer, S. 213–223.

Flor, H. und *Birbaumer, N.*, 1993: Verhaltensmedizinische Grundlagen, in: *M. Zenz* und *I. Jurna* (Hrsg.), Lehrbuch der Schmerztherapie: Grundlagen, Therapie und Praxis für Aus- und Weiterbildung, Stuttgart: Wissenschaftliche Verlagsgesellschaft, S. 95–105.

Flor, H. und *Turk, D. C.*, 1999: Der kognitiv-verhaltenstherapeutische Ansatz und seine Anwendung, in: *H.-D. Basler*; *C. Franz*; *B. Kröner-Herwig*; *H. P. Rehfisch* und *H. Seemann* (Hrsg.), Psychologische Schmerztherapie: Grundlagen, Diagnostik, Krankheitsbilder, Behandlung, Berlin: Springer, 4. Aufl., S. 665–682.

Flor, H. und *Wessa, M.*, 2001: Kortikale und subkortikale Plastizität, Lernprozesse und ihre Bedeutung für das Verständnis psychosomatischer Erkrankungen, in: *H.-C. Deter* (Hrsg.), Psychosomatik am Beginn des 21. Jahrhunderts – Chancen einer biopsychosozialen Medizin, Bern: Hans Huber, S. 161–168.

Florin, I., 1985: Bewältigungsverhalten und Krankheit, in: *H.-D. Basler* und *I. Florin* (Hrsg.), Klinische Psychologie und körperliche Krankheit, Stuttgart: Kohlhammer, S. 126–145.

Fraisse, P., 1978: Time and rhythm perception, in: *E. C. Carterette* und *M. P. Friedman* (Hrsg.), Handbook of Perception, New York: Academic Press, Bd. 8, S. 203–253.

Fraisse, P., 1982: Rhythm and tempo, in: *D. Deutsch* (Hrsg.), The psychology of music, San Diego (CA): Academic Press, S. 149–179.

Franek, M.; *Mates, J.* und *Nartova, M.*, 2000: Tempo change: Timing of simple temporal rations, in: *P. Desain* und *L. Windsor* (Hrsg.), Rhythm Perception and Production, Lisse: Swets & Zeitlinger, Bd. 3 von *Studies on New Music Research*, S. 141–156.

Friberg, A. und *Sundberg, J.*, 1997: Comparing runners' decelerations and final ritards, in: *A. Gabrielsson* (Hrsg.), Proceedings of the Third Triennial ESCOM Conference, Uppsala: Uppsala University, S. 582–586.

Friberg, A. und *Sundberg, J.*, 1999: Does music performance allude to locomotion? A model of final ritardandi derived from measurements of stopping runners, in: Journal of the Acoustical Society of America 105 (3), S. 1469–1484.

Friedman, H. S. und *Miller-Herringer, T.*, 1991: Nonverbal display of emotion in public and in private: Self-monitoring, personality, and expressive cues, in: Journal of Personality and Social Psychology 61 (15), S. 766–775.

Friedman, H. S.; Prince, L. M.; Riggion, R. E. und *DiMatteo, M. R.*, 1980: Understanding and assessing nonverbal expressiveness: The Affective Communication Test, in: Journal of Personality and Social Psychology 2, S. 333–351.

Frohne, I., 1981a: Das rhythmische Prinzip: Grundlagen, Formen und Realisationsbeispiele in Therapie und Pädagogik, Lilienthal: Eres-Edition.

Frohne, I., 1981b: Rhythmisch-musiktherapeutische Arbeitsansätze, in: Musiktherapeutische Umschau 2, S. 19–27.

Frohne, I., 1986: Musiktherapie auf der Grundlage der integrativen Gestalttherapie, in: Musiktherapeutische Umschau 7, S. 111–123.

Frohne-Hagemann, I., 1990: Integrative Musiktherapie als psychotherapeutische, klinische und persönlichkeitsbildende Methode, in: *I. Frohne-Hagemann* (Hrsg.), Musik und Gestalt: Klinische Musiktherapie als integrative Psychotherapie, Paderborn: Junfermann, S. 99–120.

Gabrielsson, A., 1974: Performance of rhythm patterns, in: Scandinavian Journal of Psychology 15, S. 63–72.

Gabrielsson, A., 1987: Once again: The theme from Mozart's Piano Sonata in A Major (K. 331): A comparison of five performances, in: *A. Gabrielsson* (Hrsg.), Action and Perception in Rhythm and Music, Stockholm: Royal Swedish Academy of Music (Publication No. 55), S. 81–103.

Gabrielsson, A., 1991: Experiencing music, in: Canadian Journal of Research in Music Education 33, S. 21–26.

Gabrielsson, A. und *Juslin, P. N.*, 1996: Emotional expression in music performance: Between the performer's intention and the listener's experience, in: Psychology of Music 24, S. 68–91.

Gabrielsson, A. und *Lindström, E.*, 1995: Emotional expression in synthesizer and sentograph performance, in: Psychomusicology 14, S. 94–116.

Gabrielsson, A. und *Lindström, S.*, 1993: On strong experiences of music, in: Musikpsychologie, Bd. 10, S. 118–139.

Gardner, H., 1983: Frames of mind: The theory of multiple intelligences, London: Heinemann.

Gatchel, R. J., 1999: Perspectives on pain: A historical overview, in: *R. J. Gatchel* und *D. C. Turk* (Hrsg.), Psychosocial factors in pain: Critical perspectives, New York: Guilford Press, S. 3–17.

Geissner, E., 1996: Die Schmerzempfindungs-Skala, Göttingen: Hogrefe.

Gembris, H., 1987: Forschungsprobleme der Musiktherapie, in: Musiktherapeutische Umschau 4, S. 300–309.

Gembris, H., 1989: Zum Verhältnis Musiktherapie – Musikpsychologie: Standpunkte und Perspektiven, in: Musiktherapeutische Umschau 10, S. 4–16.

Gembris, H., 1994: Das Konzept der Orientierung als Element einer psychologischen Theorie der Musikrezeption, in: Musikpsychologie: Empirische Forschungen, ästhetische Experimente. Jahrbuch der Deutschen Gesellschaft für Musikpsychologie, Wilhelmshaven: Florian Noetzel, Bd. 11, S. 102–118.

Gembris, H., 1995: Musikalische Entwicklungspsychologie und ihre mögliche Bedeutung für die Musiktherapie, in: Musiktherapeutische Umschau 16, S. 93–107.

Georgiades, T. G., 1985: Nennen und Erklingen: Die Zeit als Logos, Göttingen: Vandenhoeck & Ruprecht.

Giordanella, G., 1993: Organizzazioni temporali nella strutturazione dei processi cognitivi in soggetti normali e soggetti con disturbi psichiatrici. Tesi di Dottorato, Instituto die Psicologia, Facolta Science Dell'Educazione, Università Pontifica Salesiana, Roma.

Gjerdingen, R. O., 1994: Apparent motion in music?, in: Music Perception 11 (4), S. 335–370.

Good, M.; *Picot, B. L.*; *Salem, S. G.*; *Chin, C. C.*; *Picot, S. F.* und *Lane, D.*, 2000: Cultural differences in music chosen for pain relief, in: Journal of Holistic Nursing 18 (3), S. 245–260.

Gottschewski, H., 1993: Tempoarchitektur – Ansätze zu einer speziellen Tempotheorie oder: Was macht das "Klassische" in Carl Reineckes Mozartspiel aus?, in: Musiktheorie 8 (2), S. 99–117.

Gottschewski, H., 1996: Die Interpretation als Kunstwerk, Laaber: Laaber.

Grawe, K.; *Bernauer, R.* und *Donati, F.*, 1994: Psychotherapie im Wandel: Von der Konfession zur Profession, Göttingen: Hogrefe.

Gregory, A. H. und *Varney, N.*, 1996: Cross-cultural comparisons in the affective response to music, in: Psychology of Music 24, S. 47–52.

Grothgar, B. und *Scholz, O. B.*, 1987: On specific behavior of migraine patients in an anger provoking situation, in: Headache 27, S. 206–210.

Gruhn, W., 1995: Hören und Verstehen, in: *S. Helms*; *R. Schneider* und *R. Weber* (Hrsg.), Kompendium der Musikpädagogik, Kassel: Bosse, S. 196–122.

Handel, S., 1991: Listening: An introduction to the perception of auditory events, Cambridge (MA): MIT Press.

Hanser, S. B., 1983: Music therapy: A behavioral perspective, in: Behavior Therapist 6 (1), S. 5–8.

Hanser, S. B., 1999: Relaxing through pain and anxiety at the extremities of life: Applications of music therapy in childbirth and older adulthood, in: *T. Wigram* und *J. De Baker* (Hrsg.), Clinical applications of music therapy in psychiatry, London: Jessia Kingsley, S. 158–175.

Hanser, S. B.; *Larson, S. B.* und *O'Connell, A. S.*, 1983: The effect of music on relaxation of expectant mothers during labor, in: Journal of Music Therapy 20, S. 50–58.

Hanslick, E., 1854: Vom Musikalisch-Schönen: Ein Beitrag zur Revision der Ästhetik der Tonkunst, Leipzig: Weigel.

Harrer, G. und *Harrer, H.*, 1977: Music, emotion and autonomic function, in: *M. Critchley* und *R. A. Henson* (Hrsg.), Music and the brain: Studies in the neurology of music, London: Heinemann, S. 202–216.

Harrer, G. und *Harrer, H.*, 1978: Musik und Bewegung, in: Musiktherapie: Zeitschrift für musiktherapeutische Forschung und Praxis 10, S. 37–41. (Fortsetzung als Musik und Medizin).

Hartogh, T., 2000: Überlegungen zur therapeutischen Wirkung von Musik und zur Notwendigkeit systemischer Forschung, in: Zeitschrift für Musik-, Tanz- und Kunsttherapie 11 (3), S. 134–140.

Hasenbring, M., 1993: Biopsychosoziale Grundlagen der Chronifizierung, in: *M. Zenz* und *I. Jurna* (Hrsg.), Lehrbuch der Schmerztherapie, Stuttgart: Wissenschaftliche Verlagsgesellschaft, S. 85–94.

Hatten, R. S., 2003: A theory of musical gesture and its application to the classical style. Paper given at the International Conference "Music and Gesture", University of East Anglia, Norwich.

Hausegger, F. v., 1887: Die Musik als Ausdruck, Wien: Carl Konegen, 2., verm. und verb. Aufl.

Heitz, L.; Symreng, T. und *Scamman, F.*, 1992: Effect of music therapy in the postanethesia care unit: A nursing intervention, in: Journal of Post Anesthesia 7, S. 22–31.

Hekmat, H. M. und *Hertel, J. B.*, 1993: On attenuating effects of perferred versus non-preferrred music interventions, in: Psychology of Music 21, S. 163–173.

Helmholtz, H. v., 1913: Die Lehre von den Tonempfindungen als physiologische Grundlage für die Theorie der Musik, Braunschweig: Chr. Friedrich Vieweg, 6. Aufl.

Herzog, I. und *Berger, L.*, 1997: 5000 Jahre Musik in der Medizin, in: *L. Berger* (Hrsg.), Musik, Medizin & Magie: Neue Wege zu Harmonie und Heilung, Paderborn: Junfermann, S. 49–52.

Hesse, H.-P., 2003: Musik und Emotion: Wissenschaftliche Grundlagen des Musik-Erlebens, Wien: Springer.

Hillecke, T. K., 2002: Effektivität und theoretische Aspekte von Musiktherapie bei Patienten mit chronischen, nicht malignen Schmerzen. Dissertation, Klinik für Anaesthesiologie, Universität Heidelberg.

Hillecke, T. K. und *Bolay, H. V.*, 2000: Musiktherapie bei chronischen Schmerzen – theoretische Grundlagen – das Heidelberger Modell, in:

Anästhesiologie Intensivmedizin Notfallmedizin Schmerztherapie 35, S. 394–400.

Hillecke, T. K.; *Wormit, A. F.*; *Hatzenbühler, M.*; *Busch, V.*; *Bolay, H. V.* und *Bardenheuer, H. J.*, 2003: Interpersonale Probleme bei Patienten mit chronischen Schmerzen, in: Verhaltenstherapie und Verhaltensmedizin 24 (4), S. 477–497.

Hilliard, R. E., 2003: The effects of music therapy on the quality and length of life of people diagnosed with terminal cancer, in: Journal of Music Therapy 40 (2), S. 113–137.

Hirsh, I. J.; *Monahan, C. B.* und *Grant, K. W.*, 1990: Studies in auditory timing: 1. Simple patterns, in: Perception & Psychophysics 47 (3), S. 215–226.

Hoffmann, P., 1997: Schöpferische Musiktherapie bei Menschen mit chronischen Schmerzen, in: Musiktherapeutische Umschau 18, S. 3–14.

Hoffmann, P., 2003: Phrasing as expression of time and timing in improvised music therapy, in: *R. Kopiez*; *A. C. Lehmann*; *I. Wolther* und *C. Wolf* (Hrsg.), Proceedings of the Fifth Triennial ESCOM Conference, Hanover: Hanover University of Music and Drama, S. 50–54.

Hoffmann, S. O. und *Egle, U. T.*, 1999: Psychodynamische Konzepte bei psychogenen und psychosomatischen Schmerzzuständen, in: *H.-D. Basler*; *C. Franz*; *B. Kröner-Herwig*; *H. P. Rehfisch* und *H. Seemann* (Hrsg.), Psychologische Schmerztherapie: Grundlagen, Diagnostik, Krankheitsbilder, Behandlung, Berlin: Springer, 4. Aufl., S. 141–160.

Hökelmann, A.; *Blaser, P.* und *Ellenberger, W.*, 2000: Musik durch Bewegung und Bewegung durch Musik, in: Zeitschrift für Musik-, Tanz- und Kunsttherapie 11 (3), S. 141–145.

Holbrook, M. B. und *Anand, P.*, 1990: Effects of tempo and situational arousal on the listener's perceptual and affective responses to music, in: Psychology of Music 18, S. 150–162.

Hornbostel, E. M. v., 1986: Melodischer Tanz. Eine musikpsychologische Studie (1903), in: *C. Kaden* und *E. Stockmann* (Hrsg.), Erich Moritz von Hornbostel. Tonart und Ethos. Aufsätze zur Musikethnologie und Musikpsychologie, Leipzig: Reclam, S. 76–85.

Horowitz, L. M.; Strauß, B. und *Kordy, H.*, 2000: Inventar zur Erfassung Interpersonaler Probleme – Deutsche Version, Göttingen: Beltz Test, 2. Aufl.

Howard, K. I.; Lueger, R. J.; Maling, M. S. und *Martinovich, Z.*, 1993: A phase model of psychotherapy outcome: Causal mediation of change, in: Journal of Consulting and Clinical Psychology 61 (4), S. 768–856.

Iwanaga, M., 1995a: Harmonic relationship between preferred tempi and heart rate, in: Perceptual and Motor Skills 81, S. 67–71.

Iwanaga, M., 1995b: Relationship between heart rate and preference for tempo of music, in: Perceptual and Motor Skills 81, S. 435–440.

Iwanaga, M. und *Tsukamoto, M.*, 1998: Preference for musical tempo involving systematic variations of presented tempi for known and unknown musical excerpts, in: Perceptual and Motor Skills 86, S. 31–41.

Iyer, V., 2002: Embodied mind, situated cognition, and expressive microtiming in African-American music, in: Music Perception 19 (3), S. 387–414.

Izard, C. E., 1971: The face of emotion, New York: Appleton-Century-Crofts.

Izard, C. E., 1977: Human emotions, New York: Plenum.

Izard, C. E., 1994: Innate and universal facial expressions: Evidence from development and cross-cultural research, in: Psychological Bulletin 115, S. 288–299.

Jackson, J., 1994: Chronic pain and the tension between the body as subject and object, in: *T. Csordas* (Hrsg.), Embodiment and experience: The existential ground of culture and self, Cambridge: Cambridge University Press, Bd. 2 von *Cambridge Studies in Medical Anthropology*, S. 201–228.

Jacobson, N. S. und *Truax, P.*, 1991: Clinical significance: A statistical approach to defining meaningful change in psychotherapy research, in: Journal of Consulting and Clinical Psychology 59, S. 12–19.

Jaques-Dalcroze, E., 1930: Eurhythmics, art and education, London: Chatto & Windus. (Translated from French by Frederick Rothwell).

Johnson, J. K.; *Petsche, H.*; *Richter, P.*; *Stein, A. v.* und *Filz, O.*, 1996: The dependence of coherence estimates of spontaneous EEG on gender and musical training, in: Music Perception 13 (4), S. 563–582.

Jones, M. R. und *Boltz, M.*, 1989: Dynamic attending and responses to time, in: Psychological Review 96 (3), S. 459–491.

Jourdain, R., 1998: Das wohltemperierte Gehirn: Wie Musik im Kopf entsteht und wirkt, Heidelberg: Spektrum Akademischer Verlag.

Jungnitsch, G., 1992: Psychologische Verfahren in der Therapie chronischer Schmerzen: Grundlagen und Überblick, in: *E. Geissner* und *G. Jungnitsch* (Hrsg.), Psychologie des Schmerzes: Diagnose und Therapie, Weinheim: Psychologie-Verlags-Union, S. 227–241.

Juslin, P. N., 1997a: Emotional communication in music performance: A functionalist perspective and some data, in: Music Perception 14, S. 383–418.

Juslin, P. N., 1997b: Perceived emotional expression in synthesized performances of a short melody: Capturing the listener's judgement policy, in: Musicae Scientiae 1, S. 225–256.

Juslin, P. N., 2001: Communicating emotion in music performance, in: *P. N. Juslin* und *J. A. Sloboda* (Hrsg.), Music and emotion: Theory and research, Oxford: Oxford University Press, S. 309–337.

Kastner, M. P. und *Crowder, R. G.*, 1990: Perception of major/minor distinction: IV. Emotional connotations in young children, in: Music Perception 8, S. 189–202.

Kendall, R. A. und *Carterette, E. C.*, 1990: The communication of musical expression, in: Music Perception 8, S. 129–164.

Kir-Stimon, W., 1977: "Tempo-Stasis" as a factor in psychotherapy: Individual tempo and life rhythm, temporal territoriality, time planes and communication, in: Psychotherapy: Theory, Research and Practice 14 (3), S. 245–248.

Kivy, P., 1980: The corded shell: Reflections on musical expression, Princeton: Princeton University Press.

Kivy, P., 1990: Music alone: Philosophical reflections on the purely musical experience, Ithaca (NY): Cornell University Press.

Kleinen, G., 1998: Wahrnehmung (Abschnitte I. bis IV.), in: *L. Finscher* (Hrsg.), Musik in Geschichte und Gegenwart: Allgemeine Enzyklopädie der Musik, Kassel: Bärenreiter, Bd. 9 des Sachteils, 2. Aufl., S. 1837–1855.

Kolinski, M., 1959: The evaluation of tempo, in: Ethnomusicology 3, S. 45–56.

Koller, H., 1963: Musik und Dichtung im alten Griechenland, Bern: A. Francke.

Kopiez, R., 1995: Die Grenzen der Variabilität des Werks beim Spieler und beim Hörer, in: *H. d. l. Motte-Haber* und *R. Kopiez* (Hrsg.), Der Hörer als Interpret, Frankfurt/Main: Peter Lang, Bd. 7 von *Schriften zur Musikpsychologie und Musikästhetik*, S. 63–73.

Kopiez, R., 1996: Aspekte der Performanceforschung, in: *H. d. l. Motte-Haber* (Hrsg.), Handbuch der Musikpsychologie, (unter Mitarbeit von R. Kopiez und G. Rötter), Laaber: Laaber, 2. Aufl., S. 505–587.

Kopiez, R., 1997: Experimentelle Untersuchung zur Wahrnehmung musikalischer Interpretationsunterschiede. Habilitationsschrift, Institut für Musikwissenschaft, Technische Universität Berlin.

Kopiez, R. und *Brink, G.*, 1998: Fußball-Fangesänge: Eine FANomenologie, Würzburg: Königshausen und Neumann.

Kordy, H. und *Hannöver, W.*, 2000: Die Evaluation von Psychotherapie und das Konzept der klinisch bedeutsamen Veränderung, in: *A.-R. Laireiter* (Hrsg.), Diagnostik in der Psychotherapie, Wien: Springer, S. 477–495.

Kratus, J., 1993: A developmental study of children's interpretation of emotion in music, in: Psychology of Music 21, S. 3–19.

Krause, R., 2003: Emotion als Mittler zwischen Individuum und Umwelt, in: *R. H. Adler*; *J. M. Herrmann*; *K. Köhle*; *W. Langewitz*; *O. W. Schonecke*; *T. von Uexküll* und *W. Wesiack* (Hrsg.), Psychosomatische Medizin: Modelle ärztlichen Denkens und Handelns, München: Urban & Fischer, 6. Aufl., S. 267–277.

Kreitler, H. und *Kreitler, S.*, 1980: Psychologie der Kunst, Stuttgart: Kohlhammer.

Kreutz, G., 1998: Musikalische Phrasierung aus historischer und kognitionspsychologischer Sicht, Bd. 10 von *Schriften zur Musikpsychologie und Musikästhetik*, Frankfurt/Main: Peter Lang.

Kreutz, G., 2002: "Jede Sehnsucht hat ihre Melodie": Basisemotionen in der Musik und im Alltag, in: Musikpsychologie: Wirkungen und kognitive Verarbeitung in der Musik. Jahrbuch der Deutschen Gesellschaft für Musikpsychologie, Göttingen: Hogrefe, Bd. 16, S. 66–83.

Kreutz, G.; Bongard, S.; Rohrmann, S.; Grebe, D.; Bastian, H. G. und *Hodapp, V.*, 2003: Does singing provide health benefits?, in: *R. Kopiez; A. C. Lehmann; I. Wolther* und *C. Wolf* (Hrsg.), Proceedings of the Fifth Triennial ESCOM Conference, Hanover: Hanover University of Music and Drama, S. 216–219.

Kröner-Herwig, B., 1999a: Chronischer Schmerz: Eine Gegenstandsbestimmung, in: *H.-D. Basler; C. Franz; C. Kröner-Herwig; H. P. Rehfisch* und *H. Seemann* (Hrsg.), Psychologische Schmerztherapie: Grundlagen, Diagnostik, Krankheitsbilder, Behandlung, Berlin: Springer, 4. Aufl., S. 3–21.

Kröner-Herwig, B., 1999b: Die Schmerzpersönlichkeit – Eine Fiktion?, in: *H.-D. Basler; C. Franz; B. Kröner-Herwig; H. P. Rehfisch* und *H. Seemann* (Hrsg.), Psychologische Schmerztherapie: Grundlagen, Diagnostik, Krankheitsbilder, Behandlung, Berlin: Springer, 4. Aufl., S. 197–211.

Kronman, U. und *Sundberg, J.*, 1987: Is the musical ritard an allusion to physical motion?, in: *A. Gabrielsson* (Hrsg.), Action and Preception in Rhythm and Music, Stockholm: Royal Swedish Academy of Music (Publication No. 55), S. 57–68.

Krout, R. E., 2001: The effects of single-session music therapy interventions on the observed and self-reported levels of pain control, physical comfort, and relaxation of hospice patients, in: The American Journal of Hospice & Palliative Care 18 (6), S. 383–390.

Krumhansl, C. L., 1997: An exploratory study of musical emotions and psychophysiology, in: Canadian Journal of Experimental Psychology 51, S. 336–352.

Kuhn, T. L. und *Booth, G. D.*, 1988: The effect of melodic activity, tempo change, and audible beat on tempo perception of elementary school students, in: Journal of Research in Music Education 36 (3), S. 140–155.

Kurth, E., 1931: Musikpsychologie, Berlin: Max Hesse.

Lakoff, G. und *Johnson, M.*, 1999: Philosophy in the flesh: The embodied mind and its challenge to western thought, Chicago: University of Chicago Press.

Lambert, M. J., 1992: Psychotherapy outcome research: Implications for integrative and eclectic therapists, in: *J. C. Norcross* und *M. R. Goldfried* (Hrsg.), Handbook of psychotherapy integration, New York: Basic Books, S. 94–129.

Lambert, M. J.; Hansen, N. B.; Umpress, V.; Lunnen, K.; Okiishi, J. und *Burlingame, G. M.*, 1996: Administration and scoring manual for the OQ-45.2 (Outcome Questionnaire), Stevenson: American Professional Credentialing Services LLC.

Lambert, M. J. und *Ogles, B. M.*, 2004: The efficacy and effectiveness of psychotherapy, in: *M. J. Lambert* (Hrsg.), Bergin and Garfield's handbook of psychotherapy and behavior change, New York: John Wiley & Sons, 5. Aufl., S. 139–193.

Langenbach, C., 1994: Musikverhalten und Persönlichkeit 16- bis 18-jähriger Schüler, Bd. 7 von *Studien zu Musik*, Frankfurt/Main: Peter Lang.

Langer, S. K., 1963: Philosophy in a new key: A study in the symbolism of reason, rite, and art, Cambridge (MA): Harvard University Press, 3. Aufl.

Langner, J., 2002: Musikalischer Rhythmus und Oszillation: Eine theoretische und empirische Erkundung, Bd. 13 von *Schriften zur Musikpsychologie und Musikästhetik*, Frankfurt/Main: Peter Lang.

Langner, J.; Kopiez, R. und *Feiten, B.*, 1998: Perception and representation of multiple tempo hierarchies in musical performance and composition: Perspectives from a new theoretical approach, in: *R. Kopiez* und *W. Auhagen* (Hrsg.), Controlling creative processes in music, Frankfurt/Main: Peter Lang, Bd. 12 von *Schriften zur Musikpsychologie und Musikästhetik*, S. 13–35.

Larson, S., 1997: The problem of prolongation in tonal music: Terminology, perception, and expressive meaning, in: Journal of Music Theory 41 (1), S. 101–136.

Larson, S., 2002: Musical forces, melodic expectation, and jazz melody, in: Music Perception 19 (3), S. 351–385.

Larson, S., 2003: Musical gestures and musical forces. Paper given at the International Conference "Music and Gesture", University of East Anglia, Norwich.

Leary, T., 1957: Interpersonal diagnosis of personality, New York: Ronald Press.

LeBlanc, A.; *Colman, J.*; *McCrary, J.*; *Sherrill, C.* und *Marlin, S.*, 1988: Tempo preferences of different age music listeners, in: Journal of Research in Music Education 36 (3), S. 156–168.

LeDoux, J. E., 1998: The emotional brain: The mysterious underpinnings of emotional life, London: Weidenfeld & Nicholson.

Lepage, C.; *Drolet, P.*; *Girard, M.*; *Grenier, Y.* und *DeGagne, R.*, 2001: Music decreases sedative requirements during spinal anesthesia, in: Anesthesia and Analgesia 93 (4), S. 912–916.

Lerdahl, F. und *Jackendoff, R.*, 1983: A generative theory of tonal music, Cambridge (MA): MIT Press.

Levine, R., 1998: Eine Landkarte der Zeit: Wie Kulturen mit Zeit umgehen, München: Piper.

Levitin, D. J. und *Cook, P. R.*, 1996: Memory for musical tempo: Additional evidence that auditory memory is absolute, in: Perception & Psychophysics 58 (6), S. 927–935.

Lopez Cano, R., 2003: Setting the body in music: Gesture, schemata and stylistic-cognitive types. Paper given at the International Conference "Music and Gesture", University of East Anglia, Norwich.

Lueger, R. J., 1995: Ein Phasenmodell der Veränderung in der Psychotherapie, in: Psychotherapeut 40, S. 267–278.

Lundqvist, L. G.; *Carlsson, F.* und *Hilmersson, P.*, 2000: Facial electromyography, autonomic activity, and emotional experience to happy and sad music. Paper given at the 27th International Congress of Psychology, Stockholm.

Mach, E., 1865: Bemerkungen zur Lehre vom räumlichen Sehen, in: Fichte's Zeitschrift für Philosophie 46, S. 5.

Madison, G., 2000: On the nature of variability in isochronous serial interval production, in: *P. Desain* und *L. Windsor* (Hrsg.), Rhythm Perception and Production, Lisse: Swets & Zeitlinger, Bd. 3 von *Studies on New Music Research*, S. 96–113.

Mahns, W., 1997: Musiktherapie, in: *L. Finscher* (Hrsg.), Die Musik in Geschichte und Gegenwart: Allgemeine Enzyklopädie der Musik (MGG), Kassel: Bärenreiter, Bd. 6 des Sachteils, 2. Aufl., S. 1735–1750.

Malloch, S. N., 1999: Mothers and infants and communicative musicality, in: Musicae Scientiae (Special Issue 1999–2000), S. 29–54.

Maria, M., 2003: Performed perception: Walking the meter of computer-controlled piano music, in: *R. Kopiez*; *A. C. Lehmann*; *I. Wolthers* und *C. Wolf* (Hrsg.), Proceedings of the Fifth Triennial ESCOM Conference, Hanover: Hanover University of Music and Drama, S. 183–184.

Mariauzouls, C.; *Michel, D.* und *Schiftan, Y.*, 1999: Vibrationsgestützte Musiktherapie reduziert Schmerz und fördert Entspannung bei Para- und Tetraplegikern: Eine Pilotstudie zur psychischen und vegetativen Wirkung simultaner akustischer und somatosensorischer Musikstimulation als Schmerztherapie, in: Die Rehabilitation 38 (4), S. 245–248.

McCaffrey, R. und *Freeman, E.*, 2003: Effect of music on chronic osteoarthritis pain in older people, in: Journal of Advanced Nursing 44 (5), S. 517–524.

Melcher, T., 2002: Standardisierung und Validierung des "Fragebogens zum expressiven Verhalten" (FEX): Zur Bedeutung emotionaler Expressivität und deren Hemmung. Diplomarbeit, Psychologisches Institut, Universität Heidelberg.

Melzack, R., 1999: From the gate to the neuromatrix, in: Pain Supplement 6, S. 121–126.

Melzack, R. und *Wall, P. D.*, 1965: Pain mechanisms: A new theory, in: Science 150 (3699), S. 971–979.

Mergl, R.; *Piesbergen, C.* und *Tunner, W.*, 1998: Musikalisch-improvisatorischer Ausdruck und Erkennen von Gefühlsqualitäten, in: Musikpsychologie: Musikalischer Ausdruck. Jahrbuch der Deutschen Gesellschaft für Musikpsychologie, Göttingen: Hogrefe, Bd. 13, S. 69–81.

Moelants, D., 1997: A framework for the subsymbolic description of meter, in: *M. Leman* (Hrsg.), Music, Gestalt, and Computing, Berlin: Springer, S. 263–276.

Motte-Haber, H. d. l., 1968: Ein Beitrag zur Klassifikation musikalischer Rhythmen, Köln: Arno Volk.

Motte-Haber, H. d. l., 1996: Handbuch der Musikpsychologie, (unter Mitarbeit von R. Kopiez und G. Rötter), Laaber: Laaber, 2. Aufl.

Motte-Haber, H. d. l., 2004: Ästhetische Erfahrung: Wahrnehmung, Wirkung, Ich-Beteiligung, in: *H. d. l. Motte-Haber* (Hrsg.), Musikästhetik, (in Verbindung mit E. Tramsen), Laaber: Laaber, Bd. 1 von *Handbuch der Systematischen Musikwissenschaft*, S. 408–429.

Müller-Busch, H. C., 1997: Schmerz und Musik: Musiktherapie bei Patienten mit chronischen Schmerzen, Bd. 15 von *Praxis der Musiktherapie*, Stuttgart: Gustav Fischer.

Müller-Busch, H. C. und *Hoffmann, P.*, 1997: Aktive Musiktherapie bei chronischen Schmerzen: Eine prospektive Untersuchung, in: Der Schmerz 11, S. 91–100.

Mundt, C., 1998: Verbesserte Psychotherapie der Depression, in: Ruperto Carola, Forschungsmagazin der Universität Heidelberg 3, S. 38–40.

Mundt, C.; Richter, P.; van Hees, H. und *Stumpf, T.*, 1998: Zeiterleben und Zeitschätzung depressiver Patienten, in: Der Nervenarzt 69, S. 38–45.

Munro, S., 1986: Musiktherapie bei Sterbenden, Bd. 5 von *Praxis der Musiktherapie*, Stuttgart: Fischer.

Münzel, K., 1993: Depression und das Erleben von Dauer: Zeitpsychologische Grundlagen und Ergebnisse klinischer Studien, Bd. 46 von *Lehr- und Forschungstexte Psychologie*, Berlin: Springer.

Murphy, G., 1947: Personality: A biosocial approach to origins and structure, New York: Harper.

Neisser, U., 1976: Cognition and reality: Principles and implications of cognitive psychology, San Francisco (CA): Freeman.

Nickel, A. K., 2004: Therapievergleichsstudie zur Effektivität von Musiktherapie bei Kindern mit Migräne. Dissertation, Kinder- und Jugendpsychiatrie, Universität Heidelberg.

Nickel, A. K.; Hillecke, T.; Oelkers, R.; Resch, F. und *Bolay, H. V.*, 2002: Musiktherapie bei Kindern mit Migräne, in: Psychotherapeut 47, S. 285–290.

Nickel, R. und *Egle, U. T.*, 2003: Psychodynamisch-interaktionelle Gruppentherapie somatoformer Schmerzstörungen, in: *U. T. Egle; S. O. Hoffmann; K. A. Lehmann* und *W. A. Nix* (Hrsg.), Handbuch chronischer Schmerz: Grundlagen, Pathogenese, Klinik und Therapie aus bio-psycho-sozialer Sicher, Stuttgart: Schattauer, S. 412–419.

Nietzschke, B., 1984: Frühe Formen des Dialogs, in: Musiktherapeutische Umschau 5 (3), S. 167–187.

Nilges, P. und *Brinkmann, G.*, 2003: Verhaltenstherapeutische und kognitive Verfahren, in: *U. T. Egle; S. O. Hoffmann; K. A. Lehmann* und *W. A. Nix* (Hrsg.), Handbuch Chronischer Schmerz: Grundlagen, Pathogenese, Klinik und Therapie aus bio-psycho-sozialer Sicht, Stuttgart: Schattauer, S. 421–429.

Nilsson, U.; Rawal, N.; Unestahl, L. E.; Zetterberg, C. und *Unosson, M.*, 2001: Improved recovery after music and therapeutic suggestions during general anaesthesia: A double-blind randomised controlled trial, in: Acta Anaesthesiologica Scandinavica 45 (7), S. 812–817.

Nilsson, U.; Rawal, N. und *Unosson, M.*, 2003: A comparison of intraoperative or postoperative exposure to music: A controlled trial of the effect on postoperative pain, in: Anaesthesia 58 (7), S. 699–703.

Nordoff, P. und *Robbins, C.*, 1986: Schöpferische Musiktherapie: Individuelle Behandlung für das behinderte Kind, Bd. 3 von *Praxis der Musiktherapie*, Stuttgart: Gustav Fischer.

Ornstein, R. E., 1969: On the experience of time, Harmondsworth: Penguin Books.

Ottensmeier, H.; Hopmann, G.; Freiha, T. und *Galley, N.*, 2000: Duration of elementary psychomotoric behavior over life span. I. Tapping. (Manuskript eingereicht bei Developmental Neuropsychology).

Oyama, T.; Hatano, K.; Sato, Y.; Kudo, M.; Spintge, R. und *Droh, R.*, 1983: Endocrine effects of anxiolytic music in dental patients, in: *R. Droh* und *R. Spintge* (Hrsg.), Angst, Schmerz und Musik in der Anästhesie, Grenzach: Ed. Roche, S. 143–146.

Palmer, C., 1989: Mapping musical thought to musical performance, in: Journal of Experimental Psychology: Human Perception and Performance 15 (12), S. 331–346.

Palmer, C., 1992: The role of interpretive preferences in music performances, in: *M. R. Jones* und *S. Holleran* (Hrsg.), Cognitive bases of musical communication, Washington (D.C.): American Psychological Association, S. 249–262.

Palmer, C., 1997: Music performance, in: Annual Review of Psychology 48, S. 115–138.

Panksepp, J., 1995: The emotional sources of "chills" induced by music, in: Music Perception 13 (2), S. 171–207.

Papousek, M., 1996: Intuitive parenting: A hidden source of musical stimulation in infancy, in: *I. Deliege* und *J. A. Sloboda* (Hrsg.), Musical beginnings: Origins and development of musical competence, Oxford: Oxford University Press, S. 88–112.

Parncutt, R., 1994: A model of pulse salience and metrical accent in musical rhythms, in: Music Perception 11 (4), S. 409–464.

Patel, A. D. und *Peretz, I.*, 1997: Is music autonomous from language? A neuropsychological appraisal, in: *I. Deliege* und *J. A. Sloboda* (Hrsg.), Perception and cognition of music, Hove: Psychology Press, S. 191–215.

Pearce, S. A.; Isherwood, S.; Hrouda, D.; Richardson, P. H.; Erskine, A. und *Skinner, J.*, 1990: Memory and pain: Test of mood congruity and state dependent learning in experimentally induced and clinical pain, in: Pain 43, S. 187–193.

Penel, A. und *Drake, C.*, 1997: Timing variations in music performance: Hierarchical segmentation organisation and rhythmic grouping, in: *A. Gabrielsson* (Hrsg.), Proceedings of the Third Triennial ESCOM Conference, Uppsala: Uppsala University, S. 465–470.

Peretz, I., 2001: Listen to the brain: Biological perspectives on musical emotions, in: *P. N. Juslin* und *J. A. Sloboda* (Hrsg.), Music and emotion: Theory and research, Oxford: Oxford University Press, S. 105–134.

Peretz, I.; Gagnon, L. und *Bouchard, B.*, 1998a: Music and emotion: Perceptual determinants, immediacy, and isolation after brain damage, in: Cognition 68 (111–141).

Peretz, I.; *Gagnon, L.* und *Bouchard, B.*, 1998b: Music and emotion: Perceptual determinants, immediacy, and isolation after brain damage, in: Cognition 68, S. 111–141.

Perilli Giordanella, G., 1995: Subjective tempo in adults with and without psychiatric disorders, in: Music Therapy Perspectives 13 (2), S. 104–109.

Peters, M., 1989: The relationship between variability of intertap intervals und interval duration, in: Psychological Research 51, S. 38–42.

Petsche, H., 1987: Gehirnvorgänge beim Musikhören und deren Objektivierung durch das EEG, in: Musikpsychologie: Empirische Forschungen, ästhetische Experimente. Jahrbuch der Deutschen Gesellschaft für Musikpsychologie, Wilhelmshaven: Florian Noetzel, Bd. 4, S. 7–28.

Petsche, H., 1993: Zerebrale Verarbeitung, in: *H. Bruhn*; *R. Oerter* und *H. Rösing* (Hrsg.), Musikpsychologie: Ein Handbuch, Reinbek: Rowohlt Taschenbuch Verlag, S. 630–638.

Petsche, H.; *Lindner, K.* und *Rappelsberger, P.*, 1988: The EEG: An adequate method to concretize brain processes elicited by music, in: Music Perception 6 (2), S. 133–160.

Phillips, J. M. und *Gatchel, R. J.*, 2000: Extraversion – introversion and chronic pain, in: *R. J. Gatchel* und *W. J. N.* (Hrsg.), Personality characteristics of patients with pain, Washington (D.C.): American Psychological Association, S. 181–202.

Phumdoung, S. und *Good, M.*, 2003: Music reduces sensation and distress of labor pain, in: Pain Management Nursing 4 (2), S. 54–61.

Pierce, A., 2003: Letting gestures through. Paper given at the International Conference "Music and Gesture", University of East Anglia, Norwich.

Pontvik, A., 1948/1996: Grundgedanken zur psychischen Heilwirkung der Musik, in: *H. V. Bolay* (Hrsg.), Der tönende Mensch: Gesammelte musiktherapeutische Schriften, Stuttgart: Gustav Fischer, Bd. 9 von *Heidelberger Schriften zur Musiktherapie*. (Erstveröffentlichung 1948, Rascher Verlag, Zürich).

Pöppel, E., 1988: Gehirnzeit und Musikempfinden, in: *H. Götze* und *W. Simon* (Hrsg.), Wo Sprache aufhört..., Berlin: Springer, S. 31–49.

Pöppel, E., 1989: The measurement of music and the cerebral clock: A new theory, in: Leonardo 22 (1), S. 83–89.

Pöppel, E., 1990: Unmusikalische Grenzüberschreitungen?, in: *C. R. Pfaltz* (Hrsg.), Musik in der Zeit, Basel: Helbing und Lichtenhahn, S. 105–124.

Porchet-Munro, S., 1993: Music Therapy, in: *D. Doyle; G. W. C. Hanks* und *N. Macdonald* (Hrsg.), Oxford Textbook of Palliative Medicine, Oxford: Oxford University Press, S. 555–559.

Povel, D.-J. und *Essens, P.*, 1985: Perception of temporal patterns, in: Music Perception 2 (4), S. 411–440.

Priestley, M., 1983: Analytische Musiktherapie: Vorlesungen am Gemeinschaftskrankenhaus Herdecke, Stuttgart: Klett-Cotta.

Rasch, R. A., 1988: Timing and synchronization in ensemble performance, in: *J. A. Sloboda* (Hrsg.), Generative processes in music: The psychology of performance, improvisation and composition, Oxford: Oxford University Press, S. 70–90.

Reiner, T., 2003: Music as gesture of time: A semiotic perspective. Paper given at the International Conference "Music and Gesture", University of East Anglia, Norwich.

Repp, B. H., 1992a: A constraint on the expressive timing of a melodic gesture: Evidence from performance and aesthetic judgement, in: Music Perception 10 (2), S. 221–243.

Repp, B. H., 1992b: Diversity and commonality in music performance: An analysis of timing microstructure in Schumann's "Träumerei", in: Journal of the Acoustical Society of America 92, S. 2546–2568.

Repp, B. H., 1993: Music as motion: A synopsis of Alexander Truslit's (1938) "Gestaltung und Bewegung in der Musik", in: Psychology of Music 21, S. 48–73.

Repp, B. H., 1995: Detectability of duration and intensity increments in melody tones: A partial connection between music perception and performance, in: Perception & Psychophysics 57 (8), S. 1217–1232.

Repp, B. H., 1999: Control of expressive and metronomic timing in pianists, in: Journal of Motor Behavior 31, S. 145–164.

Repp, B. H., 2001: Processes underlying adaptation to tempo changes in sensorimotor synchronization, in: Human Movement Sciences 20, S. 277–312.

Repp, B. H., 2002: Phase correction in sensorimotor synchronization: Nonlinearities in voluntary and involuntary responses to perturbations, in: Human Movement Science 21, S. 1–37.

Rett, A. und *Wesecky, A.*, 1982: Musiktherapie bei hirngeschädigtenentwicklungsgestörten Kindern, in: *G. Harrer* (Hrsg.), Grundlagen der Musiktherapie und Musikphysiologie, Stuttgart: Gustav Fischer, S. 245–256.

Riemann, H., 1900: Die Elemente der Musikalischen Aesthetik, Berlin: W. Spemann.

Risch, M., 2000: "Musik berührt meinen Schmerz": Entwicklung und Evaluation musiktherapeutischer Kopfschmerzgruppen. Dissertation, Psychosomatische Klinik, Abtlg. Medizinische Psychologie, Universität Heidelberg.

Risch, M.; *Scherg, H.* und *Verres, R.*, 2001: Musiktherapie bei chronischen Kopfschmerzen: Evaluation musiktherapeutischer Gruppen für Kopfschmerzpatienten, in: Schmerz 15, S. 116–125.

Rötter, G., 1997a: Musik und Zeit: Kognitive Reflexion versus rhythmische Interpretation, Bd. 9 von *Schriften zur Musikpsychologie und Musikästhetik*, Frankfurt/Main: Peter Lang.

Rötter, G., 1997b: Untersuchungen zur Zeitwahrnehmung beim Spielen und Lesen von Musik, in: *D. d. l. Motte* (Hrsg.), Zeit in der Musik – Musik in der Zeit, Frankfurt/Main: Peter Lang, S. 145–154.

Rötter, G., 1998: Ist der Beitrag zur Klassifikation musikalischer Rhythmen von Helga de la Motte-Haber heute noch von Bedeutung?, in: *R. Kopiez* (Hrsg.), Musikwissenschaft zwischen Kunst, Ästhetik und Experiment, Würzburg: Königshausen & Neumann, S. 465–474.

Rueger, C., 1992: Die musikalische Hausapotheke für jedwede Lebens- und Stimmungslage von A bis Z, München: Ariston, 6. Aufl.

Ruoß, M., 1998: Psychologie des Schmerzes: Chronische Schmerzen in kognitionspsychologischer Perspektive, Göttingen: Hogrefe.

Ruud, E. und *Mahns, W.*, 1992: Meta-Musiktherapie: Wege zu einer Theorie der Musiktherapie, Bd. 6 von *Heidelberger Schriften zur Musiktherapie*, Stuttgart: Gustav Fischer.

Sachs, C., 1943: The rise of music in the ancient world east and west, New York: Norton.

Sagj, N., 2002: Subjective tempos on music therapy for persons with senile demetia. Paper given at the 10th World Congress of Music Therapy "Dialogue and Debate: Music Therapy in the 21st Century. A Contemporary Force for Change", University of Oxford.

Salber, W., 1977: Kunst, Psychologie, Behandlung, Bonn: Bouvier.

Sanders, S. H., 1996: Operant conditioning with chronic pain, in: *R. J. Gatchel* und *D. C. Turk* (Hrsg.), Psychological approaches to pain management: A practitioner's handbook, New York: Guilford Press, S. 112–130.

Scherer, K. R., 1981: Wider die Vernachlässigung der Emotion in der Psychologie, in: *W. Michaelis* (Hrsg.), Berichte über den 32. Kongreß der DGfPs in Zürich, Göttingen: Hogrefe.

Scherer, K. R., 1994: Emotion serves to decouple stimulus and response, in: *P. Ekman* und *R. J. Davidson* (Hrsg.), The nature of emotion: Fundamental questions, Oxford: Oxford University Press, S. 127–130.

Scherer, K. R. und *Oshinsky, J. S.*, 1977: Cue utilization in emotion attribution from auditory stimuli, in: Motivation & Emotion 1, S. 331–346.

Scherer, K. R. und *Wallbott, H. G.*, 1990: Ausdruck von Emotionen, in: *K. R. Scherer* (Hrsg.), Psychologie der Emotion, Enyzklopädie der Psychologie, Themenbereich C: Theorie und Forschung, Serie IV: Motivation und Emotion, Band 3, Göttingen: Hogrefe, S. 345–422.

Scherer, K. R. und *Zentner, M. R.*, 2001: Emotionale effects of music: Production rules, in: *P. N. Juslin* und *J. A. Sloboda* (Hrsg.), Music and emotion: Theory and research, Oxford: Oxford University Press, S. 361–392.

Schlote, B., 1989: Long-term registration of muscle tension among office workers suffering from headache, in: *C. Bischoff*; *H. C. Traue* und *H. Zenz* (Hrsg.), Clinical perspectives on headache and low back pain, Toronto: Hogrefe & Huber.

Schorr, J. A., 1993: Music and pattern change in chronic pain, in: Advances in Nursing Science 15 (4), S. 27–36.

Schwabe, C., 1987: Regulative Musiktherapie, Leipzig: Georg Thieme, 2. Aufl.

Schwabe, C., 1991: Entspannungstraining mit Musik: Regulatives Musiktraining. Anleitung zur gezielten Selbstentspannung, Leipzig: Georg Thieme, 3. Aufl.

Schwabe, C., 1996: Regulative Musiktherapie und Aktive Gruppemmusiktherapie, in: *C. Schwabe* und *H. Röhrborn* (Hrsg.), Regulative Musiktherapie: Entwicklung, Stand und Perspektiven in der psychotherapeutischen Medizin, Jena: Gustav Fischer, 3. Aufl., S. 271–282.

Schwabe, C. und *Röhrborn, H.* (Hrsg.), 1996: Regulative Musiktherapie: Entwicklung, Stand und Perspektiven in der psychotherapeutischen Medizin, Jena: Gustav Fischer, 3. Aufl.

Seashore, C. E. H., 1936: Objective analysis of musical performance, Bd. 4 von *University of Iowa Studies in the Psychology of Music*, Iowa City (IA): Iowa University Press.

Seashore, C. E., 1938: Psychology of music, New York: McGraw-Hill.

Seemann, H. und *Zimmermann, M.*, 1999: Regulationsmodell des Schmerzes aus systemtheoretischer Sicht: Eine Standortbestimmung, in: *H.-D. Basler*; *C. Franz*; *B. Kröner-Herwig*; *H. P. Rehfisch* und *H. Seemann* (Hrsg.), Psychologische Schmerztherapie: Grundlagen, Diagnostik, Krankheitsbilder, Behandlung, Berlin: Springer, 4. Aufl., S. 23–58.

Shaffer, L. H., 1981: Performances of Chopin, Bach and Bartok: Studies in motor programming, in: Cognitive Psychology 13 (326–376).

Shaffer, L. H., 1982: Rhythm and timing in skill, in: Psychological Review 89 (2), S. 109–122.

Shaffer, L. H. und *Todd, N. P.*, 1987: The interpretative component in musical performance, in: *A. Gabrielsson* (Hrsg.), Action and perception in rhythm and music, Stockholm: Royal Swedish Academy of Music (Publication No. 55), S. 139–152.

Shigeno, S., 1986: The auditory tau and kappa effects for speech and nonspeech stimuli, in: Perception & Psychophysics 40 (1), S. 9–19.

Sloboda, J. A., 1991: Music structure and emotional response: Some empirical findings, in: Psychology of Music 19, S. 110–120.

Sloboda, J. A., 1992: Empirical studies of emotional response to music, in: *M. Riess Jones* und *S. Holleran* (Hrsg.), Cognitive bases of musical communication, Washington(D.C.): American Psychological Association, S. 33–46.

Sloboda, J. A. und *Juslin, P. N.*, 2001: Psychological perspectives on music and emotion, in: *P. N. Juslin* und *J. A. Sloboda* (Hrsg.), Music and emotion: Theory and research, Oxford: Oxford University Press, S. 71–104.

Smeijsters, H., 1996: Entweder – oder? Überlegungen zur quantitativen und qualitativen Forschung in der Musiktherapie, in: Musiktherapeutische Umschau 17, S. 23–38.

Sorgatz, H., 1999: Verhaltenstherapeutische Konzepte und Modelle zu psychischen Störungen, in: *H. Reinecker* (Hrsg.), Lehrbuch der Verhaltenstherapie, Tübingen: dgvt-Verlag, S. 357–368.

Spintge, R., 2000: Musik in Anaesthesie und Schmerztherapie, in: Anästhesiologie Intensivmedizin Notfallmedizin Schmerztherapie 35, S. 254–261.

Spintge, R. und *Droh, R.*, 1987: Musik in der Medizin: Neurophysiologische Grundlagen, Klinische Applikationen, Geisteswissenschaftliche Einordnung, Berlin: Springer.

Spintge, R. und *Droh, R.*, 1992: Musik-Medizin: Physiologische Grundlagen und praktische Anwendung, Stuttgart: Gustav Fischer.

Spitzer, M., 2002: Musik im Kopf: Hören, Musizieren, Verstehen und Erleben im neuronalen Netzwerk, Stuttgart: Schattauer.

Standley, J. M., 1986: Music research in musical/dental treatment: Meta-analysis and clinical applications, in: Journal of Music Therapy 23 (2), S. 56–122.

Steinberg, R., 1987: Musikpathologie: Musikalischer Ausdruck und psychische Krankheit, in: Musikpsychologie: Empirische Forschungen, ästhetische Experimente. Jahrbuch der Deutschen Gesellschaft für Musikpsychologie, Wilhelmshaven: Florian Noetzel, Bd. 4, S. 29–48.

Steinberg, R.; Raith, L. und *Günther, W.*, 1990: Neurophysiologische Verlaufsuntersuchungen zum Musiksinn unter dem Einfluß psychiatrischer Krankheiten, in: Musikpsychologie: Empirische Forschungen, ästhetische Experimente. Jahrbuch der Deutschen Gesellschaft für Musikpsychologie, Wilhelmshaven: Florian Noetzel, Bd. 7, S. 117–127.

Stenneken, P.; Aschersleben, G.; Cole, J. und *Prinz, W.*, 2002: Self-induced versus reactive triggering of synchronous movements in a deafferent patient and control subjects, in: Psychological Research 66, S. 40–49.

Stern, L. W., 1897: Psychische Präsenzzeit, in: Zeitschrift für Psychologie 13, S. 325–349.

Stevens, E. A., 1971: Some effects of tempo change on stereotyped rocking movements of low-level mentally retarded subjects, in: American Journal of Mental Deficiency 76 (1), S. 76–81.

Strobel, W. und *Huppmann, G.*, 1997: Musiktherapie: Grundlagen – Formen – Möglichkeiten, Göttingen: Hogrefe, 3. Aufl.

Sullivan, H. S., 1953: The interpersonal theory of psychiatry, New York: Norton.

Sundberg, J., 1988: Computer synthesis of music performance, in: *J. A. Sloboda* (Hrsg.), Generative processes in music: The psychology of performance, improvisation, and composition, Oxford: Clarendon Press, S. 52–69.

Sundberg, J.; Friberg, A. und *Fryden, L.*, 1991: Threshold and preference quantities of rules for music performance, in: Music Perception 9 (1), S. 71–92.

Sundberg, J. und *Verillo, V.*, 1980: On the anatomy of the retard: An overview, in: Journal of the Acoustical Society of America 68, S. 772–779.

Tadday, U., 2004: Musikalische Körper – körperliche Musik: Zur Ästhetik auch der populären Musik, in: *H. d. l. Motte-Haber* (Hrsg.), Musikästhetik, (in Verbindung mit E. Tramsen), Laaber: Laaber, Bd. 1 von *Handbuch der Systematischen Musikwissenschaft*, S. 395–407.

Termini, S., 2003: Physical manifestations/gestures and traces of the improvisational process in the music of pianist Keith Jarrett. Paper given at the International Conference "Music and Gesture", University of East Anglia, Norwich.

Thaut, M. H.; Rathbun, J. A. und *Miller, R. A.*, 1997: Music versus metronome timekeeper in a rhythmic motor task, in: International Journal of Arts Medicine 5, S. 4–12.

Thaut, M. H.; Tian, B. und *Azimi-Sadjadi, M. R.*, 1998: Rhythmic finger tapping to cosine-wave modulated metronome sequences: Evidence of subliminal entrainment, in: Human Movement Sciences 17, S. 839–863.

Theunissen, M., 1992: Negative Theologie der Zeit, Frankfurt/Main: Suhrkamp, 2. Aufl.

Todd, N., 1985: A model of expressive timing in tonal music, in: Music Perception 3 (1), S. 33–58.

Todd, N., 1989: Towards a cognitive theory of expression: The performance and perception of rubato, in: Contemporary Music Review 4, S. 405–416.

Todd, N. P. M., 1992: The dynamics of dynamics: A model of musical expression, in: Journal of the Acoustical Society of America 91 (6), S. 3540–3550.

Todd, N. P. M., 1993: Vestibular feedback in musical performance: Response to "Somatosensory feedback in musical performance" (Ed. Sundberg and Verillo), in: Music Perception 10 (3), S. 379–382.

Todd, N. P. M., 1995: The kinematics of musical expression, in: Journal of the Acoustical Society of America 97 (3), S. 1940–1949.

Todd, N. P. M., 1999: Motion in music: A neurobiological perspective, in: Music Perception 17 (1), S. 115–126.

Todd, N. P. M.; Cody, F. und *Banks, J.*, 2000: A saccular origin of frequency tuning in mygenic vestibular evoked potentials? Implications for human responses to loud music, in: Hearing Research 141, S. 180–188.

Todd, N. P. M. und *Cody, F. W.*, 2000: Vestibular responses to loud music: A physiological basis of the "rock and roll threshold"?, in: Journal of the Acoustical Society of America 107 (1), S. 496–500.

Todd, N. P. M.; Lee, C. S. und *O'Boyle, D. J.*, 2002: A sensorimotor theory of temporal tracking and beat induction, in: Psychological Research 66, S. 26–39.

Toiviainen, P., 1997: Modelling the perception of metre with competing subharmonic oscillators, in: *A. Gabrielsson* (Hrsg.), Proceedings of the Third Triennial ESCOM Conference, Uppsala: Uppsala University, S. 511–516.

Tölle, T. R., 1997: Chronischer Schmerz, in: *T. Herdegen*; *T. R. Tölle* und *M. Bähr* (Hrsg.), Klinische Neurobiologie: Molekulare Pathogenese und Therapie von neurobiologischen Erkrankungen, Heidelberg: Spektrum Akademischer Verlag, S. 307–336.

Traue, H. C., 1989: Gefühlsausdruck, Hemmung und Muskelspannung unter sozialem Streß: Verhaltensmedizin myogener Kopfschmerzen, Göttingen: Verlag für Psychologie.

Traue, H. C., 1998: Emotion und Gesundheit: Die psychobiologische Regulation durch Hemmung, Heidelberg: Spektrum Akademischer Verlag.

Traue, H. C.; *Gottwald, A.*; *Henderson, P. R.* und *Bakal, D. A.*, 1985: Nonverbal expressivity and EMG activity in tension headache sufferers and controls, in: Journal of Psychosomatic Research 29, S. 375–381.

Traue, H. C.; *Kessler, M.* und *Rudisch, T.*, 2000: Zur ätiologischen Rolle gehemmter Expressivität bei Kopfschmerzen, in: Anästhesiologie Intensivmedizin Notfallmedizin Schmerztherapie 35, S. 248–254.

Trehub, S. E., 2001: Musical predispositions in infancy, in: *R. Zatorre* und *I. Peretz* (Hrsg.), The biological foundations of music, New York: Annals of the New York Academy of Sciences (Publication No. 930), S. 325–349.

Trehub, S. E. und *Trainor, L. J.*, 1993: Listening strategies in infancy: The roots of music and language development, in: *S. McAdams* und *E. Bigand* (Hrsg.), Thinking aloud: The cognitive psychology of human audition, Oxford: Oxford University Press, S. 278–327.

Trehub, S. E. und *Trainor, L. J.*, 1998: Singing to infants: Lullabies and play songs, in: *C. Rovee-Collier* (Hrsg.), Advances in infancy research, Greenwich (CT): Ablex, S. 43–77.

Treisman, M., 1984: Temporal rhythms and cerebral rhythms, in: *J. Gibbon* und *L. Allan* (Hrsg.), Timing and Time Perception, New York: New York Academy of Sciences, S. 542–565.

Truslit, A., 1938: Gestaltung und Bewegung in der Musik: Ein tönendes Buch vom musikalischen Vortrag und seinem bewegungserlebten Gestalten und Hören, Berlin: Chr. Friedrich Vieweg.

Tryba, M. und *Zenz, M.*, 1993: Unterschiede zwischen akutem und chronischem Schmerz, in: *M. Zenz* und *I. Jurna* (Hrsg.), Lehrbuch der Schmerztherapie: Grundlagen, Therapie und Praxis für die Aus- und Weiterbildung, Stuttgart: Wissenschaftliche Verlagsanstalt, S. 335–343.

Tunks, T. W.; Bowers, D. R. und *Eagle, C. T.*, 1993: The effect of stimuls tempo on melodic error detection, in: Psychomusicology 12, S. 41–51.

Tüpker, R., 1983: Morphologische Arbeitsmethoden in der Musiktherapie, in: Musiktherapeutische Umschau 4, S. 247–264.

Tüpker, R., 1996: Ich singe, was ich nicht sagen kann: Zu einer morphologischen Grundlegung der Musiktherapie, Münster: Lit, 2. Aufl.

Turk, D. C., 1996: Biopsychosocial perspective on chronic pain, in: *R. J. Gatchel* und *D. C. Turk* (Hrsg.), Psychological approaches to pain management, New York: Guilford Press, S. 3–32.

Uexküll, T. v. und *Wesiack, W.*, 2003: Integrierte Medizin als Gesamtkonzept der Heilkunde: ein bio-psycho-soziales Modell, in: *R. H. Adler; J. M. Herrmann; K. Köhle; W. Langewitz; O. W. Schonecke; T. v. Uexküll* und *W. Wesiack* (Hrsg.), Psychosomatische Medizin: Modelle ärztlichen Denkens und Handelns, München: Urban & Fischer, 6. Aufl., S. 3–42.

Varela, F.; Thompson, E. und *Rosch, E.*, 1991: The embodied mind: Cognitive science and human experience, Cambridge, MA: MIT Press.

Vos, P. G.; van Assen, M. und *Franek, M.*, 1997: Perceived tempo change is dependent on base tempo and direction of change: Evidence for a generalized version of Schulze's (1978) internal beat model, in: Psychological Research 59, S. 240–247.

Vos, P. G.; Mates, J. und *Van Kruysbergen, N. W.*, 1995: The perceptual centre of a stimulus as the cue for synchronisation to a metronome: Evidence from asynchronies, in: Quarterly Journal of Experimental Psychology 48, S. 1024–1040.

Voß, W., 2000: Praktische Statistik mit SPSS, München: Hanser, 2. Aufl.

Wallbott, H. G. und *Scherer, K. R.*, 1986: Cues and channels in emotion recognition, in: Journal of Personality and Social Psychology 51, S. 690–699.

Wallin, N. L., 1991: Biomusicology: Neurophysiological, neuropsychological and evolutionary perspectives on the origin and purposes of music, Stuyvesant (NY): Pendragon Press.

Walthers, D. L., 1983: The relationship between personal tempo in primary aged children and their ability to synchronize movement with music, Dissertation. University of Michigan.

Washington, P. und *Bardenheuer, H. J.*, 2000: Standardisierte und komplementäre Verfahren in der Schmerztherapie, in: Anästhesiologie Intensivmedizin Notfallmedizin Schmerztherapie 35, S. 244–248.

Weisberg, J. N. und *Keefe, F. J.*, 1997: Personality disorders in the chronic pain population: Basic concepts, empirical findings, and clinical implications, in: Pain Forum 6 (1), S. 1–9.

Wittmann, M. und *Pöppel, E.*, 1999: Temporal mechanisms of the brain as fundamentals of communication – with special reference to music perception and performance, in: Musicae Scientiae (Special Issue 1999–2000), S. 13–28.

Witvliet, C. V. und *Vrana, S. R.*, 1996: The emotional impact of instrumental music on affect ratings, facial EMG, autonomic response, and the startle effect: Effects of valence and arousal, in: Psychophysiology 33, Supplement 1, S. S91.

Wohlschläger, A. und *Koch, R.*, 2000: Synchronization error: An error in time perception, in: *P. Desain* und *L. Windsor* (Hrsg.), Rhythm Perception and Production, Lisse: Swets & Zeitlinger, Bd. 3 von *Studies on New Music Research*, S. 115–127.

Wolff, H. G., 1937: Personality features and reactions of subjects with migraine, in: Archive of Neurology and Psychiatry 37, S. 895–921.

Wöllner, C., 2003: Motion experiences in classical and popular music, in: *R. Kopiez*; *A. C. Lehmann*; *I. Wolther* und *C. Wolf* (Hrsg.), Proceedings of the Fifth Triennial ESCOM Conference, Hanover: Hanover University of Music and Drama, S. 497–500.

Zimbardo, P. G. und *Gerrig, R. J.*, 1999: Psychologie, (hrsg. von S. Hoppe-Graff und I. Engel, unter Mitarbeit von B. Keller), Berlin u.a.: Springer, 7. neu übers. und bearb. Aufl.

Zimmermann, M., 1993: Physiologische Grundlage des Schmerzes und der Schmerztherapie, in: *M. Zenz* und *I. Jurna* (Hrsg.), Lehrbuch der Schmerztherapie: Grundlagen, Theorie und Praxis für Aus- und Weiterbildung, Stuttgart: Wissenschaftliche Verlagsgesellschaft, S. 3–13.

Zimmermann, M., 1999: Physiologie von Nozizeption und Schmerz, in: *H.-D. Basler*; *C. Franz*; *B. Kröner-Herwig*; *H. P. Rehfisch* und *H. Seemann* (Hrsg.), Psychologische Schmerztherapie: Grundlagen, Diagnostik, Krankheitsbilder, Behandlung, Berlin: Springer, 4. Aufl., S. 59–104.

Anhang

Fragebogen zum Umgang mit Musik (FUM)

Name: _____

In diesem Fragebogen geht es darum, welche Bedeutung Musik in Ihrem Leben hat: welche musikalische Ausbildung haben Sie erhalten, nehmen Sie aktiv am Musikleben teil und wie lange hören Sie an einem Tag durchschnittlich Musik?

Bitte antworten Sie jeweils so, wie es für Sie persönlich zutrifft. Es gibt kein richtig oder falsch!

1. Haben Sie ein oder mehrere **Musikinstrumente** erlernt?

   Wenn ja, füllen Sie bitte folgende Tabelle aus!

Musikinstrument	Wie viele Jahre Unterricht?	Wie häufig haben Sie durchschnittlich im letzten Jahr musiziert? (z.B. täglich; 1 X pro Woche; 3 X pro Monat usw.)

2. Sind Sie **aktives Mitglied** in einem Chor, Orchester oder einer anderen Musikgruppe?

   Ja ( )
   Nein ( )

   Wenn ja, welcher Musikgruppe gehören Sie an? _____

3. Wie viele Stunden hören Sie durchschnittlich an einem **Wochentag (Arbeitstag)** Musik?

   bis zu 1 Stunde ( )
   bis zu 2 Stunden ( )
   bis zu 4 Stunden ( )
   bis zu 8 Stunden ( )
   über 8 Stunden ( )

4. Wie viele Stunden hören Sie durchschnittlich an einem **Tag am Wochenende (freier Tag)** Musik?

   bis zu 1 Stunde ( )
   bis zu 2 Stunden ( )
   bis zu 4 Stunden ( )
   bis zu 8 Stunden ( )
   über 8 Stunden ( )

5. Wie stark treffen folgende Aussagen für Sie zu?

	sehr				nicht
5.1 Musik hat eine **aktivierende** Wirkung auf mich.	4	3	2	1	0
5.2 Durch Musik kann ich mich **entspannen**.	4	3	2	1	0
5.3 Mit Musik kann ich meine **Gefühle beruhigen**.	4	3	2	1	0
5.4 In Musik kann ich meine **Gefühle ausleben**.	4	3	2	1	0
5.5 Ich höre Musik im **Hintergrund** bei anderen Beschäftigungen.	4	3	2	1	0
5.6 Ich nehme mir **bewußt** Zeit zum Musikhören bzw. zum Musizieren.	4	3	2	1	0

6. Wie wichtig ist Musik **generell** in Ihrem Leben?

	sehr				nicht
	4	3	2	1	0

7. Wie wichtig ist Musik für Sie, **seit Sie an Ihren Schmerzen leiden**?

	sehr				nicht
	4	3	2	1	0

SCHRIFTEN ZUR MUSIKPSYCHOLOGIE UND MUSIKÄSTHETIK

www.peterlang.de

Peter Lang · Europäischer Verlag der Wissenschaften

Karin Schumacher

Musiktherapie und Säuglingsforschung

Zusammenspiel. Einschätzung der Beziehungsqualität am Beispiel des instrumentalen Ausdrucks eines autistischen Kindes 3., durchgesehene Auflage

Frankfurt am Main, Berlin, Bern, Bruxelles, New York, Oxford, Wien, 2004.
259 S., zahlr. Notenbeispiele
Europäische Hochschulschriften: Reihe 6, Psychologie. Bd. 630
ISBN 3-631-52245-2 · br. € 46.–*

Diese Arbeit ist ein Beitrag praxisrelevanter Forschung und schafft neben dem neu entwickelten Evaluierungsinstrument „EBQ" (zur Einschätzung der Beziehungsqualität) die theoretische Grundlage für eine entwicklungspsychologisch orientierte Musiktherapie. Das Selbstentwicklungskonzept des Säuglingsforschers Daniel N. Stern veranschaulicht die Entwicklung der zwischenmenschlichen Beziehungsfähigkeit im ersten Lebensjahr. Autismus als tiefgreifendste Beziehungsstörung wird aus dieser Sicht betrachtet. Durch praktische Beispiele werden sowohl die Empfindungen des Therapeuten als auch das methodische Vorgehen erläutert. Der instrumentale Ausdruck eines autistischen Kindes wird mit Hilfe des Evaluierungsinstrumentes „EBQ" analysiert. Zwei Lehrfilme, die bei der Autorin erhältlich sind, veranschaulichen diese Arbeit. Fragen zur Videographie von Therapien werden ausführlich behandelt. Notation und Transkription der Improvisationen, die ein Musiker vornahm, zeigen, wie sich Beziehungsqualität abbildet.

Aus dem Inhalt: Das Selbstkonzept Daniel N. Sterns und seine Anwendung in der Musiktherapie mit autistischen Kindern · Das auftauchende Selbst · Das Kern-Selbst · Das subjektive Selbst · Säuglingsforschung und Musiktherapie · Videographie als Dokumentations- und Forschungsinstrument · Das Evaluierungsinstrument „EBQ" zur Einschätzung der Beziehungsqualität am Beispiel des instrumentalen Ausdrucks eines autistischen Kindes · uvm.

Frankfurt am Main · Berlin · Bern · Bruxelles · New York · Oxford · Wien
Auslieferung: Verlag Peter Lang AG
Moosstr. 1, CH-2542 Pieterlen
Telefax 00 41 (0) 32 / 376 17 27

*inklusive der in Deutschland gültigen Mehrwertsteuer
Preisänderungen vorbehalten
Homepage http://www.peterlang.de